护理学专业器官系统教学系列教材

消化和内分泌系统

主　　编　　阎文柱　　焦金菊

副 主 编　　庄晓燕　　刘　超　　田　鹤　　薛占瑞

编　　委　　（按姓氏笔画排序）

王志云　　左中夫　　田　娟　　田　鹤

庄晓燕　　刘素伟　　刘晓健　　刘　超

杨春雨　　邸　阳　　邹金发　　陈学军

郑　贺　　柴文林　　倪伟民　　阎文柱

焦金菊　　薛占瑞

科学出版社

北　京

内 容 简 介

　　消化系统由消化道和消化腺两部分组成,其基本生理功能是摄取、转运、消化食物和吸收营养、排泄废物,这些生理功能的完成有赖于整个胃肠道协调的生理活动。食物中的营养物质除维生素、水和无机盐可以被直接吸收利用外,蛋白质、脂肪和糖等物质均不能被机体直接吸收利用,需要在消化管内被分解为结构简单的小分子物质,才能被吸收利用。

　　内分泌系统是机体的重要调节系统,它与神经系统相辅相成,共同调节机体的生长发育和各种代谢,维持内环境的稳定,并影响行为和控制生殖等。内分泌系统由内分泌腺和分布于其他器官的内分泌细胞组成。大多数内分泌细胞分泌的激素通过血液循环作用于远处的特定细胞,少部分内分泌细胞的分泌物可直接作用于邻近的细胞。每种激素作用于靶器官或靶细胞。靶细胞具有与相应激素相结合的受体,受体与相应激素结合后产生效应。

　　消化系统和内分泌系统在功能上密切相关,在营养物质的摄取、吸收、利用方面密切配合,对保证组织器官生理活动的顺利进行发挥着重要作用,《消化和内分泌系统》是一部整合了消化系统和内分泌系统有关的解剖学、组织胚胎学、生理学、病理学和药理学的知识体系,并适用于护理专业的教科书。

图书在版编目(CIP)数据

消化和内分泌系统 / 阎文柱,焦金菊主编. —北京:科学出版社,2015.5
ISBN 978-7-03-043466-1

Ⅰ.①消… Ⅱ.①阎… ②焦… Ⅲ.①消化系统-高等学校-教材 ②内分泌系统-高等学校-教材 Ⅳ.①R322.4 ②R322.5

中国版本图书馆 CIP 数据核字(2015)第 038225 号

责任编辑:朱 华 / 责任校对:张怡君
责任印制:李 彤 / 封面设计:范璧合

科 学 出 版 社 出版
北京东黄城根北街 16 号
邮政编码:100717
http://www.sciencep.com

北京虎彩文化传播有限公司 印刷
科学出版社发行 各地新华书店经销
*
2015 年 5 月第 一 版　　开本:787×1092　1/16
2023 年 8 月第四次印刷　　印张:13 1/2　插页:8
字数:319 000
定价:65.00 元
(如有印装质量问题,我社负责调换)

前　言

我校护理专业自1999年起实施"以器官系统为中心"的医学基础课程模式改革,并编写了《现代医学基础》,共6册教材,并正式出版发行。该套教材打破了原有的学科界限,开创了具有中国特色的医学教育课程新模式。该项改革项目曾获得国家级教学成果二等奖。

经过15年的教学实践,在充分论证的基础上,我们总结了《现代医学基础》教材在编写和应用过程中的经验与不足,在原有机能与形态、微观与宏观、生理与病理融合的基础上,实现基础与临床的对接。按照护理专业培养目标的要求,结合现代医学新进展,增加学生必须掌握的知识点,重新组合成新的基础医学教材共8个分册,即《人体基本形态与结构》、《细胞与分子生物学》、《免疫与病原生物学》、《病理学与药理学基础》、《血液、循环和呼吸系统》、《消化和内分泌系统》、《泌尿和生殖系统》、《皮肤、感觉器官和神经系统》。同时对护理专业课程的基础护理学、内科护理学、外科护理学、妇产科护理学、儿科护理学、急救护理学、五官科护理学、精神护理学8门课程按人体器官系统进行整合,将不宜纳入器官系统的内容独立成册,重新组合成新的护理学教材共7个分册,即《护理基本技术》、《急危重症护理》、《血液、循环和呼吸系统疾病护理》、《消化、代谢和内分泌系统及风湿免疫性疾病护理》、《泌尿和生殖系统疾病护理》、《皮肤、感觉器官、神经精神和运动系统疾病护理》和《传染病护理》。本套教材是供护理专业"以器官系统为中心"课程模式使用的全新教材。

教材编写中各位专家教授不辞辛苦,夜以继日,查阅了大量文献资料,并结合多年教学和临床实践,梳理教材内容,完善编写思路,反复讨论修改,高质量地完成了编写任务。

在本套教材出版之际,我们特别感谢国家教育部、卫生和计划生育委员会、科学出版社等单位领导的关心和支持。感谢学校各级领导和老师的大力支持与帮助。感谢各位编委的辛勤工作。

限于编者水平,教材中难免有不足之处,恳请同行和专家批评指正。

刘学政

2015年1月12日

目 录

第一篇 消 化 系 统

第一篇 消化系统

第一章 消化系统的形态与结构

消化系统(alimentary system)包括消化管和消化腺两大部分(图 1-1)。**消化管** (alimentary canal)是指从口腔到肛门的管道,可分为口腔、咽、食管、胃、小肠和大肠。临床上通常把从口腔到十二指肠的这部分管道称**上消化道**,空肠以下的部分称**下消化道**。**消化腺**(alimentary gland)按体积的大小和位置不同,可分为大消化腺和小消化腺两种。大消化腺位于消化管壁外,所分泌的消化液经导管流入消化管腔内,如大唾液腺、肝和胰。小消化腺分布于消化管壁内,位于黏膜层或黏膜下层,如唇腺、颊腺、舌腺、食管腺、胃腺和肠腺等。

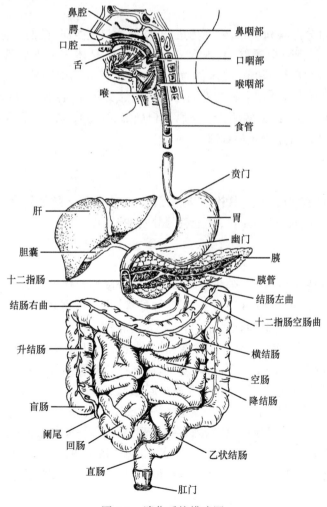

图 1-1 消化系统模式图

消化系统的基本功能是摄取食物,消化食物,吸收营养物质,最后将食物残渣形成粪便排出体外。

第一节　消化管的大体形态结构

一、口　　腔

口腔(oral cavity)是消化管的起始部,其前壁为上、下唇,侧壁为颊,上壁为腭,下壁为口腔底。口腔向前经口裂通向外界,向后经咽峡与咽相通。

整个口腔借上、下牙弓(包括牙槽突和牙列)和牙龈分为前外侧部的**口腔前庭**(oral vestibule)和后内侧部的**固有口腔**(oral cavity proper)。前者是上、下唇和颊与上、下牙弓和牙龈之间的狭窄间隙;后者位于上、下牙弓和牙龈所围成的空间,其顶为腭,底由黏膜、肌组织和皮肤组成。

(一) 口唇

口唇(oral lips)分上唇和下唇,外面为皮肤,中间为口轮匝肌,内面为黏膜。口唇的游离缘是皮肤与黏膜的移行部称**唇红**,其内含皮脂腺。唇红是体表毛细血管最丰富的部位之一,呈红色,当缺氧时则呈绛紫色,临床称为发绀。在上唇外面中线处有一纵行浅沟称**人中**(philtrum),为人类所特有。在上唇的外面两侧与颊部交界处,各有一斜行的浅沟称**鼻唇沟**(nasolabial sulcus)。在口裂的两侧,上、下唇结合处形成**口角**。在上、下唇内面正中线上,分别有**上、下唇系带**从口唇连于牙龈基部。

(二) 颊

颊(cheek)是口腔的两侧壁,其构造与唇相似。在上颌第 2 磨牙牙冠相对的颊黏膜上有**腮腺管乳头**(papilla of parotid duct),其上有腮腺管的开口。

(三) 腭

腭(palate)是口腔的上壁,分隔鼻腔与口腔。腭分硬腭和软腭两部分。

硬腭(hard palate)位于腭的前 2/3,主要由骨腭(由上颌骨的腭突和腭骨的水平板构成)表面覆以黏膜构成。黏膜厚而致密,与骨膜紧密相贴。

软腭(soft palate)位于腭的后 1/3,主要由肌、肌腱和黏膜构成。软腭的前部呈水平位;后缘斜向后下称**腭帆**(velum palatinum)。腭帆后缘中部有垂向下方的突起称**腭垂**(uvula)或悬雍垂。自腭帆两侧各向下方分出两条黏膜皱襞,前方的一对为**腭舌弓**(palatoglossal arch),延续于舌根的外侧,后方的一对为**腭咽弓**(palatopharyngeal arch),向下延至咽侧壁。两弓间的三角形凹陷区称扁桃体窝,窝内容纳腭扁桃体。腭垂、腭帆游离缘、两侧的腭舌弓及舌根共同围成**咽峡**(isthmus of fauces),它是口腔和咽之间的狭窄部,也是两者的分界(图1-2)。软腭在静止状态时垂向下方,当吞咽或说话时,软腭上提,贴近咽后壁,从而将鼻咽与口咽隔离开。

（四）牙

牙（tooth）是人体内最坚硬的器官，具有咀嚼食物和辅助发音等作用。牙位于口腔前庭与固有口腔之间，镶嵌于上、下颌骨的牙槽内，分别排列成**上牙弓**（upper dental arch）和**下牙弓**（lower dental arch）。

1. 牙的种类和排列 人的一生中，先后有两组牙发生，第一组称乳牙，第二组称恒牙。**乳牙**（deciduous tooth）一般在出生后 6 个月时开始萌出，到 3 岁左右出齐，共 20 个，上、下颌各 10 个。6 岁左右，乳牙开始脱落，逐渐更换成**恒牙**（permanent tooth）。恒牙中，第 1 磨牙首先长出，除第 3 磨牙外，其他各牙在 14 岁左右出齐。唯有第 3 磨牙萌出时间

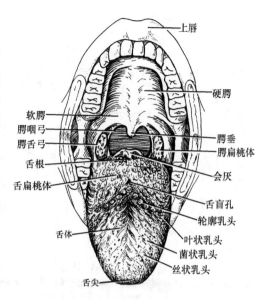

图 1-2　口腔及咽峡

最晚，有的要迟至 28 岁或更晚，故又称**迟牙**（wisdom tooth），因该牙通常到青春期才萌出，所以也称为**智牙**。牙的萌出和脱落的时间见表 1-1。

表 1-1　牙的萌出和脱落时间表

	牙	萌出时间	脱落时间
乳牙	乳中切牙	6~8 个月	7 岁
	乳侧切牙	6~10 个月	8 岁
	乳尖牙	16~20 个月	12 岁
	第 1 乳磨牙	12~16 个月	10 岁
	第 2 乳磨牙	20~30 个月	11~12 岁
恒牙	中切牙	6~8 岁	
	侧切牙	7~9 岁	
	尖牙	9~12 岁	
	第 1 前磨牙	10~12 岁	
	第 2 前磨牙	10~12 岁	
	第 1 磨牙	6~7 岁	
	第 2 磨牙	11~13 岁	
	第 3 磨牙	17~25 岁或更迟	

根据牙的形状和功能，乳牙和恒牙均可分**切牙**（incisors）、**尖牙**（canine teeth）和**磨牙**（molars）3 种。但是恒牙又有磨牙和**前磨牙**（premolars）之分。切牙、尖牙分别用以咬切和撕扯食物，磨牙和前磨牙则有研磨和粉碎食物的功能。

乳牙与恒牙的名称及排列顺序见图 1-3 和图 1-4。乳牙在上、下颌的左、右半侧各 5 个，共计 20 个。恒牙在上、下颌的左、右半侧各 8 个，共计 32 个。临床上，为了记录牙的位置，常以被检查者的方位为准，以"十"记号划分成 4 区，并以罗马数字 Ⅰ~Ⅴ 标示乳牙，用阿拉伯数字 1~8 标示恒牙，如"6̲"表示左上颌第 1 恒磨牙，"Ⅴ|"则表示右下颌第 2 乳磨牙。

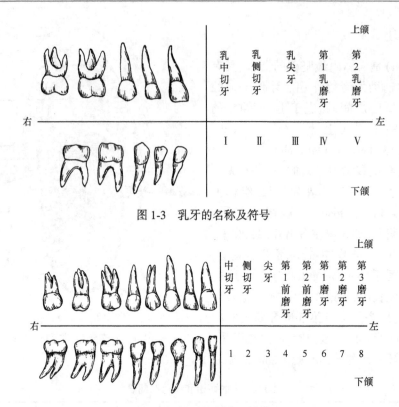

图 1-3　乳牙的名称及符号

				上颌
乳中切牙	乳侧切牙	乳尖牙	第1乳磨牙	第2乳磨牙
Ⅰ	Ⅱ	Ⅲ	Ⅳ	Ⅴ
				下颌

							上颌
中切牙	侧切牙	尖牙	第1前磨牙	第2前磨牙	第1磨牙	第2磨牙	第3磨牙
1	2	3	4	5	6	7	8
							下颌

图 1-4　恒牙的名称及符号

2. 牙的形态　牙的形状和大小虽然各不相同,但其基本形态是相同的。即每个牙均可分为**牙冠**(crown of tooth)、**牙根**(root of tooth)和**牙颈**(neck of tooth)3 部分(图 1-5)。牙冠是暴露于口腔,露出于牙龈以外的部分。切牙的牙冠扁平,呈凿状;尖牙的牙冠呈锥形;前磨牙的牙冠较大,呈方圆形,面上有 2 个小结节;磨牙的牙冠最大,呈方形,面上有 4 个小结节。牙根是嵌入牙槽内的部分。切牙和尖牙只有 1 个牙根,前磨牙一般也只有 1 个牙根,下颌磨牙有 2 个牙根,上颌磨牙有 3 个牙根。牙颈是牙冠与牙根之间的部分,被牙龈所包绕。牙冠和牙颈内部的腔隙较宽阔,称**牙冠腔**(pulp chamber)。牙根内的细管称**牙根管**(root canal),此管开口于牙根尖端的**牙根尖孔**(apical foramen)。牙的血管和神经通过牙根尖孔和牙根管进入牙冠腔。牙根管与牙冠腔合称**牙腔**(dental cavity)或**髓腔**(pulp cavity),其内容纳牙髓。

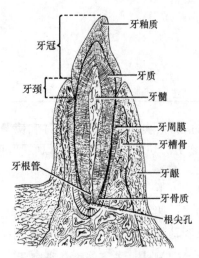

图 1-5　下颌切牙矢状切面

标注: 牙釉质　牙冠　牙质　牙颈　牙髓　牙周膜　牙槽骨　牙龈　牙根管　牙骨质　根尖孔

3. 牙组织　牙由**牙质**(dentine)、**釉质**(enamel)、**牙骨质**(cement)和**牙髓**(dental pulp)组成。牙质构成牙的大部分,呈淡黄色,硬度仅次于釉质,却大于牙骨质。在牙冠部的牙质外面覆有釉质,为人体内最坚硬的组织。正常所见的釉质呈淡黄色,是透过釉质所见的牙质的色泽。在牙根及牙颈的牙质外面包有牙骨质,其结构与骨组织类似,是牙钙化组织中硬度最小的一种。牙髓位于牙腔内,由结缔组织、神经和血管共同组成(图 1-5)。由于牙髓内含有丰富的感觉神经末梢,因此牙髓发炎时,可引起剧烈的疼痛。

4. 牙周组织　牙周组织包括**牙周膜**(periodontal membrane)、**牙槽骨**(alveolar bone)和**牙龈**(gingiva)3 部分,对牙起保护、固定和支持作用。牙周膜是介于牙槽骨与牙根之间的致密结缔组织膜,具有固定牙根和缓解咀嚼时所产生压力的作用。牙龈是口腔黏膜的一部分,紧贴于牙颈周围及邻近的牙槽骨上,血管丰富,呈淡红色,坚韧而有弹性,由于缺少黏膜下层,直接与骨膜紧密相连,故牙龈不能移动(图 1-5)。

(五) 舌

舌(tongue)邻近口腔底,其基本结构是骨骼肌和表面覆盖的黏膜。舌具有协助咀嚼和吞咽食物、感受味觉及辅助发音等功能。

1. 舌的形态　舌分**舌体**(body of tongue)和**舌根**(root of tongue)两部分,二者之间在舌背以向前开放的“V”形的**界沟**(terminal sulcus)为界。舌体占舌的前 2/3,为界沟之前可游离活动的部分,其前端为**舌尖**(apex of tongue)。界沟的尖端处有一小凹称**舌盲孔**(foramen cecum of tongue),是胚胎时期甲状舌管的遗迹(图 1-2、图 1-6)。舌根占舌的后 1/3,以舌肌固定于舌骨和下颌骨等处。舌根的背面朝后对向咽部,延续至会厌的腹侧面。

2. 舌黏膜　舌体背面黏膜呈淡红色,其表面可见许多小突起,统称为**舌乳头**(papillae of tougue)。舌乳头分为丝状乳头、菌状乳头、叶状乳头和轮廓乳头 4 种。**丝状乳头**(filiform papillae),数目最多,体积最小,呈白色,遍布于舌背前 2/3;**菌状乳头**(fungiform papillae)稍大于丝状乳头,数目较少,呈红色,散在于丝状乳头之间,多见于舌尖和舌侧缘;**叶状乳头**(foliate papillae)位于舌侧缘的后部,腭舌弓的前方,每侧为 4~8 条并列的叶片形的黏膜皱襞,小儿较清楚;**轮廓乳头**(vallate papillae),体积最大,为 7~11 个,排列于界沟前方,其中央隆起,周围有环状沟。轮廓

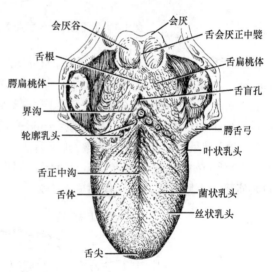

图 1-6　舌(背面)

会厌谷　会厌
舌会厌正中襞
舌根
舌扁桃体
腭扁桃体
舌盲孔
界沟
腭舌弓
轮廓乳头
叶状乳头
舌正中沟
舌体
菌状乳头
丝状乳头
舌尖

乳头、菌状乳头、叶状乳头,以及软腭、会厌等处的黏膜上皮中含有**味蕾**,为味觉感受器,具有感受酸、甜、苦、咸等味觉功能。由于丝状乳头中无味蕾,故无味觉功能。

舌根背面黏膜表面,可见由淋巴组织组成的大小不等的丘状隆起称**舌扁桃体**(lingual tonsil)(图 1-7)。

舌下面黏膜在舌的正中线上,形成一黏膜皱襞,向下连于口腔底前部称**舌系带**(frenulum of tongue)。在舌系带根部的两侧各有一小黏膜隆起称**舌下阜**(sublingual caruncle),其上有下颌下腺管和舌下腺大管的开口。由舌下阜向口底后外侧延续的带状黏膜皱襞称**舌下襞**(sublingual fold),其深面藏有舌下腺。舌下腺小管开口于舌下襞表面(图 1-7)。

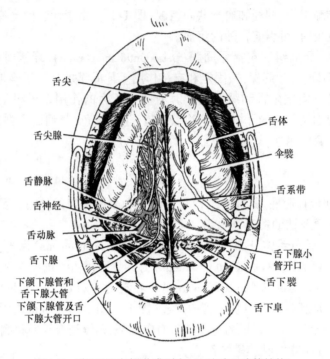

图 1-7 舌下面(右侧黏膜剥离,显示舌下腺等结构)

3. 舌肌 舌肌为骨骼肌,分**舌内肌**(intrinsic lingual muscle)和**舌外肌**(extrinsic lingual muscle)。舌内肌的起、止点均在舌内,有纵肌、横肌和垂直肌(图 1-8),收缩时,可改变舌的形态。舌外肌起于舌周围各骨,止于舌内,有颏舌肌、舌骨舌肌和茎突舌肌等(图 1-9),收缩时可改变舌的位置。其中,以**颏舌肌**(genioglossus)在临床上较为重要,起自下颌体后面的颏棘,肌纤维呈扇形向后上方分散,止于舌正中线两侧。两侧颏舌肌同时收缩,拉舌向前下方,即伸舌;单侧收缩可使舌尖伸向对侧。如果一侧颏舌肌瘫痪,当令患者伸舌时,舌尖偏向瘫痪侧。舌肌的起止点和作用见表 1-2。

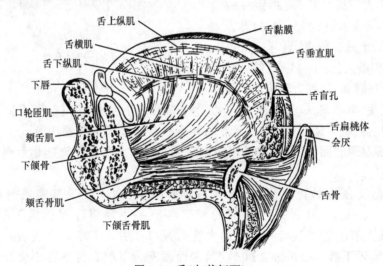

图 1-8 舌(矢状切面)

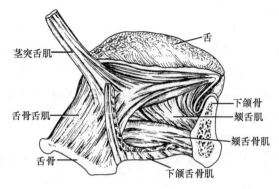

图 1-9　舌外肌

表 1-2　舌肌的起止点和作用

	舌内肌			舌外肌		
	舌纵肌	舌横肌	舌垂直肌	颏舌肌	舌骨舌肌	茎突舌肌
起点	起于舌内	起于舌内	起于舌内	颏棘	舌骨大角	茎突
止点	止于舌内	止于舌内	止于舌内	舌体中线的两侧	舌的侧部	舌旁和舌底
作用	使舌变短卷曲	使舌变窄变厚	使舌变宽变薄	引舌向前下	引舌向后下	引舌向后上

（六）唾液腺

　　唾液腺（salivary gland）位于口腔周围，能分泌并向口腔内排泄唾液。唾液腺分大、小两类。**小唾液腺**（minor salivary gland）位于口腔黏膜内，属黏液腺，如唇腺、颊腺、腭腺和舌腺等。**大唾液腺**（major salivary gland）有 3 对，即腮腺、下颌下腺和舌下腺（图 1-10）。

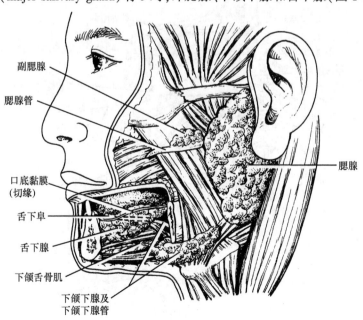

图 1-10　大唾液腺

1. 腮腺(parotid gland) 最大,重 15~30 g,形状不规则,可分浅部和深部。**浅部**略呈三角形,上达颧弓,下至下颌角,前至咬肌后 1/3 的浅面,后续腺的深部。**深部**伸入下颌支与胸锁乳突肌之间的下颌后窝内。**腮腺管**(parotid duct)自腮腺浅部前缘发出,于颧弓下一横指处向前横越咬肌表面,至咬肌前缘处弯向内侧,斜穿颊肌,开口于平对上颌第 2 磨牙牙冠颊黏膜上的腮腺管乳头。**副腮腺**(accessory parotid gland)出现率约为 35%,其组织结构与腮腺相同,分布于腮腺管附近,但形态及大小不等。其导管汇入腮腺管。

2. 下颌下腺(submandibular gland) 呈扁椭圆形,重约 15 g。位于下颌体下缘及二腹肌前、后腹所围成的下颌下三角内,其导管自腺的内侧面发出,沿口腔底黏膜深面前行,开口于舌下阜。

3. 舌下腺(sublingual gland) 较小,重 2~3 g。位于口腔底舌下襞的深面。舌下腺导管有大、小两种,大导管有一条,与下颌下腺管共同开口于舌下阜,小导管有 5~15 条,短而细,直接开口于舌下襞黏膜表面。

二、咽

(一) 咽的位置和形态

咽(pharynx)是消化管上端扩大的部分,是消化管与呼吸道的共同通道。咽呈上宽下窄、前后略扁的漏斗形肌性管道,长约 12 cm。咽位于第 1~6 颈椎前方,上端起于颅底,下端约在第 6 颈椎下缘或环状软骨的高度移行于食管。咽的前壁不完整,自上向下有通向鼻腔、口腔和喉腔的开口;后壁平坦,借疏松结缔组织连于上位 6 个颈椎体前面的椎前筋膜。这种连接形式有利于咽壁肌的活动。咽的两侧壁与颈部大血管和甲状腺侧叶等相毗邻(图 1-11)。

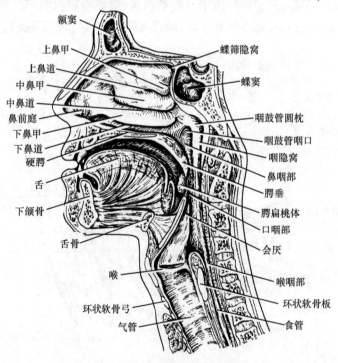

图 1-11 头颈部正中矢状切面

（二）咽的分部

按照咽的前方毗邻,以腭帆游离缘和会厌上缘平面为界,可将咽分为鼻咽、口咽和喉咽3部分。其中,口咽和喉咽两部分是消化管与呼吸道的共同通道。

1. 鼻咽（nasopharynx）　是咽的上部,位于鼻腔后方,上达颅底,下至腭帆游离缘平面续口咽部,向前经鼻后孔通鼻腔。

鼻咽部的两侧壁上,相当于下鼻甲后方约 1 cm 处,各有一**咽鼓管咽口**（pharyngeal opening of auditory tube）,咽腔经此口通过咽鼓管与中耳的鼓室相通。咽鼓管咽口平时是关闭的,当吞咽或用力张口时,空气通过咽鼓管进入鼓室,以维持鼓膜两侧的气压平衡。咽鼓管咽口的前、上、后方的弧形隆起称**咽鼓管圆枕**（tubal torus）,它是寻找咽鼓管咽口的标志。咽鼓管圆枕后方与咽后壁之间的纵行深窝称**咽隐窝**（pharyngeal recess）,是鼻咽癌的好发部位。位于咽鼓管咽口附近黏膜内的淋巴组织,称**咽鼓管扁桃体**（tubal tonsil）（图 1-12）。

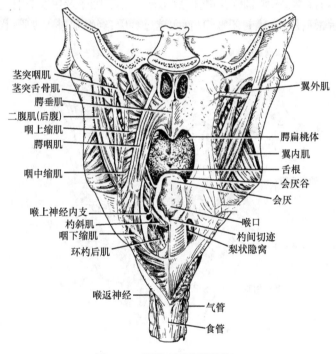

图 1-12　咽腔（切开咽后壁）

鼻咽部上壁后部的黏膜内有丰富的淋巴组织称**咽扁桃体**（pharyngeal tonsil）,幼儿时期较发达,6~7 岁时开始萎缩,约至 10 岁以后完全退化。有的儿童咽扁桃体可出现异常增大,致使鼻咽腔变窄,影响呼吸,熟睡时表现为张口呼吸。

2. 口咽（oropharynx）　位于腭帆游离缘与会厌上缘平面之间,向前经咽峡与口腔相通,上续鼻咽部,下通喉咽部。口咽的前壁主要为舌根后部,此处有一呈矢状位的黏膜皱襞称**舌会厌正中襞**（median glossoepiglottic fold）,连于舌根后部正中与会厌之间。舌会厌正中襞两侧的深窝称**会厌谷**（epiglottic vallecula）,为异物易停留处（图 1-6）。口咽的侧壁上有腭扁桃体。

腭扁桃体（palatine tonsil）位于口咽部侧壁的扁桃体窝内,是淋巴上皮器官,具有防御功能。腭扁桃体呈椭圆形,其内侧面朝向咽腔,表面覆以黏膜,并有许多深陷的小凹称**扁桃体小窝**(tonsillar fossulae),细菌易在此存留繁殖,成为感染病灶。腭扁桃体的外侧面及前、后面均被结缔组织形成的扁桃体囊包绕。此外,扁桃体窝上份未被腭扁桃体充满的空间称**扁桃体上窝**(supratonsillar fossa),异物常易停留于此处。

咽后上方的咽扁桃体、两侧的咽鼓管扁桃体、腭扁桃体和下方的舌扁桃体,共同构成**咽淋巴环**,对消化道和呼吸道具有防御功能。

3. 喉咽(laryngopharynx) 是咽的最下部,稍狭窄,上起自会厌上缘平面,下至第 6 颈椎体下缘平面与食管相续。喉咽部的前壁上份有喉口通入喉腔。在喉口的两侧各有一深窝称**梨状隐窝**(piriform recess),常为异物滞留之处(图 1-12)。

4. 咽壁肌 咽壁肌为骨骼肌,包括咽缩肌和咽提肌。**咽缩肌**包括上、中、下 3 部,呈叠瓦状排列,即咽下缩肌覆盖于咽中缩肌下部,咽中缩肌覆盖于咽上缩肌下部。当吞咽时,各咽缩肌自上而下依次收缩,即将食团推向食管。**咽提肌**位于咽缩肌深部,肌纤维纵行,起自茎突(茎突咽肌)、咽鼓管软骨(咽鼓管咽肌)及腭骨(腭咽肌),止于咽壁及甲状软骨上缘。咽提肌收缩时,上提咽和喉,舌根后压,会厌封闭喉口,食团越过会厌,经喉咽进入食管(图 1-13)。

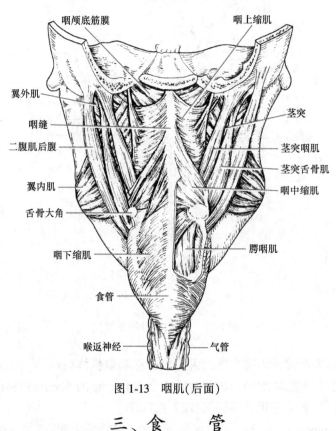

图 1-13 咽肌(后面)

三、食　管

(一) 食管的位置和分部

食管(esophagus)是一前后扁平的肌性管状器官,是消化管各部中最狭窄的部分,长约 25 cm。食管上端在第 6 颈椎体下缘平面与咽相接,下端约平第 11 胸椎体高度与胃的贲门连接。食管可分为颈部、胸部和腹部(图 1-14、彩图-1)。**颈部**长约 5 cm,自食管起始端至平对胸骨颈静脉切迹平面的一段,前面借疏松结缔组织附于气管后壁上。**胸部**最长,为 18~20 cm,位于胸骨颈静脉切迹平面至膈的食管裂孔之间。**腹部**最短,仅 1~2 cm,自食管裂孔至贲门,其前方邻近肝左叶。

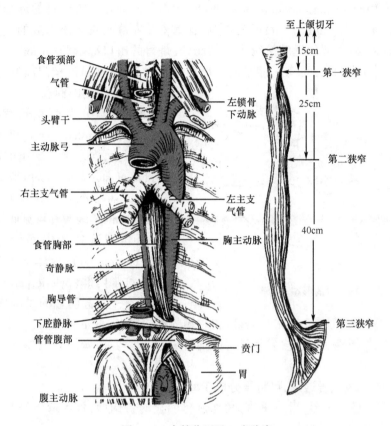

图 1-14　食管位置及 3 个狭窄

(二) 食管的狭窄部

食管全长除沿脊柱的颈、胸曲相应地形成前后方向上的弯曲之外,在左右方向上亦有轻度弯曲,但在形态上食管最重要的特点是有 3 处生理性狭窄。第一狭窄为食管的起始处,相当于第 6 颈椎体下缘水平,距中切牙约 15 cm;第二狭窄为食管在左主支气管的后方与其交叉处,相当于第 4、第 5 胸椎体之间水平,距中切牙约 25 cm;第三狭窄为食管通过膈的食管裂孔处,相当于第 10 胸椎水平,距中切牙约 40 cm。上述狭窄部是食管异物易滞留和食管癌的好发部位(图 1-14,彩图-1)。

四、胃

胃(stomach)是消化管各部中最膨大的部分,上连食管,下续十二指肠。成人胃的容量约 1500 ml。胃除有受纳食物和分泌胃液的作用外,还有内分泌功能。

(一) 胃的形态和分部

胃的形态可受体位、体型、年龄、性别和胃的充盈状态等多种因素的影响。胃在完全空虚时略呈管状,高度充盈时可呈球囊形。

胃分前、后壁,大、小弯,入、出口(图 1-15)。胃前壁朝向前上方,后壁朝向后下方。**胃小弯**(lesser curvature of stomach)凹向右上方,其最低点弯度明显折转处称**角切迹**(angular incisure)。**胃大弯**(greater curvature of stomach)大部分凸向左下方。胃的近端与食管连接处是胃的入口称**贲门**(cardia)。贲门的左侧,食管末端左缘与胃底所形成的锐角称**贲门切迹**(cardiac incisure)。胃的远端接续十二指肠处,是胃的出口称**幽门**(pylorus)。由于幽门括约肌的存在,在幽门表面,有一缩窄的环形沟,幽门前静脉常横过幽门前方,这为胃手术提供了确定幽门的标志。

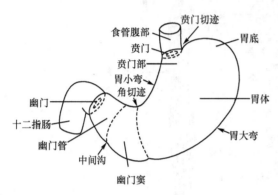

图 1-15　胃的形态和分部

通常将胃分为 4 部分:贲门附近的部分称**贲门部**(cardiac part),界域不明显;贲门平面以上,向左上方膨出的部分为**胃底**(fundus of stomach),临床有时称**胃穹窿**(fornix of stomach),内含吞咽时进入的空气,约 50 ml,X 线胃片可见此气泡;自胃底向下至角切迹处的中间大部分称**胃体**(body of stomach);胃体下界与幽门之间的部分称**幽门部**(pyloric part)。幽门部的大弯侧有一不甚明显的浅沟称**中间沟**,将幽门部分为右侧的**幽门管**(pyloric canal)和左侧的**幽门窦**(pyloric antrum)。幽门窦通常位于胃的最低部,胃溃疡和胃癌多发生于胃的幽门窦近胃小弯处;幽门管长 2~3 cm(图 1-15、图 1-18)。

此外,活体 X 线钡餐透视,可将胃分成 3 型(图 1-16)。

1. 钩型胃　呈丁字形,胃体垂直,角切迹呈明显的鱼钩型,胃大弯下缘几乎与髂嵴同高,此型多见于中等体型的人。

2. 角型胃　胃的位置较高,呈牛角型,略近横位,多位于腹上部,胃大弯常在脐以上,角切迹不明显,常见于矮胖体型的人。

3. 长胃　胃的紧张力较低,全胃几乎均在中线左侧。内腔上窄下宽。胃体垂直呈水袋样,胃大弯可达髂嵴水平面以下,多见于体型瘦弱的人,女性多见。

(二) 胃的位置

胃的位置常因体型、体位和充盈程度不同而有较大变化。通常,胃在中等程度充盈时,大部分位于左季肋区,小部分位于腹上

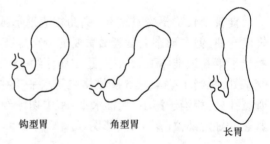

钩型胃　　　角型胃　　　长胃

图 1-16　胃的 X 线像

区。胃前壁右侧部与肝左叶和方叶相邻,左侧部与膈相邻,被左肋弓掩盖。胃前壁的中间部分位于剑突下方,直接与腹前壁相贴,是临床上进行胃触诊的部位。胃后壁与胰、横结肠、左肾上部和左肾上腺相邻,胃底与膈和脾相邻。

胃的贲门和幽门的位置比较固定,贲门位于第 11 胸椎体左侧,幽门约在第 1 腰椎体右侧。胃大弯的位置较低,其最低点一般在脐平面。胃高度充盈时,大弯下缘可达脐以下,其

至超过髂嵴平面。胃底最高点在左锁骨中线外侧,可达第6肋间隙高度。

(三) 胃壁的结构

　　胃壁分4层。黏膜柔软,胃空虚时形成许多皱襞,充盈时变平坦。沿胃小弯处有4或5条较恒定的纵行皱襞,襞间的沟称**胃道**。在食管与胃交接处的黏膜上,有一呈锯齿状的环形线,称**食管胃黏膜线**,该线是胃镜检查时鉴别病变位置的重要标志。在幽门处黏膜形成环形的皱襞称**幽门瓣**(pyloric valve),突向十二指肠腔内(图1-17),有阻止胃内容物进入十二指肠的功能。黏膜下层由疏松结缔组织构成,内有丰富的血管、淋巴管和神经丛,当胃扩张和蠕动时起缓冲作用。肌层较厚,由外纵、中环、内斜的3层平滑肌构成(图1-18)。纵行肌以胃小弯和胃大弯处较厚。环行肌环绕于胃的全部,在幽门处较厚称为**幽门括约肌**(pyloric sphincter),在幽门瓣的深面,有延缓胃内容物排空和防止肠内容物逆流至胃的作用。斜行肌是由食管的环行肌移行而来,分布于胃的前、后壁,起支持胃的作用。胃的**外膜**为浆膜。临床上常将胃壁的4层一起称为全层,将肌层和浆膜两层合称为浆肌层。

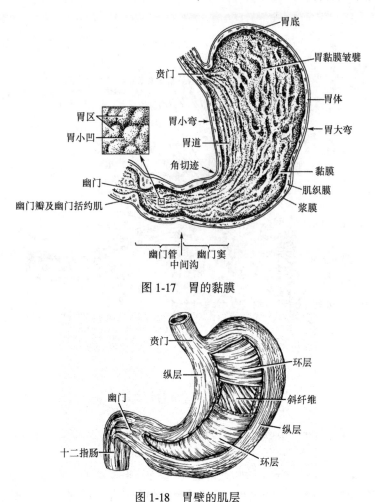

图1-17　胃的黏膜

图1-18　胃壁的肌层

<h1 style="text-align:center">五、小 肠</h1>

小肠(small intestine)是消化管中最长的一段,在成人长5~7 m。上端起于胃幽门,下端接续盲肠,分十二指肠、空肠和回肠3部分。小肠是进行消化和吸收的重要器官,并具有某些内分泌功能。

(一)十二指肠

十二指肠(duodenum)介于胃与空肠之间,由于相当于12个横指并列的长度而得名,全长约25 cm。十二指肠是小肠中长度最短、管径最大、位置最深且最为固定的部分。十二指肠除始、末两端被腹膜包裹,较为活动之外,其余大部分均为腹膜外位器官,被腹膜覆盖而固定于腹后壁。因为它既接受胃液,又接受胰液和胆汁,所以以十二指肠的消化功能十分重要。十二指肠整体上呈"C"形,包绕胰头(图1-19、彩图-2),可分为上部、降部、水平部和升部。

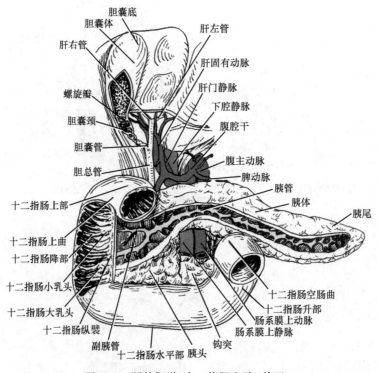

图1-19 肝外胆道、十二指肠和胰(前面)

1. 上部 上部(superior part)长约5 cm,起自胃的幽门,水平行向右后方,至肝门下方、胆囊颈的后下方,急转向下,移行为降部。上部与降部转折处形成的弯曲称**十二指肠上曲**(superior duodenal flexure)。十二指肠上部近侧与幽门相连接的一段肠管,长约2.5 cm,由于其肠壁薄,管径大,黏膜面光滑平坦,无环状襞,故临床常称此段为**十二指肠球**(duodenal bulb),是十二指肠溃疡及其穿孔的好发部位。

2. 降部 降部(descending part)长7~8 cm,起自十二指肠上曲,垂直下行于第1~3腰椎体和胰头的右侧,至第3腰椎体右侧,弯向左行,移行为水平部,转折处的弯曲称**十二指肠**

下曲(inferior duodenal flexure)。降部的黏膜形成发达的环状襞,其中部后内侧壁上有一纵行的皱襞称**十二指肠纵襞**(longitudinal fold of duodenum),其下端的圆形隆起称**十二指肠大乳头**(major duodenal papilla),距中切牙约75 cm,为肝胰壶腹的开口处。在大乳头上方(近侧)1~2 cm处,有时可见到**十二指肠小乳头**(minor duodenal papilla),是副胰管的开口处(图1-19、彩图-2)。

3. 水平部 水平部(horizontal part)又称下部,长10 cm,起自十二指肠下曲,横过下腔静脉和第3腰椎体的前方,至腹主动脉前方、第3腰椎体左前方,移行于升部。肠系膜上动、静脉紧贴此部前面下行,在某些情况下,肠系膜上动脉可压迫此部引起十二指肠梗阻。临床上称此为肠系膜上动脉压迫综合征。

4. 升部 升部(ascending part)最短,仅2~3 cm,自水平部末端起始,斜向左上方,至第2腰椎体左侧转向下,移行为空肠。十二指肠与空肠转折处形成的弯曲称**十二指肠空肠曲**(duodenojejunal flexure)。

十二指肠空肠曲的上后壁被一束由肌纤维和结缔组织构成的**十二指肠悬肌**(suspensory muscle of duodenum)固定于右膈脚上。十二指肠悬肌和包绕于其下段表面的腹膜皱襞共同构成**十二指肠悬韧带**(suspensory ligament of duodenum),又称**Treitz 韧带**(ligament of Treitz)。在腹部外科手术中,Treitz韧带可作为确定空肠起始的重要标志。

(二) 空肠与回肠

空肠(jejunum)和**回肠**(ileum)上端起自十二指肠空肠曲,下端接续盲肠。空肠和回肠一起被肠系膜悬系于腹后壁,合称为**系膜小肠**,有系膜附着的边缘称系膜缘,其相对缘称游离缘或对系膜缘。

空肠和回肠的形态结构不完全一致,但变化是逐渐发生的,故两者间无明显界限。一般是将系膜小肠的近侧2/5称空肠,远侧3/5称回肠。从位置上看,空肠常位于左腰区和脐区;回肠多位于脐区、右腹股沟区和盆腔内。从外观上看,空肠管径较大,管壁较厚,血管较多,颜色较红,呈粉红色;而回肠管径较小,管壁较薄,血管较少,颜色较浅,呈粉灰色。此外,肠系膜的厚度从上向下逐渐变厚,脂肪含量越来越多。肠系膜内血管的分布也有区别,空肠的动脉弓级数较少(有1~2级),直血管较长;而回肠的动脉弓级数较多(可达4~5级),直血管较短(图1-20、彩图-3)。从组织结构上看,空、回肠都具有消化管典型的4层结构。其黏膜除形成环状襞外,内表面还有密集的绒毛,这些结构极大地增加了肠黏膜的表面积,有利于营养物质的消化和吸收。在黏膜固有层和黏膜下组织内含有淋巴滤泡。淋巴滤泡分**孤立淋巴滤泡**(solitary lymphatic follicle)和**集合淋巴滤泡**(aggregated lymphatic follicle)两种,前者分散存在于空肠和回肠的黏膜内,后者多见于回肠下部。集合淋巴滤泡又称Peyer斑,有20~30个,呈长椭圆形,其长轴与肠管的长轴一致,常位于回肠下部对肠系膜缘的肠壁内(图1-20、彩图-3)。肠伤寒的病变发生于集合淋巴滤泡,可并发肠穿孔或肠出血。

六、大 肠

大肠(large intestine)是消化管的下段,全长1.5 m,全程围绕于空肠、回肠的周围,可分为盲肠、阑尾、结肠、直肠和肛管5部分(图1-21、图1-24)。大肠的主要功能为吸收水分、维生素和无机盐,并将食物残渣形成粪便,排出体外。

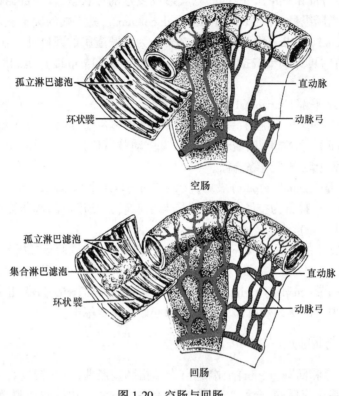

图 1-20 空肠与回肠

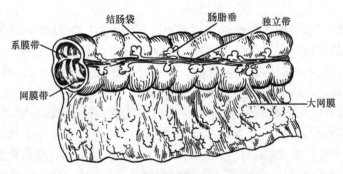

图 1-21 结肠的特征性结构(横结肠)

除直肠、肛管和阑尾外,结肠和盲肠具有 3 种特征性结构,即结肠带、结肠袋和肠脂垂。**结肠带**(colic band)有 3 条,由肠壁的纵行肌增厚所形成,沿大肠的纵轴平行排列,3 条结肠带均汇聚于阑尾根部。**结肠袋**(haustra of colon)是肠壁由横沟隔开并向外膨出的囊状突起,这是由于结肠带短于肠管的长度使肠管皱缩所形成。**肠脂垂**(epiploicae appendices)是沿结肠带两侧分布的许多小突起,由浆膜和其所包含的脂肪组织形成(图 1-21)。在正常情况下,大肠管径较大,肠壁较薄,但在疾病情况下可有较大变化。因此在腹部手术中,鉴别大、小肠主要依据大肠的上述 3 个特征性结构。

(一) 盲肠

盲肠(caecum)是大肠的起始部,长 6~8 cm,其下端为盲端,上续升结肠,左侧与回肠相连接。盲肠位于右髂窝内,其体表投影在腹股沟韧带外侧半的上方。但在胚胎发育过程中,有少数情况,由于肠管旋转异常,可出现异位盲肠,既可高达髂嵴以上,也可低至骨盆腔内,甚至出现于腹腔左侧。

一般情况下,盲肠属于腹膜内位器官,其各面均有腹膜被覆,因无系膜或仅有短小系膜,故其位置相对较固定。少数人在胚胎发育过程中,由于升结肠系膜不同程度保留,使升结肠、盲肠具有较大的活动范围,称**移动性盲肠**。这种情况可导致肠扭转的发生。另外,由于结肠系膜过长,在盲肠和升结肠后面,形成较深的盲肠后隐窝,小肠易突入,形成盲肠后疝。

回肠末端向盲肠的开口,称**回盲口**(ileocecal orifice)。此处肠壁内的环行肌增厚,并覆以黏膜而形成上、下两片半月形的皱襞称**回盲瓣**(ileocecal valve),此瓣的作用为阻止小肠内容物过快地流入大肠,以便食物在小肠内充分消化吸收,并可防止盲肠内容物逆流回小肠。在回盲口下方约 2 cm 处,有阑尾的开口(图 1-22)。

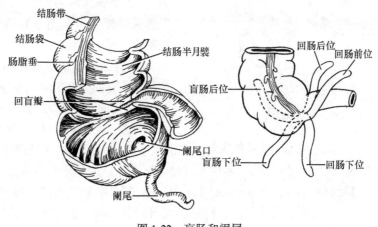

图 1-22 盲肠和阑尾

(二)阑尾

阑尾(vermiform appendix)是从盲肠下端后内侧壁向外延伸的一条细管状器官,因外形酷似蚯蚓,故又称引突。其长度因人而异,一般长 5~7 cm,偶有长达 20 cm 或短至 1 cm 者。阑尾缺如者极为罕见。阑尾根部较固定,多数在回盲口的后下方约 2 cm 处开口于盲肠,此口为**阑尾口**。阑尾口的下缘有一条不明显的半月形黏膜皱襞称**阑尾瓣**,该瓣有防止粪块或异物坠入阑尾腔的作用;阑尾尖端为游离盲端,游动性较大,所以阑尾位置不固定;成人阑尾的管径多为 0.5~1.0 cm,并随着年龄增长而缩小,易为粪石阻塞,形成阻塞性阑尾炎;阑尾系膜呈三角形或扇形,内含血管、神经、淋巴管及淋巴结等,由于阑尾系膜游离缘短于阑尾本身,阑尾呈钩形、S 形或卷曲状等不同程度的弯曲,这些都是易使阑尾发炎的形态基础。

阑尾位置变化较多,手术中有时寻找困难,由于 3 条结肠带汇聚于阑尾根部,其中独立带更明显,故沿该结肠带向下追踪,是寻找阑尾的可靠方法。

阑尾根部的体表投影点,通常在右髂前上棘与脐连线的中、外 1/3 交点处,该点称 McBurney 点。有时也以 Lanz 点表示,即左、右髂前上棘连线的右、中 1/3 交点处。但这仅仅是外科学上比较接近的位置,事实上尚有一定差距。由于阑尾的位置常有变化,诊断阑尾炎时,确切的体表投影位置并非十分重要,在右下腹部有一个局限性压痛点更有诊断意义。

（三）结肠

结肠（colon）是介于盲肠与直肠之间的一段大肠,整体呈"M"形,包绕于空肠、回肠周围。结肠分为升结肠、横结肠、降结肠和乙状结肠4部分。结肠的直径自起端6 cm,逐渐递减为乙状结肠末端的2.5 cm,这是结肠腔最狭窄的部位(图1-23)。

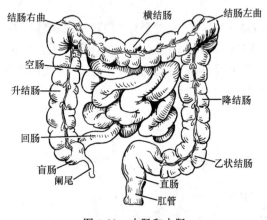

图 1-23　小肠和大肠

1. 升结肠　升结肠（ascending colon）长约15 cm,在右髂窝处,起自盲肠上端,沿腰方肌和右肾前面上升至肝右叶下方,转折向左前下方移行于横结肠,转折处的弯曲称**结肠右曲**（right colic flexure）（或称**肝曲**）。升结肠属腹膜间位器官,无系膜,其后面借结缔组织贴附于腹后壁,因此活动性甚小。

2. 横结肠　横结肠（transverse colon）长约50 cm,起自结肠右曲,先行向左前下方,后略转向左后上方,形成一略向下垂的弓形弯曲,至左季肋区,在脾面下份处,折转成**结肠左曲**（left colic flexure）（或称**脾曲**）,向下续于降结肠。横结肠属腹膜内位器官,由横结肠系膜连于腹后壁,活动度较大,其中间部分可下垂至脐或低于脐平面。

3. 降结肠　降结肠（descending colon）长约25 cm,起自结肠左曲,沿左肾外侧缘和腰方肌前面下降,至左髂嵴处续于乙状结肠。降结肠与升结肠一样属腹膜间位器官,无系膜,借结缔组织直接贴附于腹后壁,活动性很小。

4. 乙状结肠　乙状结肠（sigmoid colon）长约40 cm,在左髂嵴处起自降结肠,沿左髂窝转入盆腔内,全长呈"乙"字形弯曲,至第3骶椎平面续于直肠。

乙状结肠属于腹腔内位器官,由乙状结肠系膜连于盆腔左后壁。由于乙状结肠系膜在肠管中段较宽,因此乙状结肠中段活动范围较大,常成为乙状结肠扭转的因素之一。乙状结肠也是憩室和肿瘤等疾病的多发部位。

（四）直肠

直肠（rectum）是消化管位于盆腔下部的一段,全长10~14 cm。直肠在第3骶椎前方起自乙状结肠,沿骶、尾骨前面下行,穿过盆膈移行于肛管。直肠并不直,在矢状面上形成两个明显的弯曲:**直肠骶曲**（sacral flexure of rectum）是直肠上段沿着骶尾骨的盆面下降,形成一个突向后方的弓形弯曲,距肛门7~9 cm;**直肠会阴曲**（perineal flexure of rectum）是直肠末段绕过尾骨尖,转向后下方,形成一个突向前方的弓形弯曲,距肛门3~5 cm(图1-24)。在冠状面上也有3个突向侧方的弯曲,但不恒定,一般中间较大的一个凸向左侧,上、下两个凸向右侧。当临床进行直肠镜、乙状结肠镜检查时,应注意这些弯曲部位,以免损伤肠壁。

直肠上端与乙状结肠交接处管径较细,向下肠腔显著膨大称**直肠壶腹**(ampulla of rectum)。直肠内面有 3 个**直肠横襞**(Houston 瓣),由黏膜及环行肌构成,具有阻挡粪便下移的作用。最上方的直肠横襞接近直肠与乙状结肠交界处,位于直肠左侧壁上,距肛门约 11 cm,偶见该襞环绕肠腔一周,致使肠腔出现不同程度的缩窄;中间的直肠横襞大而明显,位置恒定,通常位于直肠壶腹稍上方的直肠右前壁上,距肛门约 7 cm,相当于直肠前壁腹膜返折的水平,因此,在乙状结肠镜检查中,确定肿瘤与腹膜腔的位置关系时,常以中直肠横襞为标志。最下方的直肠横襞位置不恒定,一般多位于直肠左侧壁上,距肛门约 5 cm(图 1-25、彩图-4)。当直肠充盈时,此皱襞常消失。了解上述 3 条直肠横襞的位置,对直肠镜或乙状结肠镜检查具有一定的临床意义。

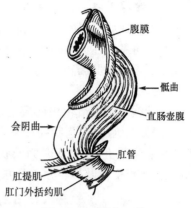

图 1-24 直肠与肛管

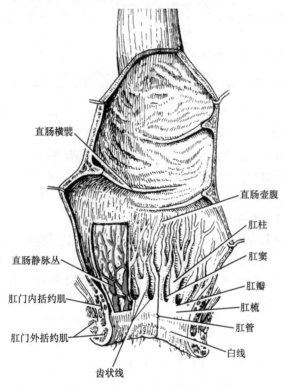

图 1-25 直肠和肛管腔面的形态

(五)肛管

肛管(anal canal)的上界为直肠穿过盆膈的平面,下界为肛门,长约 4 cm。肛管被肛门括约肌所包绕,平时处于收缩状态,有控制排便的作用。

肛管内面有 6~10 条纵行的黏膜皱襞称**肛柱**(anal columns),儿童时期更清楚,成年人则不明显,内有血管和纵行肌。各肛柱下端彼此借半月形黏膜皱襞相连,此襞称**肛瓣**(anal valves)。每一肛瓣与其相邻的两个肛柱下端之间形成开口向上的隐窝称**肛窦**(anal sinuses)，窦深3~5 mm，其底部有肛腺的开口。肛窦内往往积存粪屑，感染后易致肛窦炎，严重者可形成肛门周围脓肿或肛瘘等。

通常将各肛柱上端的连线称**肛直肠线**（anorectal line），即直肠与肛管的分界线；将连接各肛柱下端与各肛瓣边缘的锯齿状环行线称**齿状线**（dentate line）或**肛皮线**（anocutaneous line）。

齿状线以上肛管由内胚层的泄殖腔演化而来，其内表面为黏膜，黏膜上皮为单层柱状上皮，癌变时为腺癌；齿状线以下肛管由外胚层的原肛演化而来，其内表面为皮肤，被覆上皮为复层扁平上皮，癌变时为鳞状细胞癌。此外，齿状线上、下部分的肠管在动脉来源、静脉回流、淋巴引流及神经分布等方面都不相同（表1-3）。

表 1-3 肛管齿状线上、下部的比较

	齿状线以上	齿状线以下
覆盖上皮	单层柱状上皮	复层扁平上皮
动脉来源	直肠上、下动脉	肛门动脉
静脉回流	直肠上静脉→肠系膜下静脉→脾静脉→肝门静脉	肛门静脉→阴部内静脉→髂内静脉→髂总静脉→下腔静脉
淋巴引流	肠系膜下淋巴结和髂内淋巴结	腹股沟浅淋巴结
神经分布	内脏神经	躯体神经

在齿状线下方有一宽约 1 cm 的环状区域称**肛梳**（anal pecten）或称**痔环**（haemorrhoidal ring），表面光滑，因其深层有静脉丛，故呈浅蓝色。肛梳下缘有一不甚明显的环行线称**白线**（white line）或称 Hilton 线，该线位于肛门外括约肌皮下部与肛门内括约肌下缘之间的部位，故活体肛诊时可触知此处为一环行浅沟即括约肌间沟。**肛门**（anus）是肛管的下口，为一前后纵行的裂孔。肛门周围皮肤富有色素，呈暗褐色，成年男子肛门周围长有硬毛，并有汗腺（肛周腺）和丰富的皮脂腺。

肛梳部的皮下组织和肛柱部的黏膜下层内含有丰富的静脉丛，有时可因某种病理原因而形成静脉曲张，向肛管腔内突起形成**痔**。发生在齿状线以上的痔称**内痔**，发生在齿状线以下的称**外痔**，也有跨越于齿状线上、下的称**混合痔**。由于神经的分布不同，内痔不疼，而外痔常感疼痛。

肛管周围有肛门内、外括约肌和肛提肌等。**肛门内括约肌**（sphincter ani internus）是由肠壁环行肌增厚形成的平滑肌管，环绕肛管上 3/4 段，从肛管直肠交界向下延伸到白线，故白线是肛门内括约肌下界的标志。肛门内括约肌有协助排便，但无括约肛门的作用。直肠壁的纵行肌与肛提肌一起形成纤维性隔，分隔肛门内、外括约肌，向下分散止于皮肤。**肛门外括约肌**（sphincter ani externus）为骨骼肌管，位于肛管平滑肌层之外，围绕整个肛管。肛门外括约肌受意识支配，有较强的控制排便功能。

肛门外括约肌按其纤维所在部位，可分为皮下部、浅部和深部（图 1-25、彩图-4）。**皮下部**（subcutaneous part）位于内括约肌下缘和外括约肌浅部的下方，为围绕肛管下端的环行肌束，在肛门口附近和白线下方位于皮肤深层，如此部纤维被切断，不会产生大便失禁。**浅部**（superficial part）位于皮下部上方，为环绕内括约肌下部的椭圆形肌束，前后分别附着于会阴中心腱和尾骨尖。这是外括约肌附着于骨的唯一部分。**深部**（deep part）位于浅部上方，为环绕内括约肌上部的较厚环形肌束。浅部和深部是控制排便的重要肌束。

肛门外括约肌的浅部和深部、直肠下份的纵行肌、肛门内括约肌及肛提肌等,共同构成一围绕肛管的强大肌环称**肛直肠环**,此环对肛管起着极重要的括约作用,若手术损伤将导致大便失禁。

（阎文柱　王志云）

第二节　消化管的微细结构

一、消化管壁的一般结构

消化管(digestive tract)属于中空器官,各段在结构和功能上虽有各自的特点,但是从食管到大肠的管壁自内向外均可分为黏膜、黏膜下层、肌层及外膜4层(图1-26、彩图-5)。

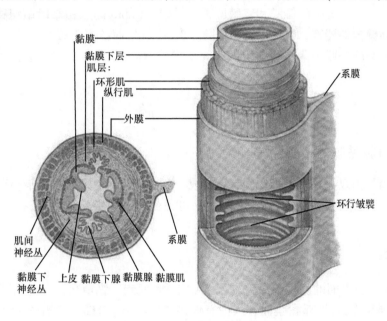

图1-26　消化管管壁结构模式图

（一）黏膜

黏膜(mucosa)由上皮、固有层和黏膜肌层组成,是消化管各段中结构差异最大但也是功能最重要的部分。

1. 上皮(epithelium)　除消化管的上端(口腔和食管)及下端(肛门)为未角化的复层扁平上皮外,其余均为单层柱状上皮,主要功能是消化与吸收。

2. 固有层(lamina propria)　由细密的结缔组织构成,富含毛细血管、毛细淋巴管及神经等。另外,胃肠黏膜的固有层富含小消化腺和淋巴组织。

3. 黏膜肌层(muscularis mucosa)　除口腔与咽外,黏膜肌层由薄层平滑肌构成,其收缩有利于促进固有层内的腺体分泌物排出、血液运行、物质吸收及转运等。

（二）黏膜下层

黏膜下层（submucosa）由疏松结缔组织组成，内含较大的血管及淋巴管，还有黏膜下神经丛，后者具有调节黏膜肌收缩和腺体分泌的功能。食管和十二指肠的黏膜下层内分别有食管腺和十二指肠腺。

（三）肌层

肌层（muscularis）除口腔、咽、食管上段肌层和肛门外括约肌为骨骼肌外，其余部分均为平滑肌。肌层一般分为内环、外纵两层，两层之间存在着肌间神经丛，调节肌层平滑肌的收缩。

（四）外膜

外膜（adventitia）分为纤维膜和浆膜两种。纤维膜（fibrosa）仅由结缔组织构成，存在于相对固定在体壁内的器官，如食管、十二指肠及大肠末段；而游离于腹腔内的器官，如胃、大部分小肠和大肠的外膜由薄层结缔组织和间皮覆盖，称为浆膜（serosa），表面光滑，有利于胃肠活动。

二、口　腔

（一）口腔黏膜的一般结构

口腔黏膜仅由复层扁平上皮和固有层组成，无黏膜肌层。固有层的结缔组织突向上皮形成乳头，富含毛细血管，故新鲜黏膜呈红色，可见许多感觉神经末梢，还有小唾液腺和大量的细胞。

（二）舌

舌（tongue）由表面的黏膜和深部的舌肌组成。舌肌走行纵横交错。舌黏膜由复层扁平上皮和固有层组成，舌根部黏膜固有层内有许多淋巴小结，构成舌扁桃体。舌背面的黏膜上皮和固有层向表面突出形成许多隆起，称舌乳头，包括3种类型。

1. 丝状乳头　数量最多，遍布于舌背，乳头呈圆锥形，浅层上皮细胞角化，固有层结缔组织富含血管和神经，脱落的角化细胞与唾液和食物残渣一起形成舌苔。舌苔的变化对诊断疾病有一定的帮助（图1-27、彩图-6）。

2. 菌状乳头　数量较少，主要散在分布于舌尖和舌缘的丝状乳头之间，上皮不角化，固有层内毛细血管丰富，使乳头外观呈红色（图1-27、彩图-6）。

3. 轮廓乳头　位于舌界沟前方，有7~12个，形体较大，顶部平坦，乳头周围的黏膜凹陷形成较深的环沟，沟两侧的上皮内有较多的味蕾。固有层中存在浆液性味腺，分泌的稀薄液体通过开口于沟底的导管排出，

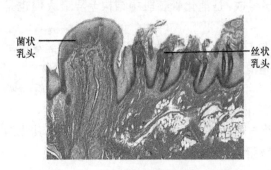

图1-27　丝状乳头和菌状乳头光镜图

不断冲洗味蕾表面的食物碎渣,有利于味蕾不断接受新的刺激(图 1-28、彩图-7)。

4. 味蕾(taste bud)　味觉感受器,为卵圆形小体,成年人约有 3000 个,主要分布于轮廓乳头。味蕾着色较浅,呈纺锤形,顶端表面上皮凹陷形成味孔,内部有大量长梭形的味细胞平行排列成团(图 1-29、彩图-8)。味细胞可分为明细胞和暗细胞,均属于感觉性上皮细胞。电镜下,明细胞的游离面有微绒毛伸入味孔,基底部细胞质内含突触小泡样颗粒,与味觉神经末梢形成突触。另外,味蕾内还有锥体形的基细胞,为未分化的细胞,可分化为暗细胞,进而转化为明细胞,味细胞的平均寿命为 10~12d。

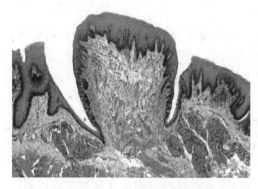 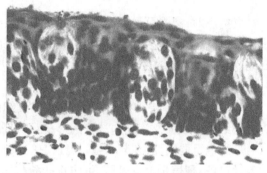

图 1-28　轮廓乳头光镜图　　　　　图 1-29　味蕾光镜图(特殊染色)

三、食　管

食管(esophagus)腔面有纵行皱襞,食物通过时皱襞暂时消失(图 1-30、彩图-9)。

(一) 黏膜

上皮为未角化的复层扁平上皮,食管上皮内亦存在朗格汉斯细胞。食管下端与胃贲门连接处的复层扁平上皮骤然转变为单层柱状上皮,是临床食管癌的易发部位。固有层为细密的结缔组织,并形成乳头突向上皮。黏膜肌层由纵行的平滑肌束组成。

(二) 黏膜下层

黏膜下层为疏松结缔组织,存在许多

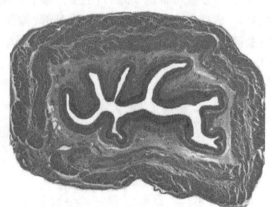

图 1-30　食管横切面光镜图(低倍)

黏液性的食管腺和丰富的静脉丛。食管腺周围常有较密集的淋巴细胞。

(三) 肌层

肌层由内环行和外纵行两层构成,两层间存在肌间神经丛。食管上 1/3 段为骨骼肌,下 1/3 段为平滑肌,中 1/3 段两者混合存在。食管上、下两端的环行肌增厚,分别形成食管上、下括约肌,具有防止食物返流的作用。

(四) 外膜

外膜为纤维膜,与周围的结缔组织相延续,内含血管、淋巴管及神经等。

四、胃

胃可暂时储存食物,能够初步消化食物中的蛋白质,吸收部分水分、无机盐和醇类。

(一) 黏膜

胃空虚时,肉眼可见腔面有许多不规则皱襞,充盈时皱襞几乎消失。黏膜表面有许多浅沟,将黏膜分为许多直径 2~6 mm 的胃小区(gastric area)。黏膜表面遍布不规则的浅小凹陷,称胃小凹(gastric pit),约 350 万个,由上皮向固有层凹陷形成,每个胃小凹底部有 3~5 条腺体的开口(图 1-31,彩图-10)。

1. 上皮 为单层柱状,主要为表面黏液细胞(surface mucous cell),并含少量干细胞和内分泌细胞。表面黏液细胞核椭圆形,位于细胞基部,顶部胞质充满黏原颗粒,高碘酸希夫(PAS)染色呈弱阳性,在苏木精–伊红(HE)染色切片上,着色浅淡至透明;分泌物为不溶性的碱性黏液,覆盖于上皮表面,可防止盐酸与胃蛋白酶对黏膜的消化及食物对上皮的磨损,对胃黏膜具有重要保护作用。另外,在胃小凹底部存在一些体积较小的未分化细胞,该细胞具有旺盛的增殖能力。

2. 固有层 有大量紧密排列的管状胃腺,腺体之间为结缔组织。根据胃腺所在部位和结构的不同,分为胃底腺、贲门腺和幽门腺 3 种。

(1) 胃底腺(fundic gland):主要分布于胃底和胃体,为胃黏膜中数量最多、功能最重要的腺体。胃底腺呈分支管状,可分为颈部、体部与底部。颈部较细,与胃小凹相连;体部较长;底部稍膨大。胃底腺由主细胞、壁细胞、颈黏液细胞、内分泌细胞及未分化细胞组成(图 1-32、彩图-11)。

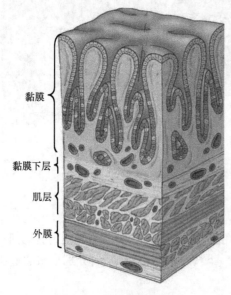

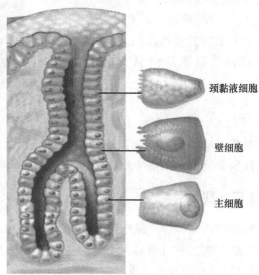

颈黏液细胞

壁细胞

主细胞

图 1-31　胃壁结构模式图　　　　　图 1-32　胃底腺模式图

黏膜

黏膜下层

肌层

外膜

1）壁细胞(parietal cell)：主要分布于腺的体部和颈部。细胞体积较大，呈圆锥形，细胞核圆、深染、居中，可见双核，细胞质强嗜酸性（图1-32、彩图-11）；电镜下可见胞质内含丰富的细胞内分泌小管(intracellular secretory canaliculus)和微管泡系统(tubulovesicular system)。前者迂曲分支，由细胞顶面质膜凹陷形成，管腔与胃底腺腺腔直接相通，腔面有不规则的微绒毛，而后者位于细胞质内分泌小管周围，为表面光滑的管状小泡，其膜结构与分泌小管基本相同。随壁细胞功能状态不同，二者存在显著的变化。静止期，微管泡系统极发达；分泌期，分泌小管开放，微绒毛增多、增长，微管泡系统数量锐减。

壁细胞的主要功能是合成和分泌盐酸，盐酸能激活胃蛋白酶原，也能刺激胃肠内分泌细胞和胰腺的分泌，还有杀菌作用。壁细胞也能分泌内因子，它与维生素B_{12}结合后运至回肠时被吸收入血，用于红细胞生成血红蛋白。

2）主细胞(chief cell)：又称胃酶细胞，数量最多，在腺的底部排列较密集。细胞呈柱状，细胞核圆，位于基部，细胞质基部呈强嗜碱性，顶部充满酶原颗粒（图1-32、彩图-11）。电镜下，具有典型的蛋白质分泌细胞的超微结构特点。

主细胞合成和分泌胃蛋白酶原，在强酸或少量胃蛋白酶的作用下，转变为胃蛋白酶，后者对食物中蛋白质具有一定的消化作用。另外，婴幼儿的主细胞还能合成和分泌凝乳酶。

3）颈黏液细胞(mucous neck cell)：较少，局限于胃底腺上部，常呈楔形夹在其他细胞之间（图1-32、彩图-11）。细胞核扁平，位于细胞基底部，核上方含较多黏原颗粒，其分泌物为可溶性的酸性黏液，对黏膜具有保护作用，PAS染色阳性。

4）内分泌细胞：种类多，主要为肠嗜铬细胞和D细胞。

5）未分化细胞（干细胞）：可不断分裂增殖，分化为其他细胞。

（2）贲门腺(cardiac gland)：分布于贲门处，为分支管状的黏液腺，分泌黏液和溶菌酶。

（3）幽门腺(pyloric gland)：分布于幽门部位，此区胃小凹较深。幽门腺为分支较多的管状黏液腺。幽门腺除分泌黏液和溶菌酶外，尚分泌少量蛋白分解酶。

3种腺体的分泌物统称为胃液，成人每日分泌的胃液量为1.5~2.5 L，除含有盐酸、胃蛋白酶、内因子和黏蛋白外，还有大量水及钠离子、钾离子和氯离子。

3. 黏膜肌层　分内环、外纵两层。黏膜肌层的收缩可改变黏膜形态，有助于胃腺分泌物的排出。

（二）黏膜下层

黏膜下层由疏松结缔组织构成，其中有粗大的血管、神经和淋巴管。

（三）肌层

肌层较厚，可分为内斜、中环和外纵3层平滑肌。

（四）浆膜

浆膜由结缔组织和间皮构成。

五、小　　肠

小肠包括十二指肠、空肠和回肠3部分，是消化和吸收的重要部位。管壁由黏膜、黏膜下层、肌层和外膜构成。

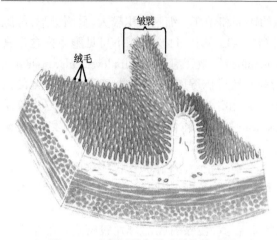

图 1-33　小肠皱襞与绒毛结构模式图

（一）黏膜

小肠管壁可见许多环形皱襞（plicae circulare），它是黏膜和黏膜下层共同向肠腔突出形成的。黏膜表面有许多细小的突起，称为肠绒毛（intestinal villus），它们是由上皮和固有层共同向肠腔突出形成的（图 1-33、彩图-12）。环形皱襞和绒毛使小肠表面积扩大 20～30 倍。

1. 上皮　为单层柱状上皮，覆盖绒毛的表面，大部分是吸收细胞，少数为杯状细胞和内分泌细胞（图 1-34、彩图-13）。

（1）吸收细胞（absorptive cell）：数量多，柱状，细胞核椭圆形，位于细胞基底部。光镜下，在细胞游离面可见粉红色的深染层，称为纹状缘，电镜下为整齐排列的微绒毛。微绒毛不仅扩大细胞的表面积，而且其表面存在较厚的细胞衣，含有磷脂酶、双糖酶及胰蛋白酶等，是食物分解和消化吸收的重要部位。吸收细胞的胞质内含有大量的线粒体和滑面内质网。滑面内质网膜含有合成三酰甘油的酶，对脂肪的吸收起重要作用。

（2）杯状细胞（goblet cell）：散在于吸收细胞之间，分泌黏液，对黏膜有保护和润滑作用。

2. 固有层　由细密的结缔组织组成，除了含有大量的小肠腺外，还含有较多的免疫细胞，并有丰富的有孔毛细血管，有助于氨基酸和葡萄糖的吸收。在每一条绒毛中轴的结缔组织内均可见 1 或 2 条毛细淋巴管，称为中央乳糜管，通透性强，可收集与运送上皮细胞吸收进来的脂肪。固有层中可见少量纵行的平滑肌纤维，直达绒毛顶端，收缩可使绒毛产生伸缩运动，有利于吸收营养及淋巴和血液的流动。

小肠腺是小肠上皮在绒毛底部下陷至固有层而形成的管状腺，开口于相邻绒毛之间。小肠腺由吸收细胞、杯状细胞、干细胞、帕内特细胞（Paneth cell）和内分泌细胞组成。帕内特细胞呈锥体形，三五成群，位于小肠腺基底部。该细胞具有典型的蛋白质分泌细胞的结构特点。

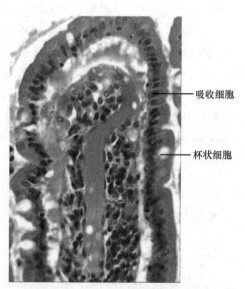

图 1-34　小肠上皮光镜图（高倍）

细胞顶端充满嗜酸性颗粒，分泌溶菌酶及防御素等，对肠道微生物有杀灭作用。帕内特细胞寿命为 3～4 周，由干细胞增殖分化补充。

3. 黏膜肌层　由内环、外纵两层平滑肌构成，其收缩可促进小肠的消化与吸收。

（二）黏膜下层

黏膜下层由疏松结缔组织构成，含较多的血管和淋巴管。十二指肠的黏膜下层还含有分支管泡状的十二指肠腺,开口于普通肠腺的底部。它是一种黏液腺,分泌的黏液可保护十二指肠黏膜免受胃酸及胰液的侵蚀。

(三) 肌层

肌层有内环、外纵两层平滑肌。

(四) 外膜

除十二指肠后壁为纤维膜外,其余均为浆膜。

六、大　肠

大肠包括盲肠、阑尾、结肠和直肠。各段结构基本相似,主要功能为吸收大量水分和电解质,以及形成粪便。

(一) 盲肠、结肠与直肠

黏膜不形成完整的环形皱襞,无肠绒毛,故表面光滑。上皮为单层柱状,除吸收细胞外,有大量杯状细胞。固有层内有大量单管状的肠腺,腺上皮有大量杯状细胞和柱状细胞,少量干细胞和内分泌细胞,无帕内特细胞。固有层内含丰富的淋巴组织,淋巴小结常突入黏膜下层。

黏膜下层为疏松的结缔组织。

肌层为内环、外纵两层,结肠的外纵肌增厚形成 3 条结肠带。

外膜大部分为浆膜,升结肠的后壁和部分直肠为纤维膜。结肠带外面的浆膜中脂肪细胞较多,形成肠脂垂。

(二) 阑尾

管腔狭窄,管壁类似结肠。肠腺短而稀,固有层内淋巴小结与弥散淋巴组织特别丰富,多侵入黏膜下层,致使黏膜肌层不完整。肌层很薄,外覆浆膜。

（田　鹤）

第三节　消化腺的大体形态结构

一、肝

肝(liver)是人体内最大的腺体,也是最大的消化腺。我国成年人肝的质量男性为1230~1450 g,女性为 1100~1300 g,占体重的 1/50~1/40。胎儿和新生儿的肝相对较大,重可达体重的 1/20,其体积可占腹腔容积的 1/2 以上。肝的长(左右径)×宽(上下径)×厚(前后径)约为 258 mm×152 mm×58 mm。肝的血液供应十分丰富,故活体的肝呈棕红色。肝的质地柔软而脆弱,易受外力冲击而破裂,发生腹腔内大出血。

肝的功能极为复杂,它是机体新陈代谢最活跃的器官,不仅参与蛋白质、脂类、糖类和维生素等物质的合成、转化与分解,而且还参与激素、药物等物质的转化和解毒。肝还具有分泌胆汁、吞噬、防御及在胚胎时期造血等重要功能。

（一）肝的形态

肝呈不规则的楔形，可分为上、下两面，前、后、左、右4缘。肝上面膨隆，与膈相接触，故称**膈面**（diaphragmatic surface）（图1-35、彩图-14）。肝膈面上有矢状位的**镰状韧带**（falciform ligament）附着，借此将肝分为左、右两叶。**肝左叶**（left lobe of liver）小而薄，**肝右叶**（right lobe of liver）大而厚。膈面后部没有腹膜被覆的部分称**裸区**（bare area），裸区的左侧部分有一较宽的沟，称为腔静脉沟，内有下腔静脉通过。肝下面凹凸不平，邻接一些腹腔器官，又称**脏面**（visceral surface）（图1-36、彩图-15）。脏面中部有略呈"H"形的3条沟，其中横行的沟位于脏面正中，有肝左、右管，肝固有动脉左、右支，肝门静脉左、右支和肝的神经、淋巴管等由此出入，故称**肝门**（porta hepatis）。出入肝门的这些结构被结缔组织包绕，构成**肝蒂**。左侧的纵沟较窄而深，沟的前部内有肝圆韧带通过，称**肝圆韧带裂**（fissure for ligamentum teres hepatis）；后部容纳静脉韧带称**静脉韧带裂**（fissure for ligamentum venosum）。**肝圆韧带**（ligamentum teres hepatis）由胎儿时期的脐静脉闭锁而成，经肝镰状韧带的游离缘内行至脐。**静脉韧带**（ligamentum venosum）由胎儿时期的静脉导管闭锁而成。右侧的纵沟比左侧的宽而浅，沟的前部为一浅窝，容纳胆囊，故称**胆囊窝**（fossa for gallbladder）；后部为**腔静脉沟**（sulcus for vena cava），容纳下腔静脉。腔静脉沟向后上伸入膈面，此沟与胆囊窝虽不相连，但可视为肝门右侧的纵沟。在腔静脉沟的上端处，肝左、中、右静脉出肝后立即注入下腔静脉，临床上常称此处为**第二肝门**（secondary porta of liver）。

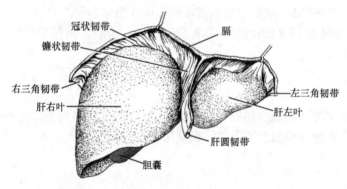

图1-35　肝（膈面）

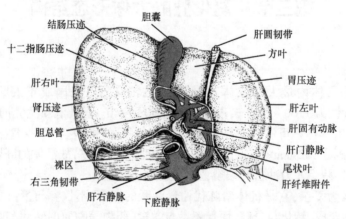

图1-36　肝（脏面）

在肝的脏面,借"H"形的沟、裂和窝将肝分为4个叶:左叶位于肝圆韧带裂和静脉韧带裂的左侧,即左纵沟的左侧;右叶位于胆囊窝与腔静脉沟的右侧,即右纵沟的右侧;**方叶**(quadrate lobe)位于肝门之前,肝圆韧带裂与胆囊窝之间;**尾状叶**(caudate lobe)位于肝门之后,静脉韧带裂与腔静脉沟之间。脏面的肝左叶与膈面的一致。脏面的肝右叶、方叶和尾状叶一起,相当于膈面的肝右叶。

肝的**前缘**是肝的脏面与膈面之间的分界线,薄而锐利。在胆囊窝处,肝前缘上有一**胆囊切迹**,胆囊底常在此处露出于肝前缘;在肝圆韧带通过处,肝前缘上有一**肝圆韧带切迹**(notch for ligamentum teres hepatis),或称**脐切迹**。肝**后缘**钝圆,朝向脊柱。肝的**右缘**是肝右叶的右下缘,亦钝圆。肝的**左缘**即肝左叶的左缘,薄而锐利(图1-35、彩图-14)。

肝的表面,除膈面后份与膈愈着的部分(即肝裸区)及脏面各沟处以外,均覆有浆膜。浆膜与肝实质间有一层结缔组织构成的纤维膜。在肝门处,肝的纤维膜较发达,并缠绕在肝固有动脉、肝门静脉和肝管及其分支的周围,构成血管周围纤维囊或称Glisson囊。

(二) 肝的位置和毗邻

肝大部分位于右季肋区和腹上区,小部分位于左季肋区。肝的前面大部分被肋所掩盖,仅在腹上区的左、右肋弓之间,有一小部分露出于剑突之下,直接与腹前壁相接触。当腹上区和右季肋区遭到暴力冲击或肋骨骨折时,肝可能被损伤而破裂。

肝上界与膈穹窿一致,可用下述3点的连线来表示:即右锁骨中线与第5肋的交点,前正中线与剑胸结合线的交点和左锁骨中线与第5肋间隙的交点。肝下界与肝前缘一致,右侧与右肋弓一致;中部超出剑突下约3cm;左侧被肋弓掩盖。故在体检时,在右肋弓下不能触到肝。但3岁以下的健康幼儿,由于腹腔容积较小,而肝的体积相对较大,肝前缘常低于右肋弓下1.5~2.0cm,到7岁以后,在右肋弓下不能触到,若能触及时,则应考虑为病理性肝大(肝肿大)。

肝上方为膈,膈上有右侧胸膜腔、右肺及心脏等,故肝脓肿有时可与膈粘连,并经膈侵入右肺,甚至其脓汁还能经支气管排出。肝右叶下面,前部与结肠右曲邻接,中部近肝门处邻接十二指肠上曲,后部邻接右肾上腺和右肾。肝左叶下面与胃前壁相邻,后上方邻接食管腹部。

肝借镰状韧带和冠状韧带连于膈下面和腹前壁,因而在呼吸时,肝可随膈的活动而上下移动。平静呼吸时,肝可上下移动2~3cm。

(三) 肝的分叶与分段

1. 肝段的概念 肝按外形可分为左叶、右叶、方叶和尾状叶。这种分叶方法不完全符合肝内管道的配布情况,因而不能满足肝内占位性病变定位诊断和肝外科手术治疗的要求。近代研究证明,肝内有4套管道,形成两个系统,即Glisson系统和肝静脉系统(图1-37、彩图-16)。肝门静脉、肝固有动脉和肝管的各级分支在肝内的走行、分支和配布基本一致,并有Glisson囊包绕,共同组成Glisson系统。肝段的概念就是依据Glisson系统在肝内的分布情况提出的。按照Couinaud肝段划分法,可将肝分为左、右半肝,进而再分成5个叶和8个段(表1-4、图1-38、彩图-17)。Glisson系统位于肝叶和肝段内,肝静脉系统的各级属支,行于肝段之间,而其主干即肝左、中、右静脉,相应地行于各肝裂中,最后在腔静脉沟的上端即第二肝门处出肝,分别注入下腔静脉(图1-37、彩图-16)。有若干条肝静脉系统的小静脉,如来自右半肝脏面的副肝右静脉和尾状叶的一些小静脉,在腔静脉沟的下段内汇入下腔静脉,该处称**第3肝门**。

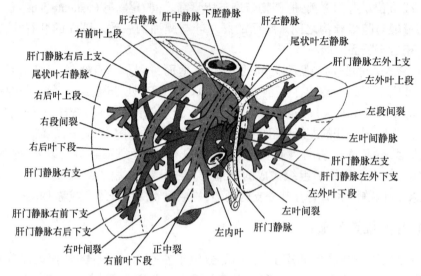

图 1-37　肝内管道与肝裂

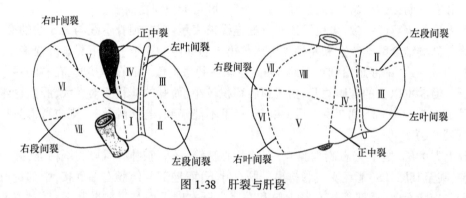

图 1-38　肝裂与肝段

表 1-4　Couinaud 肝段

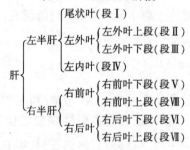

2. 肝裂和肝段划分法　通过对肝内各管道铸型标本的研究,发现肝内有些部位缺少 Glisson 系统的分布,这些部位称**肝裂**(hepatic fissure)。肝裂不仅是肝内分叶、分段的自然界线,也是肝部分切除的适宜部位。肝内有 3 个叶间裂,3 个段间裂。叶间裂有正中裂、左叶间裂和右叶间裂。段间裂有左段间裂、右段间裂和背裂(图 1-38、彩图-17)。**正中裂**(middle hepatic fissure)在肝的膈面相当于自肝前缘的胆囊切迹中点,至下腔静脉左缘连线的平面。在肝的脏面以胆囊窝和腔静脉沟为标志。裂内有肝中静脉走行。此裂将肝分为

对称的左、右半肝,直接分开相邻的左内叶与右前叶。**右叶间裂**(right interlobar fissure)位于正中裂的右侧,此裂在膈面相当于从肝前缘的胆囊切迹右侧部的外、中 1/3 交界处,斜向右上方到达下腔静脉右缘连线的平面。转至脏面连于肝门右端。裂内有肝右静脉走行。此裂将右半肝分为右前叶和右后叶。**左叶间裂**(left interlobar fissure)位于正中裂的左侧,起自肝前缘的肝圆韧带切迹,向后上方至肝左静脉汇入下腔静脉处连线的平面。在膈面相当于镰状韧带附着线的左侧 1 cm,脏面以左纵沟为标志。裂内有肝左静脉的左叶间支走行。此裂将左半肝分为左外叶和左内叶。**左段间裂**(left intersegmental fissure)相当于自肝左静脉汇入下腔静脉处与肝左缘的中、上 1/3 交界处连线的平面。裂内有肝左静脉走行。此裂将左外叶分为上、下两段。**右段间裂**(right intersegmental fissure)在肝脏面相当于肝门横沟的右端与肝右缘中点连线的平面,再转到膈面,向左至正中裂。此裂相当于肝门静脉右支主干平面,既把右前叶分开右前上、下段,又将右后叶分开右后上、下段。**背裂**(dorsal fissure)位于尾状叶前方,将尾状叶与左内叶和右前叶分开。它上起自肝左、中、右静脉出肝处(第二肝门),下至第一肝门,在肝上极形成一弧形线。

　　临床上可根据叶、段的区分对肝的疾病进行较为精确的定位诊断,也可施行肝叶或肝段切除,因此了解肝的分叶和分段具有重要的临床意义。

(四) 肝外胆道系统

　　肝外胆道系统是指走出肝门之外的胆道系统,包括胆囊和输胆管道(肝左管、肝右管、肝总管和胆总管)。这些管道与肝内胆道一起,将肝分泌的胆汁输送到十二指肠腔(图 1-39)。

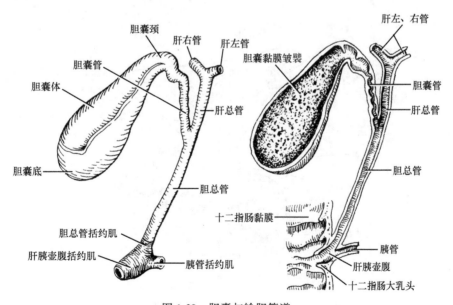

图 1-39　胆囊与输胆管道

　　1. 胆囊　胆囊(gallbladder)为储存和浓缩胆汁的囊状器官,呈梨形,长 8~12 cm,宽 3~5 cm,容量 40~60 ml。胆囊位于肝下面的胆囊窝内,其上面借疏松结缔组织与肝相连,易于分离;下面覆以浆膜,并与结肠右曲和十二指肠上曲相邻。胆囊的位置有的较深,甚至埋在肝实质内;有的胆囊各面均覆以浆膜,并借系膜连于胆囊窝,可以活动。

　　胆囊分底、体、颈、管 4 部分(图 1-39)，**胆囊底**(fundus of gallbladder)是胆囊突向前下方的盲端，常在肝前缘的胆囊切迹处露出。当胆汁充满时，胆囊底可贴近腹前壁。胆囊底的体表投影位于右腹直肌外缘或右锁骨中线与右肋弓交点附近。胆囊发炎时，该处可有压痛。**胆囊体**(body of gallbladder)是胆囊的主体部分，与底之间无明显界限。胆囊体向后逐渐变细，约在肝门右端附近移行为胆囊颈。**胆囊颈**(neck of gallbladder)狭细，在肝门右端常以直角起于胆囊体，略作"S"状扭转，即开始向前上方弯曲，继而转向后下方延续为胆囊管。胆囊颈与胆囊管相延续处较狭窄。胆囊颈借疏松结缔组织连于肝，胆囊动脉通过该疏松结缔组织分布于胆囊。在胆囊颈的右侧壁常有一突向后下方的小囊，朝向十二指肠，称为 **Hartmann 囊**，胆囊结石常在此处存留。较大的 Hartmann 囊可与胆囊管产生粘连，手术中分离、结扎切断胆囊管时易将此囊包入而损伤。**胆囊管**(cystic duct)比胆囊颈稍细，长 3~4 cm，直径 0.2~0.3 cm，在肝十二指肠韧带内与其左侧的肝总管汇合，延续为胆总管。

　　胆囊内面衬以黏膜，其中底和体部的黏膜呈蜂窝状，而衬于颈和管部的黏膜呈螺旋状突入腔内，形成**螺旋襞**(spiral fold)(或称 **Heister 瓣**)(图 1-39)，可控制胆汁的流入和流出。有时较大的结石，也常由于螺旋襞的阻碍而嵌顿于此。

　　胆囊管、肝总管和肝的脏面围成的三角形区域称**胆囊三角**(或称 **Calot 三角**)，三角内常有胆囊动脉通过，因此该三角是胆囊手术中寻找胆囊动脉的标志。

　　2. 肝管与肝总管　**肝左、右管**分别由左、右半肝内的毛细胆管逐渐汇合而成，走出肝门之后即合成肝总管。**肝总管**(common hepatic duct)长约 3 cm，下行于肝十二指肠韧带内，并在韧带内与胆囊管以锐角结合成胆总管(图 1-39、图 1-40、彩图-18)。

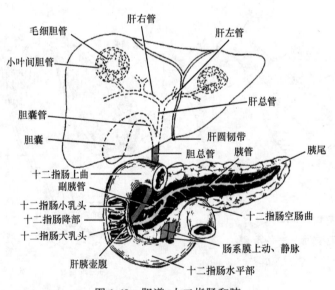

图 1-40　胆道、十二指肠和胰

　　3. 胆总管　胆总管(common bile duct)由肝总管与胆囊管汇合而成，胆总管的长度取决于两者汇合部位的高低，一般长 4~8 cm，直径 0.6~0.8 cm。若超过 1.0 cm，可视为病理状态。胆总管壁内含有大量的弹性纤维，有一定的舒缩能力，当胆总管下端梗阻时(如胆总管结石或胆道蛔虫症等)，管腔可随之扩张到相当粗的程度，甚至达肠管粗细，而不致破裂。

胆总管在肝十二指肠韧带内下行于肝固有动脉的右侧、肝门静脉的前方,向下经十二指肠上部的后方,降至胰头后方,再转向十二指肠降部中份,在此处的十二指肠后内侧壁内与胰管汇合,形成一略膨大的共同管道称**肝胰壶腹**(hepatopancreatic ampulla)(或称**Vater 壶腹**),开口于十二指肠大乳头(图 1-19、彩图-2、图 1-40、彩图-18),少数情况下,胆总管未与胰管汇合而单独开口于十二指肠腔。在肝胰壶腹周围有**肝胰壶腹括约肌**(sphincter of hepatopancreatic ampulla)包绕,在胆总管末段及胰管末段周围亦有少量平滑肌包绕,以上 3 部分括约肌统称为**Oddi 括约肌**。Oddi 括约肌平时保持收缩状态,由肝分泌的胆汁,经肝左、右管、肝总管、胆囊管进入胆囊内储存。进食后,尤其进高脂肪食物,在神经体液因素调节下,胆囊收缩,Oddi 括约肌舒张,使胆汁自胆囊经胆囊管、胆总管、肝胰壶腹、十二指肠大乳头,排入十二指肠腔内(图 1-31、彩图-10)。根据胆总管的经过,可将其分为 4 段:即十二指肠上段、十二指肠后段、胰腺段和十二指肠壁段(图 1-40、彩图-18)。

二、胰

胰(pancreas)是人体第二大消化腺,由外分泌部和内分泌部组成。胰的外分泌部(腺细胞)能分泌胰液,内含多种消化酶(如蛋白酶、脂肪酶及淀粉酶等),有分解和消化蛋白质、脂肪和糖类等作用;其内分泌部即胰岛,散在于胰实质内,胰尾部较多,主要分泌胰岛素,调节血糖浓度。

(一)胰的位置与毗邻

胰是位于腹上区和左季肋区,横置于第 1~2 腰椎体前方,并紧贴于腹后壁的狭长腺体。胰质地柔软,呈灰红色,长 17~20 cm,宽 3~5 cm,厚 1.5~2.5 cm,重 82~117 g。胰的前面隔网膜囊与胃相邻,后方有下腔静脉、胆总管、肝门静脉和腹主动脉等重要结构。其右端被十二指肠环抱,左端抵达脾门。胰的上缘约平脐上 10 cm,下缘约相当于脐上 5 cm 处。由于胰的位置较深,前方有胃、横结肠和大网膜等遮盖,故胰病变时,在早期腹壁体征往往不明显,从而增加诊断的困难性。

(二)胰的分部

胰可分头、颈、体、尾 4 部分,各部之间无明显界限。头、颈部在腹中线右侧,体、尾部在腹中线左侧。

胰头(head of pancreas)为胰右端膨大的部分,位于第 2 腰椎体的右前方,其上、下方和右侧被十二指肠包绕。在胰头的下部有一向左后上方的**钩突**(uncinate process)(图 1-41、彩图-19)。由于钩突与胰头和胰颈之间夹有肝门静脉起始部和肠系膜上动、静脉,故胰头肿大时,可压迫肝门静脉起始部,影响其血液回流,出现腹水、脾大(脾肿大)等症状。在胰头右后方与十二指肠降部之间常有胆总管经过,有时胆总管可部分或全部被胰头实质所包埋。当胰头肿大压迫胆总管时,可影响胆汁排出,发生阻塞性黄疸。

胰颈(neck of pancreas)是位于胰头与胰体之间的狭窄扁薄部分,长 2~2.5 cm。胰颈的前上方邻接胃幽门,其后面有肠系膜上静脉和肝门静脉起始部通过。由于肠系膜上静脉经过胰颈后面时,没有来自胰腺的小静脉注入其中,因此行胰头十二指肠切除术时,可沿肠系膜上静脉前面与胰颈后面之间进行剥离以备切断胰腺(图 1-41、彩图-19)。

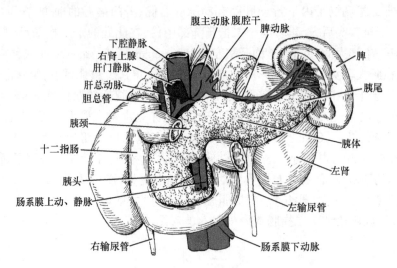

图 1-41　胰的分部和毗邻

胰体(body of pancreas)位于胰颈与胰尾之间,占胰的大部分,略呈三棱柱形。胰体横位于第 1 腰椎体前方,故向前凸起。胰体的前面隔网膜囊与胃后壁相邻,故胃后壁癌肿或溃疡穿孔常与胰体粘连。

胰尾(tail of pancreas)较细,行向左上方至左季肋区,在脾门下方与脾的脏面相接触。因胰尾各面均包有腹膜,此点可作为与胰体分界的标志。由于胰尾与脾血管一起,位于脾肾韧带两层之间,故在脾切除结扎脾血管时,应注意勿损伤胰尾(图 1-41、彩图-19)。

胰管(pancreatic duct)位于胰实质内,偏背侧,其走行与胰的长轴一致,从胰尾经胰体走向胰头,沿途接受许多小叶间导管,最后于十二指肠降部的后内侧壁内与胆总管汇合成肝胰壶腹,开口于十二指肠大乳头,偶尔单独开口于十二指肠腔。在胰头上部常可见一小管,行于胰管上方,称**副胰管**(accessory pancreatic duct),开口于十二指肠小乳头,主要引流胰头前上部的胰液(图 1-19、彩图-2、图 1-41、彩图-19)。

(左中夫　刘素伟　倪伟民)

第四节　消化腺的微细结构

消化腺(digestive gland)包括大消化腺(大唾液腺、胰腺和肝)和分布于消化管壁内的小消化腺。

一、大 唾 液 腺

大唾液腺包括腮腺、下颌下腺、舌下腺 3 对。

(一) 大唾液腺的一般结构

大唾液腺为复管泡状腺,表面被覆薄层结缔组织被膜。血管、淋巴管和神经随同结缔组织进入腺内,构成腺的间质,同时将实质分成许多小叶,每个小叶内含腺泡和反复分支的导管(图 1-42、彩图-20)。

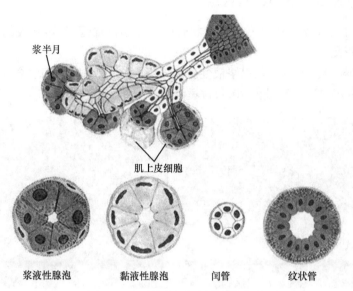

浆半月

肌上皮细胞

浆液性腺泡　　黏液性腺泡　　闰管　　纹状管

图 1-42　唾液腺腺泡和导管模式图

1. 腺泡(acinus)　是腺的分泌部,管泡状,由单层腺细胞围成,腺细胞立方形或锥体形。一些腺细胞与基膜之间有肌上皮细胞,其收缩有助于腺泡排出分泌物。根据结构和分泌物性质的不同,腺泡分为浆液性、黏液性和混合性 3 种类型。

(1) 浆液性腺泡(serous acinus):由浆液性腺细胞围成。腺细胞呈锥体形,细胞核圆形,靠近细胞基底部,基部胞质嗜碱性较强,顶部胞质内有较多嗜酸性分泌颗粒(酶原颗粒)。电镜下胞质内有大量的粗面内质网和核糖体。浆液性腺泡分泌物较稀薄,含唾液淀粉酶。

(2) 黏液性腺泡(mucous acinus):由黏液性腺细胞组成。腺细胞呈锥体形,细胞核扁椭圆形,位于基底部。电镜下可见顶部胞质内有粗大的分泌颗粒,该颗粒在 HE 染色中被溶解而使胞质着色浅淡。

(3) 混合性腺泡(mixed acinus):在黏液性腺泡的一侧附着几个浆液性腺细胞,这些浆液性腺细胞在切片中排列成半月形,故称浆半月(serous demilune)。

2. 导管(duct)　导管是反复分支的上皮性管道,一端与腺泡相连,另一端开口于口腔,将腺泡的分泌物排放到口腔。唾液腺导管根据结构和分布位置可分为以下几段。

(1) 闰管(intercalated duct):直接与腺泡腔相连,管径最细,管壁为单层立方或单层扁平上皮。

(2) 纹状管(striated duct):又称分泌管(secretory duct),由闰管汇集而成,管径较粗,管壁为单层高柱状上皮。上皮细胞核位于细胞顶部,胞质嗜酸性。细胞基底部有纵纹,电镜下为质膜内褶和纵行排列的线粒体,这种结构使细胞基底部表面积增大数倍,有利于细胞与组织液间进行水和电解质的转运。纹状管上皮细胞还具有吸收 Na^+ 和排出 K^+ 的作用,调节唾液中的电解质含量。

(3) 小叶间导管和总导管:纹状管汇合形成小叶间导管,走行于小叶间结缔组织内。其管径变粗,管壁为假复层柱状上皮。小叶间导管逐级汇合并增粗,最后形成一条或数条总导管开口于口腔,近开口处导管上皮逐渐移行为复层扁平上皮,与口腔黏膜上皮相延续。

（二）3 种大唾液腺的结构特点

1. 腮腺 纯浆液性腺体,闰管长,纹状管短。分泌物稀薄,约占唾液的 25%,含唾液淀粉酶(图 1-43、彩图-21)。

2. 下颌下腺 混合性腺体,以浆液性腺泡为主,含少量黏液性和混合性腺泡。闰管短,纹状管发达。分泌物约占唾液的 70%,含唾液淀粉酶和黏液(图 1-44、彩图-22)。

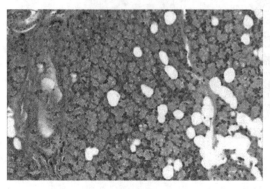

图 1-43　腮腺光镜图

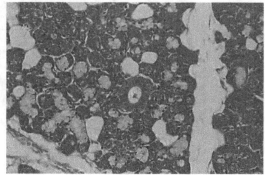

图 1-44　下颌下腺光镜图

3. 舌下腺 为混合性腺体,以黏液性腺泡为主,混合性腺泡和浆液性腺泡很少。闰管和纹状管都不发达。分泌物约占唾液的 5%,以黏液为主(图 1-45、彩图-23)。

二、胰　　腺

胰腺表面被覆薄层结缔组织被膜,结缔组织伸入实质将其分隔为许多小叶,实质由外分泌部和内分泌部组成(图 1-46、彩图-24)。

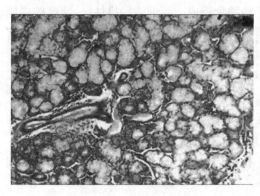

图 1-45　舌下腺光镜图

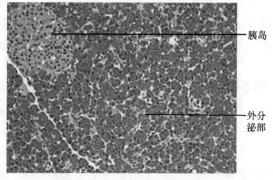

胰岛

外分泌部

图 1-46　胰腺光镜图(低倍)

（一）外分泌部

外分泌部为复管泡状腺,由腺泡和导管组成,分泌的胰液含有多种消化酶,经导管排入十二指肠,对食物消化起重要作用。

1. 腺泡 圆形或椭圆形,全部腺泡都为浆液性。腺细胞具有典型浆液性腺细胞的特征。胞体锥体形,细胞核圆形靠近基底部,胞质嗜碱性,顶部胞质含有嗜酸性酶原颗粒。电镜下胞质内含丰富的粗面内质网和核糖体。腺细胞与基膜之间无肌上皮细胞。在腺泡腔内可见一些扁平或立方形细胞,胞体较小,胞质染色浅,细胞核圆形或卵圆形,称泡心细胞(centroacinar cell),它是延伸入腺泡腔内的闰管上皮细胞(图1-47、彩图-25)。

2. 导管　闰管较长,为单层扁平或单层立方上皮,无纹状管,闰管逐渐汇合形成小叶内导管。小叶内导管在小叶间结缔组织内汇合成小叶间导管,后者再汇合成一条主导管,贯穿胰腺全长,在胰头部与胆总管汇合,开口于十二指肠乳头。从小叶内导管至主导管,管腔逐渐增大,单层立方上皮逐渐变为单层柱状,主导管为单层高柱状上皮,上皮内可见杯状细胞。

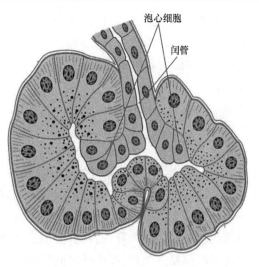

图 1-47　胰腺外分泌部结构模式图

(二) 内分泌部

胰腺的内分泌部称为胰岛(pancreas islet),是散在分布于外分泌部之间的内分泌细胞团。成人胰腺内大约有100万个胰岛,占胰腺体积的1.5%左右,胰尾部胰岛含量较多。胰岛体积大小不等,小的仅由几个细胞组成,大的有数百个细胞围成团索状,细胞间有丰富的有孔毛细血管。胰岛主要有A、B、D、PP 4种细胞,在HE染色切片中不易区分,用电镜或免疫组织化学方法可进行鉴别(图1-48、彩图-26)。

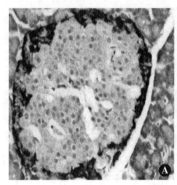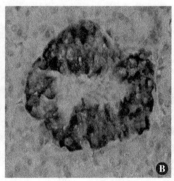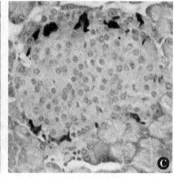

图 1-48　胰岛细胞

A. 胰高血糖素免疫组织化学染色示 A 细胞;B. 胰岛素免疫组织化学染色示 B 细胞;C. 生长抑素免疫组织化学染色示 D 细胞

1. A 细胞　约占胰岛细胞总数的20%,细胞体积较大,多分布于胰岛周边。电镜下可见胞质内含较大的分泌颗粒,呈圆形或卵圆形。A 细胞分泌胰高血糖素(glucagon),能促进肝细胞内的糖原分解为葡萄糖,并抑制糖原合成,升高血糖(图1-48、彩图-26)。

2. B 细胞　数量较多,约占胰岛细胞总数的70%,主要分布在胰岛的中央。胞质内的分泌颗粒大小不等。B 细胞分泌胰岛素(insulin),能促进细胞吸收血液内的葡萄糖,同时也促进肝细胞将葡萄糖合成糖原,降低血糖(图1-48、彩图-26)。

3. D 细胞　数量少,仅占胰岛细胞总数的5%,散在分布于 A、B 细胞之间。D 细胞分泌生长抑素（somatostatin），它以旁分泌方式或经缝隙连接直接作用于邻近的细胞，抑制细胞的分泌活动（图1-48、彩图-26）。

4. PP细胞　数量很少，分泌胰多肽，有抑制胃肠运动和胰液分泌，以及促进胆囊收缩的作用。

三、肝

肝是人体内最大的腺体，因为肝合成分泌胆汁，经胆管输入十二指肠，参与脂类物质的消化，所以将肝列为消化腺。但是肝还能合成多种蛋白质及其他物质，参与糖、脂类、激素和药物等的代谢，功能十分复杂，是体内重要的代谢器官。

肝的表面大部分被浆膜覆盖，浆膜下方是一层富含弹性纤维的致密结缔组织。肝门部的结缔组织从肝门进入肝内，将肝实质分成许多小叶，称为肝小叶。肝动脉、肝门静脉和肝管结缔组织反复分支，在肝小叶之间的结缔组织内汇集形成门管区。

（一）肝小叶

肝小叶（hepatic lobule）是肝的基本结构和功能单位，呈多面棱柱体形，长约2 mm，宽约1 mm，成人肝有50万~100万个肝小叶。小叶之间以少量结缔组织分隔，有的动物（如猪）的肝小叶分界明显，而人的肝小叶间结缔组织很少，致肝小叶分界不清。

肝小叶中央有一条沿其长轴走行的中央静脉（central vein），中央静脉周围是放射状排列的肝板和肝血窦（图1-49、彩图-27）。肝板是由肝细胞单行排列形成的凹凸不平的板状结构。在切片中，肝板的断面呈索状，称肝索（hepatic cord）。相邻肝板分支吻合，形成迷路样结构。肝板之间不规则的腔隙为肝血窦，血窦经肝板上的孔互相连通，形成网状管道。在肝小叶周边，肝细胞排列成环形板状结构，称界板。肝细胞相邻面的细胞膜局部凹陷，形成微细的管道，称胆小管。

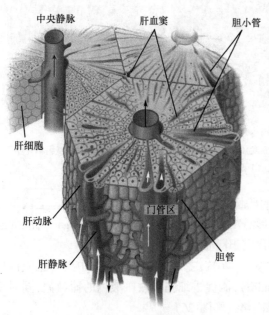

图1-49　肝小叶模式图

1. 肝细胞（hepatocyte）　约占肝小叶体积的75%，呈多面体形，体积较大，直径20~30 μm。细胞核大而圆，居中央，常染色质丰富而着色浅，核膜清楚，核仁一至数个，可有双核或多倍体核。肝细胞胞质嗜酸性，其中散在嗜碱性物质。肝细胞有3种不同的功能面：血窦面，细胞连接面和胆小管面（图1-50、彩图-28）。血窦面和胆小管面有发达的微绒毛，使细胞表面积增大。相邻肝细胞之间的连接有紧密连接、桥粒和缝隙连接等结构。

电镜观察，肝细胞胞质内有丰富的细胞器和内含物。

（1）线粒体：数量多，每个细胞约有2000个，遍布于胞质内，为肝细胞的功能活动不断提供能量。

（2）粗面内质网（rER）：成群分布于胞质内，是合成多种蛋白质的基地。血浆中的白蛋白、纤维蛋白原、凝血酶原、脂蛋白、补体蛋白及许多载体蛋白等都是在粗面内质网的核糖体上合成，然后经内质网池转运至高尔基复合体，组装形成运输小泡或直接经胞质的基质从血窦面排出。

（3）滑面内质网（sER）：广泛分布于胞质内，膜上有多种酶系分布，如氧化还原酶、水解酶、转移酶和合成酶等。肝细胞的sER有多种功能，如胆汁合成，参与脂类、糖类和蛋白质代谢，参与激素的代谢及解毒等。

（4）高尔基复合体：每个肝细胞约有50个，参与肝细胞的分泌活动，rER合成

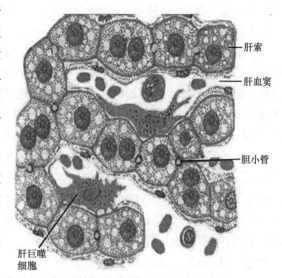

图 1-50 肝细胞结构模式图

的蛋白质转移到高尔基复合体进行加工或储存，然后经运输小泡由血窦而排出。

（5）溶酶体：数量和大小不一，含多种水解酶。肝细胞吞饮的物质、退化的细胞器或细胞内过剩的物质或被水解酶消化，或滞留在溶酶体内。溶酶体的这种作用，对肝细胞结构的不断更新和细胞正常功能的维持十分重要。

（6）过氧化物酶体（微体）：为圆形小体，大小不一，微体内含过氧化氢酶和过氧化物酶，它们可将细胞代谢产生的过氧化氢还原为水，以消除过氧化氢对细胞的毒性作用。

（7）内含物：肝细胞内有糖原、脂滴和色素等内含物，它们的含量因机体的生理或病理状况的不同而异。

2. 肝血窦（hepatic sinusoid） 位于肝板之间，互相吻合成网状管道。血窦腔大而不规则，血液从肝小叶的周边经血窦流向中央，汇入中央静脉。血窦壁由内皮细胞围成，窦腔内有定居于肝内的巨噬细胞和大颗粒淋巴细胞（图 1-50、彩图-28）。

（1）内皮细胞：内皮细胞是构成肝血窦壁的主要成分，细胞扁而薄，含细胞核的部分凸向窦腔，扁薄的胞质处有许多大小不等的窗孔，直径 0.1~2 μm，窗孔常聚集形成筛样结构，孔上无隔膜封闭。胞质内细胞器较少，但吞饮小泡较多。内皮外无基膜，仅见散在的网状纤维。内皮细胞间常有 0.1~0.5 μm 宽的间隙。因此肝血窦通透性大，血浆中除乳糜微粒外，其他大分子物质均可自由通过，肝细胞产生的脂蛋白等也可通过血窦壁进入血窦，这有利于肝细胞摄取血浆中的物质和排出其分泌产物。

（2）肝巨噬细胞（hepatic macrophage）：又称库普弗细胞（Kupffer cell），是定居在肝内的巨噬细胞。细胞形态不规则，表面有许多皱褶和微绒毛，并伸出许多板状或丝状伪足附于内皮细胞上，或穿过内皮细胞窗孔和细胞间隙伸入窦周隙内。胞质内溶酶体多，并常见吞噬体和残余体。肝巨噬细胞来自血液中的单核细胞，具有变形运动和活跃的吞噬能力，在吞噬从胃肠进入门静脉的细菌、病毒和异物方面起关键作用。肝巨噬细胞还可监视、抑制和杀伤体内的肿瘤细胞，尤其是肝癌细胞，并能吞噬和清除衰老、破碎的细胞及参与调节机体免疫应答。

（3）肝内大颗粒淋巴细胞（large granular lympho-cyte，LGL）：即 NK 细胞，附着在内皮细

胞或肝巨噬细胞表面,细胞核呈肾形,偏居于细胞一侧,胞质内含较多溶酶体,对肿瘤细胞或病毒感染的肝细胞有直接杀伤作用,是构成肝防御屏障的重要组成部分。

3. 窦周隙(perisinusoidal space) 窦周隙是血窦内皮细胞与肝细胞之间的狭小间隙。由于血窦内皮通透性大,故窦周隙内充满血浆,肝细胞血窦面的微绒毛伸入窦周隙。浸于血浆之间。肝小叶内的窦周隙也是互相连通的网状通道,它是肝细胞与血液之间进行物质交换的场所。经扫描电镜观察,有的肝细胞相邻面之间有贯通的细胞间通道,并与窦周隙相通,表面也有许多微绒毛,使肝细胞有广大的表面积与血浆进行物质交换。

窦周隙内有散在的网状纤维,起支持血窦内皮的作用;还有一种散在分布的贮脂细胞(fat-storing cell),形态不规则,有突起,附于内皮细胞外表面及肝细胞表面,细胞周围常见网状纤维。贮脂细胞在 HE 染色切片中不易辨认,电镜下,其典型结构特征是胞质内含有许多大小不等的脂滴。贮脂细胞的功能是储存维生素 A,在机体需要时释放入血。贮脂细胞还能产生胶原,形成窦周隙内的网状纤维。

4. 胆小管(bile canaliculi) 胆小管是相邻两个肝细胞之间局部胞膜凹陷形成的微细管道,直径 $0.5 \sim 1~\mu m$,用银染法或酶组化染色法可清楚显示,它们在肝板内连接成网格状管道(图 1-50、彩图-28)。电镜下观察,胆小管腔面有肝细胞形成的微绒毛突入腔内。胆小管周围的肝细胞膜形成紧密连接、桥粒等连接复合体封闭胆小管。正常情况下,肝细胞分泌的胆汁排入胆小管,胆汁不会从胆小管溢出至窦周隙,当肝细胞发生变性、坏死或胆道堵塞内压增大时,胆小管的正常结构被破坏,胆汁则溢入窦周隙,进而进入血窦,出现黄疸。

(二) 肝门管区

相邻肝小叶之间呈三角形或椭圆形的结缔组织小区,称门管区(portal area),每个肝小叶的周围一般有 3 或 4 个门管区,其中可见 3 种伴行的管道,即小叶间静脉、小叶间动脉和小叶间胆管,此外还有淋巴管和神经纤维。

(1)小叶间静脉:是门静脉的分支,管腔较大而不规则,壁薄,内皮外仅有少量散在的平滑肌。

(2)小叶间动脉:是肝动脉的分支,管径较细,腔较小,管壁相对较厚,内皮外有几层环行平滑肌。

(3)小叶间胆管:是肝管的分支,管壁由单层立方或柱状上皮构成。

(三) 肝内血液循环

肝的血供丰富,有门静脉和肝动脉双重血液供应。门静脉是肝的功能血管,将从胃肠吸收的物质输入肝内,门静脉在肝门处分为左、右两支,继而在肝小叶间反复分支,形成小叶间静脉,小叶间静脉反复分支,其终末与血窦相连,将门静脉血输入肝小叶内。肝动脉是肝的营养血管,血中富含氧气,肝动脉分支形成小叶间动脉,最后也通入血窦。因此,肝血窦内含有门静脉和肝动脉的混合血液。肝血窦的血液,从小叶周边流向中央,汇入中央静脉。若干中央静脉汇合成小叶下静脉,进而汇合成 2 或 3 支肝静脉,出肝后入下腔静脉。

(田 鹤)

第二章　消化系统的发生

人胚胎发育第3~4周,三胚层胚盘逐渐卷折为弯曲的柱状胚体,此时内胚层和脏壁中胚层形成一条头尾方向的封闭管道称为原肠。原肠分为3段:前肠、中肠和后肠。前肠分化发育为咽、食管、胃、十二指肠上段、肝、胆囊和胰腺;中肠分化为十二指肠中段至横结肠右2/3部的肠管;后肠分化为从横结肠左1/3至肛管上段的肠管。

第一节　食管的发生

食管由原始咽尾侧的一段原始消化管分化而来。人胚胎在第4周时,食管很短。随着颈和胸部器官的发育,食管也迅速增长,其内表面上皮增生,由单层变为复层,致使管腔变窄,甚至闭锁。随着胚胎的发育,过度增生的上皮退化,人胚胎在第8周时,管腔重新出现,上皮仍保持为复层。

第二节　胃的发生

人胚胎发育第4周时,在食管尾端前肠出现一梭形膨大,即胃的原基。胃的背侧缘生长快,形成胃大弯;腹侧缘生长慢,形成胃小弯;胃大弯的头端膨大,形成胃底。胃背系膜发育为突向左侧的网膜囊,致使胃大弯由背侧转向左侧,胃小弯由腹侧转向右侧,使胃沿胚体纵轴旋转90°。由于肝的增大,胃的头端被推向左侧,而十二指肠的固定使胃的尾端被固定于腹后壁上,胃即由原来的垂直方位变成了由左上至右下的斜行方位。

第三节　肠的发生

肠是由胃以下的原始消化管分化而成的。肠最初为一条直管,以背系膜连于腹后壁。由于肠的增长速度比胚体快,肠管形成一突向腹侧的"U"形弯曲,称中肠襻,其顶端与卵黄蒂连通,肠系膜上动脉走行于肠襻系膜的中轴部位。以卵黄蒂为界,肠襻分为头侧的头支和尾侧的尾支。

胚胎发育第6周时,肠襻生长迅速,且肝和肾增大,腹腔容积变小,迫使肠襻突入脐带内的胚外体腔内,形成生理性脐疝。肠襻在胚外体腔内不断生长,同时以肠系膜上动脉为轴心做逆时针旋转90°,致使肠襻由矢状面转向水平面,头支由头侧转至右侧,尾支由尾侧转至左侧。此时尾支近卵黄蒂处出现一囊状突起,称盲肠突,为大肠和小肠的分界线,是盲肠和阑尾的原基。

胚胎发育第10周时,腹腔容积增大,中肠襻从胚外体腔退回腹腔。中肠襻在退回腹腔时,头支在先,尾支在后,并且逆时针方向再旋转180°,使头支转至左侧,演化为空肠和回肠的大部分,位居腹腔中部;尾支转到右侧,演化为回肠末端部分和横结肠的右2/3,位居腹腔周边。盲肠突的近段发育为盲肠,远段形成阑尾。盲肠突最初位于肝右叶下方,后下降至右髂窝,升结肠随之形成。

第四节 肝的发生

胚胎发育第 4 周初,前肠末端腹侧壁的上皮增生,向外突出形成囊状突起,称肝憩室,肝的原基。

肝憩室生长迅速并伸入原始横隔内,末端膨大分为头、尾两支。头支为肝的原基,上皮细胞增殖,形成许多分支并相互吻合成网的细胞索。细胞索的近端分化为肝管和小叶间胆管,远端形成肝索,肝索上下叠加形成肝板。肝板之间的间隙形成肝血窦,肝板和肝血窦放射状围绕中央静脉排列,形成肝小叶。

胚胎发育第 2 个月时,肝细胞之间形成胆小管。胚胎发育第 3 个月时,肝细胞开始合成和分泌胆汁。在人胚胎发育第 6 个月时,造血干细胞从卵黄囊壁迁移至肝,开始造血。

第五节 胰腺的发生

胚胎发育第 4 周末,前肠末端腹侧靠近肝憩室的尾缘,内胚层上皮增生,向外突出形成腹胰芽,其对侧的上皮增生向后突出形成背胰芽。它们分别发育为腹胰和背胰。

随着胃和十二指肠的转位和肠壁的不均等生长,背胰与腹胰融合,形成一个胰腺。背胰形成胰头上份,胰体和胰尾,腹胰形成胰头的下份。腹胰管和背胰管的远侧端相连通,形成胰腺的主胰导管,它与胆总管汇合后共同开口于十二指肠乳头。

背、腹胰芽的上皮细胞不断增生并反复分支,近端形成各级导管,末端发育为腺泡。一些上皮细胞脱离细胞索,游离进入间充质,分化为胰岛,在胚胎 5 个月时开始分泌胰岛素等。

第六节 先天性畸形

一、消化管狭窄或闭锁

在消化管的发生过程中,管壁上皮细胞过度增生,致使消化管局部的管腔闭锁或狭窄。若这些增生的细胞发生凋亡,狭窄或闭锁的管腔可恢复。如果过度增生的细胞不凋亡,上皮不再变薄,就会形成消化管某段的狭窄或闭锁,最常发生在食管和十二指肠。

二、回肠憩室

回肠憩室也称麦克尔憩室,是由于卵黄蒂退化不全引起的。表现为距回盲部 40~50 cm 处回肠壁上的囊状突起。

三、脐 粪 瘘

由于卵黄蒂未退化,在肠与脐之间残存一瘘管。当腹压增高时,粪便可通过瘘管从脐部溢出。

四、先天性脐疝

脐腔为闭锁所致,生后脐部仍留有一孔与腹腔相通。当腹压增高时,肠管从脐部膨出。

五、先天性巨结肠

多见于乙状结肠,由于神经嵴细胞未能迁移至该段肠壁中,肠壁中副交感神经节细胞缺失,肠壁收缩无力,肠腔内容物淤积,肠管扩张。

六、不　通　肛

不通肛又称肛门闭锁,是由于肛膜未破或肛凹未能与直肠末端相通。常因尿直肠隔发育不全而伴有直肠阴道瘘、直肠尿道瘘等。

(田　鹤)

第三章　消化系统的功能

第一节　概　述

消化系统的主要功能是为机体提供营养物质,以供机体新陈代谢的需要。人体所需的营养物质有蛋白质、脂肪、糖、无机盐、维生素和水,其中前3类属于大分子物质,需转变成小分子物质才能被吸收利用。食物在消化道内被分解成易吸收的小分子物质的过程,称为消化(digestion)。机械性消化(mechanical digestion)是指通过消化道的运动,将食物切割、磨碎与消化液混合,向前推进的过程;化学性消化(chemical digestion)是指通过消化液的作用,将食物中的大分子物质分解为小分子物质的过程。上述两种消化方式相互配合,共同作用。

一、消化道平滑肌的特性

在消化道中,口腔、咽、食管上段的肌肉和肛门外括约肌为骨骼肌,其余为平滑肌。消化道平滑肌除具有肌组织的共同特性外,还有其自身特性。

(一) 一般生理特性

消化道平滑肌的兴奋性低于骨骼肌和心肌,其收缩过程却长于骨骼肌,而且变异较大;具有自动节律性,但不如心肌规则。富有伸展性;对机械牵张、温度和化学刺激敏感,对电刺激不敏感;消化道平滑肌经常保持一种微弱的持续收缩状态,称为紧张性。紧张性是平滑肌各种活动的基础,有利于消化道各部分保持一定的基础压力,并能维持一定的形状和位置。

(二) 电生理特性

消化道平滑肌的电变化主要有静息电位、慢波电位和动作电位3种形式。

1. 静息电位　消化道平滑肌细胞静息电位较低且不稳定,实测值为$-60 \sim -50$ mV,其产生机制主要与 K^+ 由膜内向膜外扩散和生电性钠泵的活动有关。

2. 慢波电位　消化道平滑肌细胞在静息电位的基础上产生自发性和周期性的电位波动,即周期性的去极化和复极化,因其频率较慢,故称为慢波电位或慢波(slow wave),慢波频率对平滑肌的收缩节律起决定性作用,又称基本电节律(basic electrical rhythm, BER)。其波幅为 $10 \sim 15$ mV,时程为几秒至几十秒。慢波产生的离子机制尚不十分清楚,可能与 Na^+ 泵的周期性活动有关。

慢波由存在于纵行肌与环行肌之间的 Cajal 间质细胞(interstitial cajal cell, ICC)产生,这些细胞具有成纤维细胞和平滑肌细胞的特性,并与纵、环两层平滑肌细胞形成缝隙连接,可将慢波快速传播到平滑肌。慢波的频率因部位而异,胃为 3 次/min,十二指肠为 12 次/min。

3. 动作电位　当去极化达 -40 mV 时,可在慢波的基础上产生一个至数个动作电位,时程为 10~20 ms,幅值较低,且大小不等。动作电位的去极相与慢钙通道介导的内向离子流有关,复极相与 K^+ 通道介导的外向离子流有关。

慢波是平滑肌收缩的起步电位,它决定消化道运动的节律、方向和速度。每个慢波上所出现的动作电位的数目决定平滑肌收缩力的大小。

二、消化液的功能

成人每日由消化腺分泌的消化液可达 6~8 L,其成分为水、无机物和有机物(消化酶、黏液、抗体等)。消化液的主要功能有:①稀释食物;②提供适宜 pH 环境;③分解大分子物质;④保护消化道黏膜。

三、消化道的神经支配及其作用

外来神经和内在神经丛共同构成一个完整的调节系统,参与消化道平滑肌运动、消化腺分泌和消化器官血流量的调节。

(一) 外来神经

1. 交感神经 其节前纤维来自第 5 胸段至第 2 腰段脊髓侧角,经腹腔神经节和肠系膜神经节换元后,发出节后纤维支配胃、小肠、大肠等。交感神经节后纤维末梢释放的递质为去甲肾上腺素,可抑制消化道运动和消化腺分泌(唾液腺除外)。

2. 副交感神经 其节前纤维进入胃肠后,与壁内神经丛的神经元发生联系,节后纤维支配消化道平滑肌和腺体。大部分副交感神经节后纤维释放的递质是乙酰胆碱,可促进消化道运动和消化腺分泌,但对消化道括约肌则起抑制作用。少数副交感神经节后纤维释放的递质为肽类物质。

(二) 内在神经丛

内在神经丛又称壁内神经丛或肠神经系统,是指消化道管壁内的神经丛。由肌间神经丛和黏膜下神经丛组成。黏膜下神经丛则与消化道腺体和内分泌细胞的分泌,肠内物质吸收和局部血流量调节有关。肌间神经丛主要参与消化道运动的调控。

四、胃 肠 激 素

用细胞免疫组织化学的方法已经证明,从胃到大肠的黏膜层内存在多种内分泌细胞,它们都具有摄取胺的前体,进行脱羧而产生肽类或活性胺的能力,具有这种能力的细胞统称为 APUD 细胞(amine precursor uptake and decarboxylation cell)。此外,神经系统、甲状腺、肾上腺髓质、垂体等组织中也含有 APUD 细胞。脑-肠肽(brain-gut peptide)是在胃肠道和中枢神经系统双重分布的肽类物质。已确认的脑-肠肽有促胃液素(gastrin)、缩胆囊素(cholecystokinin,CCK)、P 物质、生长抑素等 20 多种。这些肽类双重分布,提示脑内及胃肠之间存在密切的联系。由消化道内分泌细胞合成和分泌的具有生物活性的化学物质,称为胃肠激素(gastrointestinal hormone)。已明确发现的胃肠激素有 30 多种,其中最主要的有促胃液素、缩胆囊素、促胰液素(secretin)。现将这 3 种胃肠激素的分泌细胞及主要生理作用归纳如下(表 3-1)。

表 3-1　3 种胃肠激素的分泌细胞及主要生理作用

激素名称	分泌细胞	主要生理作用
促胃液素	G 细胞	促进胃酸和胃蛋白酶分泌
		促进胃肠运动
		延缓胃排空
缩胆囊素	I 细胞	刺激胰液分泌和胆囊收缩
		延缓胃排空
		增强小肠和大肠运动
		增强幽门括约肌收缩，松弛壶腹括约肌
促胰液素	S 细胞	刺激胰液及胆汁中的 HCO_3^- 分泌
		抑制胃酸分泌和胃肠运动
		延缓胃排空

　　胃肠激素的生理作用主要有 3 个方面：①调节消化腺分泌和消化道运动；②调节其他激素释放，如抑胃肽有很强的刺激胰岛素分泌作用；③胃肠激素有促进消化道组织代谢和生长的作用，称为营养作用。

第二节　口腔内的消化

　　食物在口腔内短暂停留，通过咀嚼和唾液的作用，得到初步消化，经吞咽后入胃。

一、唾液的分泌

（一）唾液的性质、成分和作用

　　唾液是无色、无味的低渗液体，pH 6.6~7.1。唾液中水分约占 99%，有机物成分主要有黏蛋白、唾液淀粉酶、免疫球蛋白和溶菌酶等，无机物成分有钠、钾、钙、硫氰酸盐、氯、氨等。唾液有消化、湿润、抗菌、抗病毒、清洁和保护作用，还可将进入体内的某些重金属（铅、汞）通过唾液分泌而排出。

（二）唾液分泌的调节

　　唾液分泌的调节包括非条件反射和条件反射两种方式，完全是神经调节。食物的形状、气味、颜色及进食的环境都能通过条件反射，引起唾液分泌。食物进入口腔，刺激舌、口腔和咽部黏膜的相应感受器，冲动经Ⅴ、Ⅶ、Ⅸ、Ⅹ对脑神经传入至唾液分泌中枢，基本中枢在延髓，高级中枢分布于下丘脑和大脑皮层等处。然后经Ⅶ、Ⅸ对脑神经传出至唾液腺，引起唾液分泌。唾液腺受副交感神经和交感神经支配，副交感神经兴奋时可分泌量多、稀薄唾液。交感神经兴奋时也可引起唾液分泌，特点是唾液量少、黏稠。

二、咀嚼和吞咽

　　咀嚼（mastication）是咀嚼肌群有顺序地收缩所完成的复杂的反射性动作。咀嚼可将食物切碎、研磨后与唾液充分混合形成食团，便于吞咽，并可使唾液淀粉酶与食物充分接触，利于化学性消化。反射性地引起胃、胰、肝、胆囊等的活动加强，为此后的消化过程作准备。

吞咽(deglutition)是指食团由舌背推动,经咽和食管进入胃的过程。这种复杂的反射性动作,根据食团在吞咽时经过的部位,可将吞咽动作分为3期:口腔期是食团由口腔到咽的时期;咽期是食团由咽到食管上段的时期;食管期是食团沿食管下行至胃的时期。

食管与胃贲门连接处有一段高压区,长3~5 cm,其内压力一般比胃高出5~10 mmHg[①]。在正常情况下,是阻止胃内容物逆流入食管的屏障,起到了类似括约肌的功能,通常将其称为食管下括约肌。当食物经过食管时,刺激食管壁上的机械感受器,可反射性地引起食管下括约肌舒张,食物便可进入胃内。

第三节 胃内的消化

一、胃液的分泌

(一) 胃液的性质、成分和作用

纯净的胃液是无色、酸性液体,pH为0.9~1.5,分泌量为1.5~2.5 L/d。主要有盐酸、胃蛋白酶原、内因子、黏液和碳酸氢盐等成分。

1. 盐酸 胃液中由壁细胞分泌的盐酸又称胃酸。正常人空腹(6 h后),在无任何食物刺激下,胃酸也有少量分泌,称为基础胃酸分泌。基础胃酸分泌量为0~5 mmol/h。在食物或某些药物刺激下,盐酸分泌量增加,最大胃酸分泌量可达20~25 mmol/h。盐酸的分泌量主要取决于壁细胞的数量和壁细胞的功能状态。

胃液中H^+的最大浓度可达150 mmol/L,远高于血浆,因此,壁细胞分泌H^+是逆浓度梯度进行的主动转运。壁细胞分泌小管膜上的H^+,K^+-ATP酶又称质子泵,壁细胞分泌小管膜上的质子泵可被质子泵抑制剂(如奥美拉唑)抑制,故临床上可选用此类药物治疗消化性溃疡。壁细胞内的水解离产生H^+和OH^-,由于壁细胞内分泌小管膜上的H^+,K^+-ATP酶的作用,H^+被主动地转运入小管腔内。壁细胞内含有丰富的碳酸酐酶(carbonic anhydrase,CA),在其催化下,细胞代谢产生的CO_2和由血浆中摄取的CO_2,与细胞内的OH^-形成HCO_3^-,通过基底侧膜上Cl^--HCO_3^-逆向转运体被转运出细胞,并经细胞间隙进入血液,Cl^-则进入细胞内,再通过分泌小管的氯通道进入小管腔和腺泡腔,与H^+形成HCl。在大量胃酸分泌的同时,血和尿的pH往往升高,从而出现"餐后碱潮"。

胃酸可激活胃蛋白酶原,使之转变成有活性的胃蛋白酶,并为胃蛋白酶提供适宜的酸性环境;盐酸可使食物中的蛋白质变性,易于消化;盐酸能杀死随食物入胃的细菌;钙和铁与盐酸形成可溶性盐,促进其吸收;盐酸进入小肠后,可以引起促胰液素的释放,促进胰液、胆汁和小肠液的分泌。

2. 胃蛋白酶原 胃蛋白酶原(pepsinogen)主要来源于主细胞,其次是颈黏液细胞、贲门腺和幽门腺的黏液细胞、十二指肠近端的腺体。分泌入胃腔内的胃蛋白酶原在胃酸作用下,转变为具有活性的胃蛋白酶。已激活的胃蛋白酶也可促进上述转变(自身催化),胃蛋白酶能水解食物中的蛋白质,其主要分解产物是腺或胨,产生多肽或氨基酸较少。胃蛋白酶发挥作用的最适pH为2,当pH升至5以上时,此酶完全失活。

[①] 1 mmHg = $1.333\ 22 \times 10^2$ Pa

3. 黏液和碳酸氢盐　胃黏膜内的非泌酸细胞分泌的 HCO_3^-。胃黏膜上皮细胞、泌酸腺颈黏液细胞、贲门腺、幽门腺的黏液细胞共同分泌黏液,主要成分为糖蛋白。胃黏膜表面黏液和碳酸氢盐共同形成的一道生理性屏障,称为黏液-碳酸氢盐屏障(mucus-bicarbonate barrier)。黏液细胞在受到刺激时可分泌大量黏液,覆盖于胃黏膜表面,形成厚约 0.5 mm 的凝胶层。阻止胃黏膜细胞与胃蛋白酶及高浓度的酸直接接触,因此,虽然胃腔内 pH 小于 2,但胃黏膜表面部分的 pH 可接近中性。

乙醇、阿司匹林类药物、肾上腺素及耐酸的幽门螺杆菌感染等,均可破坏或削弱胃黏膜屏障,造成胃黏膜损伤,引起胃炎或溃疡。

4. 内因子　内因子(intrinsic factor)是由壁细胞分泌的糖蛋白,相对分子质量为55 000。它与维生素 B_{12} 结合形成复合物,并能与远端回肠黏膜细胞上的特异性受体结合,促进维生素 B_{12} 的吸收。

(二) 消化期的胃液分泌

进食后,在神经和体液调节下胃液大量分泌,称为消化期的胃液分泌。根据食物刺激部位的不同,可分为头期、胃期和肠期 3 个时相。

1. 头期胃液分泌　食物刺激头部感受器而引起的胃液分泌,称为头期胃液分泌。巴甫洛夫成功实施"假饲"实验,证实头期胃液分泌的存在。头期胃液分泌机制包括非条件反射和条件反射。它们共同的传出神经为迷走神经,一方面可直接刺激壁细胞引起胃液分泌,另一方面还可刺激 G 细胞释放促胃液素,间接促进胃液分泌。此期分泌受食欲和情绪影响明显。头期胃液分泌特点是持续时间长,胃液的酸度和胃蛋白酶含量均高,分泌量占整个消化期分泌量的 30%。

2. 胃期胃液分泌　食物刺激胃部感受器引起胃液的分泌,称为胃期胃液分泌。食物的机械和化学刺激继续促进胃液分泌,扩张刺激胃底、胃体部感受器,通过迷走-迷走反射和壁内神经丛的短反射,直接和间接促进胃腺分泌;扩张刺激胃幽门部,通过壁内神经丛的短反射,促进 G 细胞分泌促胃液素;食物的化学成分直接作用于 G 细胞引起促胃液素的释放。胃期胃液分泌特点是胃液的酸度高,但胃蛋白酶的含量比头期少,分泌量占整个消化期分泌量的 60%。

3. 肠期胃液分泌　食物进入十二指肠后继续刺激胃液分泌,称为肠期胃液分泌。食物的机械扩张刺激及消化产物作用于十二指肠黏膜,后者释放促胃液素及肠泌酸素(entero-oxyntin),促进胃液分泌。肠期胃液分泌特点是酸度和酶的含量不高,分泌量只占整个消化期分泌量的 10%。肠期胃液分泌的量少,这可能与食物在小肠内同时还产生许多对胃液分泌起抑制作用的调节机制有关。

(三) 促进胃液分泌的主要因素

支配胃的迷走神经节后纤维末梢释放乙酰胆碱,刺激壁细胞分泌盐酸,此作用是通过激活靶细胞上 M_3 受体而实现的。其作用可被 M 受体拮抗剂阿托品(atropine)阻断。胃窦及十二指肠黏膜的 G 细胞分泌促胃液素,迷走神经兴奋时释放促胃液素释放肽(gastrin-releasing peptide,GRP),引起促胃液素分泌,它主要经血液循环到达壁细胞,引起胃酸分泌显著增多。由胃黏膜内的肠嗜铬样细胞(enterochromaffin-like cell,ECL cell)释放的组胺,以旁分泌方式作用于邻近壁细胞膜上 H_2 受体,刺激胃酸分泌。H_2 受体的阻断剂如西咪替丁

(cimetidine)可阻断组胺与壁细胞的结合而抑制胃酸分泌。此外,ECL 细胞膜上具有促胃液素受体和 M_3 受体,因此,它还能增强乙酰胆碱和促胃液素引起的胃酸分泌。乙酰胆碱、促胃液素和组胺的作用有相互加强的效应。

(四)抑制胃液分泌的主要因素

盐酸、脂肪和高渗溶液是抑制胃液分泌的主要因素。当胃窦 pH 降到 1.2~1.5 时,直接抑制 G 细胞分泌,另外可使胃黏膜内 D 细胞释放生长抑素,间接抑制促胃液素和盐酸的分泌。十二指肠内 pH 降到 2.5 以下时,胃酸刺激小肠黏膜释放促胰液素抑制胃酸分泌;盐酸刺激十二指肠球部释放球抑胃素(bulbogastrone)。我国生理学家林可胜研究脂肪在小肠内抑制胃液分泌和胃运动时,命名了肠抑胃素(enterogastrone),到目前为止仍未能提纯,肠抑胃素可能是包含数种具有抑制胃酸分泌作用的激素的混合物。高渗溶液可激活小肠内渗透压感受器,通过肠-胃反射抑制胃酸分泌。

二、胃 的 运 动

胃的运动具有容纳食物、对食物进行机械性消化并以适当的速率将食糜排入十二指肠的作用。

(一)胃的运动形式

1. 紧张性收缩 胃壁平滑肌经常处于一定程度、缓慢持续的收缩状态,称为紧张性收缩(tonic contraction)。紧张性收缩还是其他运动形式的基础,可使胃保持一定压力、位置和形状。

2. 容受性舒张 咀嚼和吞咽时,食物对咽、食管等处感受器的刺激,可反射性地引起胃底和胃体肌肉的舒张,称为容受性舒张(receptive relaxation)。胃的容受性舒张是通过迷走-迷走反射实现的,其节后神经纤维释放的可能是肽类物质。它可使胃的容积可由 0.05 L 增至 1.5 L,而胃内压变化不大,从而更好地完成容纳和储存食物的功能。

3. 蠕动 食物入胃后 5 min 左右,胃蠕动出现,每分钟约 3 次。胃蠕动的生理意义在于推进、磨碎食物,使食物与胃液充分混合。蠕动从胃的中部开始,蠕动波在向幽门方向推进的过程中将逐渐加强,每次蠕动约需 1 min 到达幽门。当幽门括约肌舒张时,可将部分食糜排入十二指肠;当幽门括约肌收缩时,可将部分食糜反向推回,利于食物与胃液的充分混合和对食物进行机械性与化学性消化。迷走神经兴奋、促胃液素可增强胃的蠕动,交感神经兴奋、促胰液素的作用则相反。

(二)胃排空及其控制

食糜由胃排入十二指肠的过程称为胃排空(gastric emptying)。进食 5 min 后开始,胃排空的速度与食物理化性状有关,一般来说稀的、流质食物比稠的、固体食物快;小颗粒比大颗粒快;等渗液比非等渗液快;糖排空最快,蛋白质次之,脂肪最慢。混合食物由胃完全排空需 4~6 h。

胃排空的原动力是胃平滑肌的收缩,直接动力是胃内压与十二指肠内压之差。胃内容扩张刺激胃壁,通过迷走-迷走反射和壁内神经反射使胃运动加强,促进胃排空。食物的扩张刺激和消化产物,还可引起促胃液素的释放,使胃运动加强,同时可增强幽门括约肌的收缩,其总体效应是延缓胃排空。食糜中的盐酸、脂肪及蛋白质消化产物、高渗溶液及机械性扩张可刺激十二指肠壁上的感受器,反射性地抑制胃运动,使胃排空减慢。这种反射称为肠-胃反射。胃内食糜,特别是胃酸和脂肪进入十二指肠后,还可刺激小肠上段黏膜释放多种激素(如缩胆囊素、促胰液素、抑胃肽等),抑制胃运动和胃排空。随着盐酸在肠内被中和、食物消化产物被吸收,它们对胃的抑制性影响便逐渐消失,胃运动加强,推送另一部分食糜进入十二指肠。因此,胃的排空是间断性的,并与上段小肠内的消化、吸收过程相适应。

(三) 消化间期胃的运动

在空腹情况下,胃出现以间歇性强力收缩伴有较长的静止期为特征的周期性运动,称为消化间期移行性复合运动(migrating motility complex,MMC)。MMC 的每一周期为 90～120 min,可将胃肠道内容物,包括上次进食后遗留的残渣、脱落的细胞碎片和细菌等清除干净,因而起着胃肠"清道夫"的作用。MMC 减弱可引起功能性消化不良及肠道内细菌过度繁殖等病症。

(四) 呕吐

呕吐(vomiting)是机体将胃及上段小肠的内容物从口腔强力驱出的动作。舌根、咽部、前庭、胃肠、胆总管、泌尿生殖道等处的感受器受到刺激时,可引起呕吐。呕吐是一种复杂的反射活动,具有保护意义,它可把胃内有害物质排出。但剧烈而频繁的呕吐会导致机体失水和电解质平衡的紊乱。

第四节　小肠内的消化

食糜进入十二指肠后便开始小肠内的消化,在小肠内停留的时间一般为 3~8 h。经胰液、小肠液及胆汁的化学性消化和小肠运动的机械性消化后,剩余的食物残渣进入大肠。

一、胰液的分泌

(一) 胰液的性质、成分和作用

胰液是无色、碱性等渗液体,pH 为 7.8~8.4,分泌量为 1~2 L/d。胰液的成分包括水、无机物和有机物。无机物有 Na^+、K^+、HCO_3^- 和 Cl^- 等,其中 HCO_3^- 由胰腺内的小导管上皮细胞分泌,胰液中 HCO_3^- 的主要作用是中和进入十二指肠的胃酸,保护小肠黏膜免受强酸的侵蚀;并为小肠内多种消化酶的活动提供了适宜的 pH 环境。

有机物主要是消化酶,由胰腺的腺泡细胞分泌。胰淀粉酶(pancreatic amylase)是一种 α-淀粉酶,最适 pH 为 6.7~7.0。它可将淀粉水解为糊精、麦芽糖和麦芽寡糖,但不能水解纤维素。只有在胰腺分泌的一种小分子蛋白质——辅脂酶(colipase)存在的条件下,胰脂肪酶(pancreatic lipase)可分解三酰甘油为脂肪酸、一酰甘油及甘油,其最适 pH 为 7.5~8.5。胰蛋白酶和糜蛋白酶均以酶原的形式储存和分泌。胰蛋白酶原(trypsinogen)在小肠液中的肠激酶(enterokinase)的作用下,转变为有活性的胰蛋白酶。此外,胃酸、组织液及胰蛋白酶本身也能使胰蛋白酶原激活。胰蛋白酶还能激活糜蛋白酶原(chymotrypsinogen)。胰蛋白

酶和糜蛋白酶的作用极为相似,都能分解蛋白质为胨和脈。当两者共同作用于蛋白质时,则使蛋白质分解为小分子的多肽和氨基酸。

胰液中还含有磷脂酶 A_2 和胆固醇酯水解酶、RNA 酶、DNA 酶、弹性蛋白酶和羧基肽酶等,因此,胰液是一种最重要的消化液。当胰腺分泌发生障碍时,会影响蛋白质和脂肪的消化和吸收,糖一般不受影响。

(二) 胰液分泌的调节

非消化期胰液不分泌或极少分泌,进食后,胰液分泌增多。胰液分泌受神经和体液调节,以体液调节为主。

1. 体液调节 小肠黏膜 S 细胞分泌的促胰液素主要作用于胰腺小导管上皮细胞。盐酸是引起促胰液素释放的最强的刺激因素,蛋白质分解产物和脂肪酸次之,糖几乎没有作用。促胰液素可使胰液的分泌量增加,而酶的含量不高。小肠黏膜 I 细胞分泌的 CCK 的主要作用是促进胰腺的腺泡细胞分泌消化酶及促进胆囊平滑肌收缩。引起 CCK 释放的因素由强到弱为蛋白质分解产物、脂肪酸、盐酸、脂肪。促胰液素和 CCK 共同作用于胰腺时具有协同作用。

2. 神经调节 迷走神经主要通过其末梢释放乙酰胆碱,直接作用于胰腺,也可通过引起促胃液素的释放,间接地促进胰腺的腺泡细胞分泌,但对小导管上皮细胞的作用较弱。迷走神经兴奋时引起胰液分泌的特点是:水和 HCO_3^- 较少,而酶的含量很丰富。

二、胆汁的分泌

(一) 胆汁的性质、成分和作用

胆汁是一种有色、苦味、黏稠的液体,分泌量为 0.8 ~ 1 L/d。肝胆汁 pH 约为 7.4,胆囊胆汁中的 Na^+、Cl^-、HCO_3^- 和水被吸收,pH 约为 6.8,胆汁颜色由胆色素的种类和浓度决定。胆汁中除水外,还含有 Na^+、HCO_3^-、Cl^- 等无机物及胆盐、胆固醇、胆色素、卵磷脂等有机物,但不含消化酶。

胆汁中的胆盐和卵磷脂有乳化脂肪的作用,胆盐是双嗜性分子,在水溶液中达到一定浓度后,可聚合成微胶粒,脂肪酸、一酰甘油、胆固醇等均可渗入微胶粒中,形成混合微胶粒(水溶性复合物)。将不溶于水的脂肪分解产物通过肠上皮表面静水层运送到肠黏膜,促进其吸收。胆汁通过促进脂肪分解产物的吸收,对脂溶性维生素 A、维生素 D、维生素 E、维生素 K 的吸收也有促进作用。胆汁在十二指肠还可以中和盐酸,胆盐在小肠内被吸收后还可促进胆汁分泌。

(二) 胆汁分泌和排出的调节

1. 神经调节 进食动作或食物对胃和小肠的刺激,可通过迷走神经兴奋,引起肝胆汁分泌少量增加,胆囊收缩轻度加强,还可通过引起促胃液素的释放间接促进肝胆汁分泌和胆囊收缩。

2. 体液调节 促胰液素主要作用于胆管系统,引起胆汁的分泌量和 HCO_3^- 含量增加,而胆盐的分泌并不增加。缩胆囊素可通过血液循环兴奋胆囊平滑肌,引起胆囊的强烈收缩,而Oddi 括约肌舒张,因此可促进胆囊胆汁排出。此外,对胆管上皮细胞也有一定的刺激作用。

促胃液素可通过血液循环直接作用于肝细胞和胆囊,促进胆汁的分泌和胆囊的收缩。胆盐能使肝胆汁流出明显增加。进入小肠的胆盐 95% 以上被回肠黏膜吸收入血,由门静脉回到肝,再合成胆汁分泌入肠,这个过程称为胆盐的肠肝循环(enterohepatic circulation of bile salt)。

三、小肠液的分泌

小肠液是一种弱碱性、等渗液体,由十二指肠腺和小肠腺分泌,pH 约为 7.6,分泌量为 1~3 L/d。小肠液除水、无机盐外,还有肠激酶、免疫蛋白、黏蛋白等。由小肠腺分泌的肠激酶,可激活胰蛋白酶原,利于蛋白质的消化。小肠上皮细胞内和刷状缘上存在寡肽酶和肽酶等,对进入细胞的营养物质继续消化,但当这些酶脱落进入肠腔后,则不起作用。

小肠液分泌量变化很大。食糜机械和化学刺激都可引起小肠液分泌,但对扩张刺激最为敏感。主要是通过肠壁内神经丛的局部反射引起,外来神经作用不明显。促胃液素、促胰液素、血管活性肠肽等都可刺激小肠液分泌。

四、小肠的运动

(一) 小肠的运动形式

1. 紧张性收缩 紧张性收缩可使小肠内经常保持一定的基础压力,从而使小肠维持一定的位置和形状,并是其他运动的基础。

2. 分节运动 以环行肌为主的节律性收缩和舒张交替进行的活动,称为分节运动(segmental motility)。它是小肠特有的运动形式。其作用可促进食糜与消化液充分混合;增加食糜与肠壁接触,并挤压肠壁促进血液和淋巴回流,有利于吸收。

3. 蠕动 小肠蠕动的传播距离为 3~5 cm,一般不超过 10 cm,推进速度为 0.5~2.0 cm/s,可发生在小肠任何部位。其作用是将食糜向肠道远端推进。此外,进食的吞咽动作或食糜进入十二指肠可引起速度为 2~25 cm/s,传播距离较远的蠕动,称为蠕动冲。可一次将食糜推送到小肠末段,甚至可达大肠。在回肠末段可见一种与蠕动方向相反的逆蠕动,它有利于对食糜的充分消化和吸收。

(二) 小肠运动的调节

一般情况下,副交感神经兴奋能加强小肠运动;而交感神经兴奋抑制小肠运动。食糜的机械、化学刺激可通过局部反射加强小肠运动,肌间神经丛在小肠运动调节中起重要作用。促胃液素、脑啡肽、CCK 和 5-HT 等可以促进小肠的运动。促胰液素、胰高血糖素则可抑制小肠的运动。

第五节 大肠的功能

大肠主要功能是吸收水、无机盐及由大肠内细菌合成维生素 B、维生素 K 等物质,储存未消化和不消化的食物残渣并形成粪便。

一、大肠液的分泌

大肠液是大肠黏膜表面的柱状上皮细胞和杯状上皮细胞分泌的黏液,pH 为 8.3~8.4。

其分泌主要由食物残渣对肠壁刺激引起。副交感神经兴奋可使大肠液分泌量明显增加,结肠的交感神经兴奋能使其分泌减少。大肠液的主要成分有黏液蛋白、水、K^+、HCO_3^-,还有少量二肽酶和淀粉酶。大肠黏液可润滑粪便,保护肠黏膜。

二、大肠的运动

大肠的运动少而慢、反应较迟缓,这对大肠暂时储存粪便来说是适合的。由环行肌无规律地收缩所引起,使结肠袋中的内容物向两个方向作短距离的位移,但并不向前推进的运动,称为袋状往返运动。多见于近端结肠,空腹时可见。可使肠黏膜与肠内容物充分接触,利于水和无机盐的吸收。由环行肌有规律地收缩所引起,将一个结肠袋或多个结肠袋(同一段结肠内)中的内容物向前推进的运动,称为分节推进和多袋推进运动。蠕动常见于远端结肠,其传播速度很慢(约 5 cm/h)。大肠还有一种行进很快、向前推进距离长的强烈蠕动,称为集团蠕动。它可将肠内容物从横结肠推至乙状结肠或直肠。集团运动常在进餐后发生,尤多见于早餐后 1 h 内,可能是食糜刺激胃或十二指肠,引起胃-结肠反射或十二指肠-结肠反射所致。

三、排　　便

排便是受意识控制的脊髓反射。食物残渣在结肠内停留时间一般为 10 h 以上,其中除一部分水被吸收外,经过大肠内细菌的发酵与腐败作用及大肠黏液的作用,形成粪便。人的直肠内通常是没有粪便的,当胃-结肠反射发动的集团蠕动将粪便推入直肠时,可扩张刺激直肠壁感受器,冲动经盆神经和腹下神经传入脊髓腰骶段的初级排便中枢,并上传至大脑皮层产生便意。当情况允许时,即可引起排便反射。皮层发出冲动到脊髓初级排便中枢,经盆神经引起降结肠、乙状结肠和直肠收缩,肛门内括约肌舒张;同时阴部神经传出冲动减少,肛门外括约肌舒张,粪便被排出体外。此外,腹肌和膈肌收缩也能促进粪便的排出。当情况不允许时,则阴部传出神经兴奋,外括约肌仍维持收缩,几分钟后,排便反射便消失。

第六节　吸　　收

吸收(absorption)是指经消化后的营养成分透过消化道黏膜进入血液或淋巴液的过程。

一、吸收的部位

消化道的结构特点决定消化道不同部位的吸收能力和速度。胃仅能吸收乙醇和少量水。小肠吸收的物质种类多且量大,是吸收的主要部位,糖、脂肪和蛋白质的消化产物在十二指肠和空肠被吸收,胆盐、维生素 B_{12} 在回肠被吸收,大肠仅能吸收水和无机盐。

小肠黏膜上存在的环行皱襞、绒毛和微绒毛结构,使小肠黏膜的表面积是同样长短的简单圆筒面积的 600 倍,可达 $200\sim250\ m^2$,因此小肠的吸收面积大。食物在小肠内已被消化为可吸收的小分子物质,且停留的时间较长。小肠绒毛内有毛细血管、毛细淋巴管、平滑肌纤维及神经纤维网,可促进绒毛内的血液和淋巴流动。因此,小肠是吸收的主要部位。

二、小肠的吸收功能

（一）糖的吸收

单糖可被吸收，在己糖中，吸收速率最快的是葡萄糖和半乳糖，果糖次之，甘露糖最慢。葡萄糖和半乳糖的吸收是继发性主动转运。在肠绒毛上皮细胞的基底侧膜上有 Na^+ 泵，在其顶端膜上存在有 Na^+-葡萄糖和 Na^+-半乳糖同向转运体，将葡萄糖或半乳糖转运入细胞后在基底侧膜通过易化扩散进入细胞间液，再进入血液。果糖是通过易化扩散进入肠绒毛上皮细胞的。

（二）蛋白质的吸收

蛋白质的分解产物为二肽、三肽及氨基酸，在小肠绒毛上皮细胞的顶端膜上，存在多种 Na^+-氨基酸和 Na^+-肽同向转运体，它们分别转运中性、酸性、碱性氨基酸，以及二肽、三肽进入细胞。进入细胞的二肽、三肽进一步分解为氨基酸，经基底侧膜以易化扩散的方式进入细胞间液后入血。婴儿的肠上皮细胞可吸收适量的未经消化的蛋白质。

（三）脂肪的吸收

脂类的消化产物—酰甘油、脂肪酸和胆固醇等，以混合微胶粒的形式存在于肠腔内。混合微胶粒通过覆盖在小肠纹状缘表面的非流动水层到达微绒毛，释放出的脂类消化产物顺浓度梯度扩散入细胞，胆盐则留在肠腔内继续发挥作用。脂类消化产物在肠上皮细胞内重新形成三酰甘油，再与肠上皮细胞的载脂蛋白形成乳糜微粒，通过出胞过程进入绒毛内的乳糜管。中、短链脂肪酸，则可直接经肠上皮细胞进入绒毛内的毛细血管。

（四）维生素的吸收

大多数维生素在小肠上段吸收。水溶性维生素 B_1、维生素 B_2、维生素 B_6、维生素 PP 可通过依赖于 Na^+ 的同向转运体被吸收。脂溶性维生素 A、维生素 D、维生素 E、维生素 K 的吸收与脂类消化产物的吸收相同。

（五）水和无机盐的吸收

消化道每天吸收约 9L 水，吸收肠内容物中 95%～99% 的钠。各种溶质，特别是氯化钠的主动吸收所产生的渗透压梯度是水吸收的主要动力，水通过渗透方式被动吸收。正常成人铁吸收量约 1mg/d，孕妇、儿童及失血等情况下，铁的吸收量增加。铁主要在十二指肠及空肠内被吸收，血红蛋白和肌红蛋白中的铁较容易被吸收，而食物中的铁主要是三价铁，不易被吸收。维生素 C、胃酸，能使 Fe^{3+} 还原为 Fe^{2+}，从而促进铁的吸收。食物中摄入的钙 30%～80% 在肠内被吸收，钙盐只有在水溶液状态下才能被吸收，影响钙吸收的主要因素有维生素 D 和机体对钙的需求。

（庄晓燕）

第四章 肝的生物化学

肝是人体内最大的腺体,也是最大的实质性脏器。我国成年男性的肝重 1.2~1.5 kg,女性为 1.1~1.3 kg,占体重的 2%~2.5%。人肝约含 2.5×10^{11} 个肝细胞,组成 50 万~100 万个肝小叶。肝小叶是肝结构和功能的基本单位,具有肝的全部功能。肝具有独特的组织解剖学结构:①肝的血液供应非常丰富,具有肝动脉和门静脉双重血液供应,通过肝动脉获得充足的氧气和代谢物,从门静脉获得大量由消化道吸收而来的营养物质,从而保证其代谢功能的活跃进行;②肝还有肝静脉和胆道系统两条输出通道,分别与体循环和胆道相通,有利于肝与体内其他部分进行物质交换、促进营养物质的代谢转变与排泄;③肝细胞之间又有丰富的血窦,此处血流缓慢,有利于肝细胞与血液进行物质交换。肝细胞在亚细胞结构和化学组成上也具有独特之处:①肝具有丰富的亚细胞器,如内质网、高尔基体和大量的核糖体,为物质代谢的顺利进行提供了场所和能量保障;②肝细胞中还含有各种活性较高和完备的酶体系,有些是肝所特有(如合成尿素及酮体的酶)。所以肝在全身物质代谢及生物转化中起着特别重要的作用,这些结构为肝与人体其他部分之间的物质交换和分泌排泄等提供了良好的条件。因此,肝的代谢极为活跃,不仅在糖、脂类、蛋白质、维生素、激素等代谢中起重要作用,而且还具有分泌、排泄、生物转化等重要功能,是体内物质代谢的中枢和生化加工工厂。

第一节 肝在物质代谢中的作用

一、肝在糖代谢中的作用

肝是调节血糖浓度的主要器官,肝在糖代谢中最重要的作用是通过糖原的合成与分解、糖异生作用维持血糖浓度的相对恒定。饱食状态下,葡萄糖经门静脉血液进入肝后,肝细胞迅速摄取葡萄糖,并将其合成为肝糖原储存起来,肝糖原的储存量为肝重的 5%~6%。在空腹状态下,血糖浓度下降,肝糖原迅速分解为葡萄糖,补充血糖。饥饿时,储存的肝糖原绝大部分被消耗,糖异生作用成为肝供应血糖的主要途径。一些非糖物质如生糖氨基酸、乳酸及甘油等在肝内转变成葡萄糖或糖原。当肝功能受到严重损害时,肝糖原的合成与分解及糖异生作用降低,维持血糖浓度恒定的能力下降,引起肝源性低血糖症,甚至出现低血糖昏迷。

二、肝在脂代谢中的作用

肝在脂类的消化、吸收、转运、分解和合成代谢中起着重要的作用。肝在脂肪储存和代谢中起关键作用。饮食中的脂肪经胃肠道消化及胆汁的作用最终分解成脂肪酸及甘油,被肠道吸收后通过门静脉进入肝。

肝是合成和储存胆固醇的最活跃器官,其合成量占全身总合成量的 3/4 以上。肝可将胆固醇转化为胆汁酸并生成和分泌胆汁,胆汁中的胆汁酸盐有促进脂类消化吸收和抑制胆固醇析出的作用。当肝受损或胆道阻塞时,分泌胆汁能力下降或胆汁排出受阻,可影响脂类的消化吸收,临床上可产生厌油腻和脂肪泻等症状。肝具有促进胆固醇酯化的作用。肝合成和分泌的卵磷脂-胆固醇酰基转移酶(lecithin cholesterol acyl transferase,LCAT)可催化血浆中大部分胆固醇转化为胆固醇酯,以利于运输。所以,在肝功能障碍时,往往出现血浆胆固醇酯与胆固醇比值下降及脂蛋白电泳谱的异常。

肝是体内合成三酰甘油和磷脂的主要器官。肝合成的三酰甘油和磷脂以极低密度脂蛋白(very low density lipoprotein,VLDL)和高密度脂蛋白(high density lipoprotein,HDL)的形式分泌入血,供其他组织器官摄取和利用。磷脂是脂蛋白的重要组成成分。肝合成磷脂非常活跃,尤其是卵磷脂的合成。如果肝合成三酰甘油的量超过其合成与分泌 VLDL 的能力,或者磷脂合成发生障碍,使 VLDL 的合成减少、脂肪运输障碍,从而导致三酰甘油在肝细胞中堆积,引起脂肪肝。食物中用于卵磷脂合成的胆碱或作为甲基供体的甲硫氨酸可干预脂肪肝的发生。

肝中三酰甘油和脂肪酸的代谢非常旺盛,并具有生成酮体的特有酶系,是体内酮体生成的唯一器官。肝内脂肪酸的代谢有两条途径:内质网中的酯化作用和线粒体内的氧化作用。通过这两条途径,肝和脂肪组织之间不断进行脂肪酸的交换。饱食后,肝合成脂肪酸,并以三酰甘油的形式储存于脂库。饥饿时,脂库脂肪动员增加,释放出脂肪酸进入肝内进行 β 氧化,产生酮体供肝外组织(如脑、心肌、骨骼肌等)利用。当酮体生成超过肝外组织的利用能力时,可出现酮血症和酮尿症,同时伴随酮症酸中毒。

三、肝在蛋白质代谢中的作用

肝是合成和分泌血浆蛋白的重要器官,约占人体每天合成蛋白质总量的40%以上。除γ球蛋白外,几乎所有的血浆蛋白均由肝细胞合成,如清蛋白、纤维蛋白原、凝血酶原、载脂蛋白及部分球蛋白。其中合成量最多的是清蛋白,成人每日合成量约12 g,几乎占肝合成蛋白质总量的1/4。血浆清蛋白是许多物质(如游离脂肪酸、胆红素等)的载体,并在维持血浆胶体渗透压方面起重要作用。清蛋白在血浆中含量高且分子质量小,每克清蛋白可使18 ml水保持在血液循环中。当血浆清蛋白含量低于 30 g/L 时,约有半数患者出现水肿或腹水。正常人血浆清蛋白(A)与球蛋白(G)的比值为 1.5~2.5。肝功能减退时,其清蛋白合成能力下降,而球蛋白含量相对增加,可导致血浆中 A/G 值下降,甚至倒置,这种比值的变化可作为某些肝疾病的辅助诊断指标。此外,大部分的凝血因子由肝细胞合成,肝功能严重障碍时,血浆中许多凝血因子含量降低,常导致血液凝固功能障碍。

肝是清除血浆蛋白质的重要器官(清蛋白除外)。很多血浆蛋白是糖蛋白,它们在肝细胞膜表面唾液酸酶的作用下脱去糖基末端的唾液酸后,被肝细胞膜上特异的受体——肝糖结合蛋白所识别,并经胞吞作用进入肝细胞而被溶酶体清除。

胚胎肝细胞还可合成一种与血浆清蛋白结构相似的甲胎蛋白(α-fetoprotein,α-FP),胎儿出生后其合成受到阻遏,因而正常人血浆中几乎没有这种蛋白质。原发性肝癌患者癌细胞中编码甲胎蛋白的基因表达增强,血浆中可检测出这种蛋白质,对原发性肝癌的诊断具有一定的意义。

肝是氨基酸分解代谢的重要器官。由于肝内有关氨基酸代谢的酶类十分丰富,因此氨基酸的分解代谢也十分活跃。氨基酸在肝经转氨基、脱氨基、脱羧基、脱硫、转甲基等反应,转变为酮酸或其他化合物,进一步经糖异生作用转变为糖,或氧化分解供能。除支链氨基酸(亮氨酸、异亮氨酸及缬氨酸)主要是在肌组织分解外,其余氨基酸,尤其是酪氨酸、色氨酸、苯丙氨酸等芳香族氨基酸主要是在肝内分解。因此,肝功能严重障碍时,会引起血中氨基酸含量增高及支链氨基酸/芳香族氨基酸值的变化。

　　肝的另一重要功能是解氨毒。氨是氨基酸代谢的主要产物,肠道产氨是血氨的主要来源。肝是清除血氨的主要器官。肝通过鸟氨酸循环将有毒的氨合成无毒的尿素。另外,肝可将氨转变成谷氨酰胺。当肝功能严重损害(如急性弥漫性肝坏死)时,肝合成尿素能力降低,可使血氨增高,导致神经系统症状(肝性脑病),临床上出现肝性脑病(俗称肝昏迷),也是导致肝性脑病发生的重要生化机制之一。

　　另外,肝也是胺类物质的重要生物转化器官。胺类主要来自肠道细菌对芳香族氨基酸的脱羧基作用产生的苯乙胺、酪胺等加以氧化而清除。严重肝病患者,这些芳香族胺类得不到及时清除,可通过血脑屏障进入脑组织,经羟化后生成苯乙醇胺和多巴胺,它们的结构类似于儿茶酚胺类神经递质,故又称假性神经递质(false neurotransmitter),可取代或干扰大脑正常神经递质的作用,使大脑发生异常抑制,可能是引发肝性脑病的另一重要生化机制。

四、肝在维生素代谢中的作用

　　肝在维生素的吸收、储存、转化等方面均起重要作用。肝所分泌的胆汁酸可促进脂溶性维生素 A、维生素 D、维生素 E、维生素 K 的吸收。所以,患肝胆系统疾病时容易引起脂溶性维生素的吸收障碍。例如,维生素 K 及维生素 A 的吸收障碍可引起出血倾向及夜盲症。

　　肝是体内含维生素(如维生素 A、维生素 K、维生素 B_1、维生素 B_2、维生素 B_6、维生素 B_{12}、叶酸及泛酸等)较多的器官,也是维生素 A、维生素 E、维生素 K 和维生素 B_{12} 的储存场所,如体内的维生素 A 主要储存在肝中。

　　肝还参与多种维生素的代谢。多种维生素在肝内经过转变成为辅酶。例如,维生素 B_1 转化成硫胺素焦磷酸(TPP);维生素 B_6 转化成磷酸吡哆醛;维生素 PP 转变为辅酶 Ⅰ(NAD^+)和辅酶 Ⅱ($NADP^+$);泛酸转变为辅酶 A(CoA)等。此外,肝还将维生素 A 原(β 胡萝卜素)转变成维生素 A,将维生素 D_3 羟化为 $25\text{-}OH\text{-}D_3$,有利于活性维生素 D_3 的生成。

五、肝在激素代谢中的作用

　　许多激素在其发挥调节作用之后,主要在肝内被分解转化,从而降低或失去活性,称为激素的灭活作用。激素灭活过程是体内调节激素作用时间长短和强度的重要方式之一。肝是体内类固醇激素、蛋白质激素、儿茶酚胺类激素灭活的主要场所。例如,类固醇激素可在肝内与葡萄糖醛酸或活性硫酸根结合而被灭活。肝功能发生障碍,激素灭活作用降低,体内的雌激素、醛固酮、抗利尿激素水平升高,临床上可出现男性乳房发育、皮肤蜘蛛痣、肝掌、面部色素沉着及水钠潴留等现象。

第二节　肝的生物转化作用

一、生物转化的概念

　　人体内经常存在一些非营养物质,这些物质既不能作为构成组织细胞的成分,又不能氧化供能,而且其中许多对人体有一定的生物学效应或毒性作用,需及时清除以保证各种生理活动的正常进行。机体在排除这些非营养性物质之前,需对这些物质进行各种代谢转变,使其水溶性提高,极性增强,易于通过胆汁或尿排出体外的过程称为生物转化(biotransformation)。肝是机体内进行生物转化的最主要器官,皮肤、肺及肾亦有一定的生物转化作用。在肝细胞的微粒体、胞质、线粒体等部位都存在着有关生物转化的酶类。根据其来源不同可分为内源性物质和外源性物质两大类。内源性物质包括代谢中所产生的各种生物活性物质如激素、神经递质及胺类等,以及对机体有毒的代谢产物如氨、胆红素等。外源性物质系人体在日常生活和(或)生产过程中不可避免接触的异源物(xenobiotics),如药物、毒物、环境化学污染物、食物防腐剂、色素及经肠道细菌腐败作用产生的胺、酚、吲哚和硫化氢等。

生物转化的生理意义在于机体对大部分的非营养性物质进行代谢转化,使其生物学活性降低或丧失(灭活),或使有毒物质的毒性降低或失去其毒性,使这些物质的溶解度增加,易于从胆汁或尿液排出体外。但是,有些物质经过生物转化后不但没有降低毒性,其生物活性或毒性反而增加,或溶解度反而降低,不易排出体外。例如,3,4-苯并芘、黄曲霉素等致癌物质,其本身没有直接致癌作用,但是经转化后反而成为直接致癌物。所以,生物转化实际上具有解毒与致毒的双重性,不能将肝的生物转化作用简单地看作"解毒作用"。

二、生物转化的反应类型

肝的生物转化过程非常复杂,至少有30多种酶促反应涉及非营养物质代谢。肝的生物转化可分为两相。第一相反应包括氧化(oxidation)、还原(reduction)和水解(hydrolysis)。有些物质经过第一相反应直接改变许多物质的基团,使其分子中的极性基团增加,水溶性增强,可迅速从胆汁或尿排出体外。但有许多物质即使经过第一相反应后,极性和水溶性改变仍不大,必须与某些极性更强的物质(如葡萄糖醛酸、硫酸、氨基酸等)结合,以得到更大的溶解度,才能最终排出体外。这些结合反应(conjugation)被称为生物转化的第二相反应。实际上,许多物质的生物转化反应非常复杂,一种物质往往需要经历不同类型的转化反应,这体现了肝生物转化作用连续性的特点。此外,同一种非营养物质可以进行不同类型的生物转化反应,产生不同的转化产物,这体现了肝生物转化类型的多样性特点。肝内参与生物转化的主要酶类见表4-1。

表 4-1　参与肝生物转化作用的酶类

酶类	辅酶或结合物	细胞内定位
第一相反应		
氧化酶类		
单加氧酶系	NADPH+H$^+$、O$_2$、P-450	内质网
胺氧化酶	黄素辅酶	线粒体
脱氢酶类	NAD$^+$	细胞溶胶或线粒体
还原酶类		
硝基还原酶	NADH+H$^+$ 或 NADPH+H$^+$	内质网
偶氮还原酶	NADH+H$^+$ 或 NADPH+H$^+$	内质网
水解酶类		细胞溶胶或内质网

续表

酶类	辅酶或结合物	细胞内定位
第二相反应		
葡糖醛酸基转移酶	尿苷二磷酸葡糖醛酸(UDPGA)	内质网
硫酸基转移酶	3'-磷酸腺苷-5'-磷酸硫酸(PAPS)	细胞溶胶
谷胱甘肽 S-转移酶	谷胱甘肽(GSH)	细胞溶胶与内质网
乙酰基转移酶	乙酰 CoA	细胞溶胶
酰基转移酶	甘氨酸	线粒体
甲基转移酶	S-腺苷甲硫氨酸(SAM)	细胞溶胶与内质网

（一）氧化反应是最多见的生物转化第一相反应

1. 微粒体单加氧酶系　肝细胞中存在多种氧化酶系,其中最重要的是定位于微粒体内的依赖细胞色素 P-450 的单加氧酶(cytochrome P-450 monooxygenase,CYP)。单加氧酶是一个复合物,由细胞色素 P-450、NADPH+H$^-$、NADPH-细胞色素 P-450 还原酶组成。该酶催化许多脂溶性物质从分子氧中接受一个氧原子生成羟化物或环氧化物,另一氧原子被 NADPH 还原为水,故该酶又称羟化酶(hydroxylase),或称为混合功能氧化酶(mixed function oxidase,MFO)。这是肝中非常重要的代谢药物与毒物的酶系统,进入人体的外来化合物约 50% 以上经此系统氧化,该酶是目前已知底物最广泛的生物转化酶类。单加氧酶系催化的基本反应如下:

$$RH + O_2 + NADPH + H^+ \xrightarrow{\text{单加氧酶系}} ROH + NADP^+ + H_2O$$

例如,苯胺在单加氧酶系的催化下生成对氨基苯酚。

单加氧酶的羟化作用不仅增加药物或毒物的水溶性,有利于排泄,而且是许多物质代谢不可少的步骤。例如,类固醇激素和胆汁酸的合成需经过羟化作用,维生素 D$_3$ 转变成具有生物学活性的维生素 1,25-(OH)$_2$D$_3$ 也需要羟化反应。然而,有些致癌物质经氧化后丧失其活性,而有些本来无活性的物质经氧化反应后生成有毒或致癌物质。例如,香烟中常含有多环芳香烃——苯并芘经单加氧酶作用生成的苯并芘二醇环氧化合物是致癌物质。发霉的谷物、花生等常含有黄曲霉素 B$_1$,在单加氧酶的催化作用生成黄曲霉素 B$_1$-2,3-环氧化物,可与 DNA 分子中鸟嘌呤结合,引起 DNA 突变(图 4-1)。所以,黄曲霉素是致肝癌的重要危险因子。

2. 线粒体单胺氧化酶系统　存在于肝细胞线粒体内的单胺氧化酶(monoamine oxidase, MAO)是另一类参与生物转化的氧化酶类。它是一种黄素蛋白,可催化胺类物质氧化脱氨基生成相应的醛,后者进一步在胞液中醛脱氢酶催化下生成酸,酸再氧化成 CO$_2$ 和 H$_2$O 或随尿排出。从肠道吸收来的蛋白质腐败产物如组胺、酪胺、色胺、尸胺和腐胺等在肠壁细胞和肝细胞内均经此氧化方式处理,使之丧失生物活性。

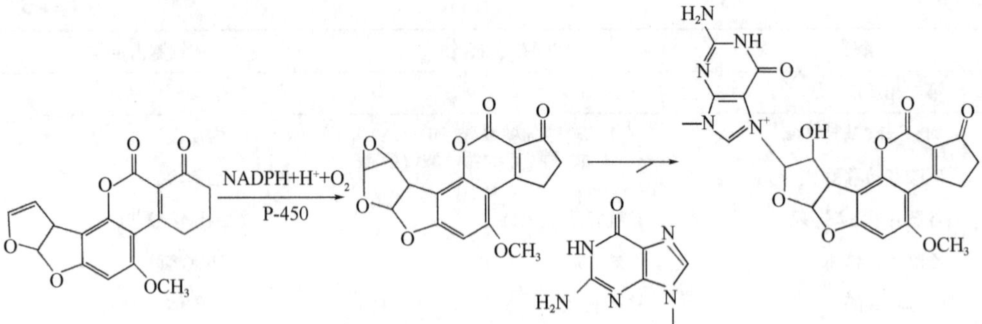

黄曲霉素B_1　　黄曲霉素B_1-2, 3-环氧化物　　鸟嘌呤

图 4-1　黄曲霉素的生物转化过程

$$RCH_2NH_2 + O_2 + H_2O \xrightarrow{\text{单胺氧化酶}} RCHO + NH_3 + H_2O_2$$

$$RCHO + NAD^+ + H_2O \xrightarrow{\text{醛脱氢酶}} RCOOH + NADH + H^+$$

3. 醇脱氢酶和醛脱氢酶　肝细胞液和微粒体内含有非常活跃的醇脱氢酶(alcohol dehydrogenase,ADH)和醛脱氢酶(aldehyde dehydrogenase,ALDH),可催化醇类氧化成醛,后者再经醛脱氢酶催化生成酸。例如,苯甲醇经醇脱氢酶和醛脱氢酶催化后生成苯甲酸,但是苯甲酸的溶解度低,需进一步与甘氨酸结合生成马尿酸才能随尿液排出体外。

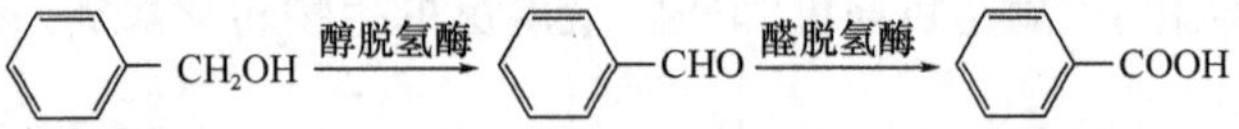

苯甲醇　　苯甲醛　　苯甲酸

乙醇(ethanol)作为饮料和调味剂广为人类所利用。人摄入的乙醇 30% 由胃吸收、70% 经小肠上段迅速吸收。吸收后的乙醇 2% ~ 10% 通过肾和肺排出体外,其余部分在肝中进行生物转化,由醇脱氢酶与醛脱氢酶将乙醇最终氧化成乙酸。乙醇在体内的清除率为 100 ~ 200 mg/(h · kg 体重),相当于 70 kg 体重的人每小时氧化纯乙醇 11 ml。长期饮酒或慢性酒精中毒后,乙醇除经 ADH 氧化外,还可诱导肝微粒体乙醇氧化系统(microsomal ethanol oxidizing system,MEOS)。MEOS 是乙醇-P-450 单加氧酶,其催化反应的产物是乙醛。只有血液中乙醇浓度很高时,该系统才发挥催化作用。乙醇的持续摄入或慢性酒精中毒时,可诱导 MEOS 活性增加 50% ~ 100%,乙醇总量的 50% 可由此系统代谢。但是,乙醇诱导 MEOS 活性不但不能使乙醇氧化产生 ATP,反而增加肝对氧和 NADPH 的消耗,造成肝细胞能量的耗竭;而且还可催化脂质过氧化产生羟乙基自由基,后者可进一步促进脂质过氧化,产生大量脂质过氧化物,引起肝细胞的氧化损伤。

(二) 还原反应

硝基化合物多见于食品防腐剂、杀虫剂和工业试剂等。偶氮化合物常见于食品色素、化妆品、纺织与印刷工业等,其中有些可能是前致癌剂。这些化合物分别在微粒体硝基还原酶(nitroreductase)和偶氮还原酶(azoreductase)的催化下,从 NADH 或 NADPH 接受氢,还原成相应的胺类,从而失去其致癌作用。例如,硝基苯经还原反应生成苯胺,后者再在单胺氧化酶的作用下,生成相应的酸。

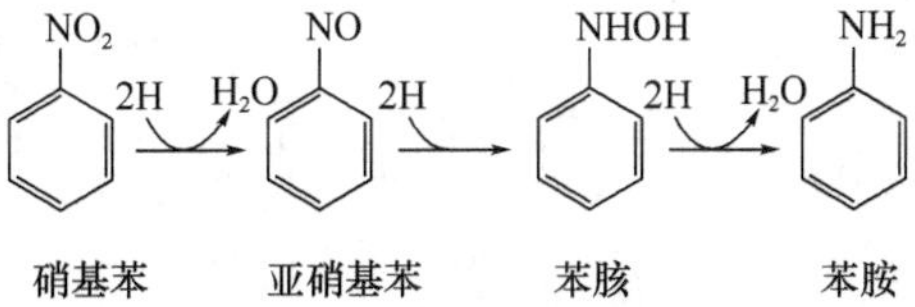

硝基苯　　　　亚硝基苯　　　　苯胲　　　　苯胺

（三）水解反应

肝细胞的胞液和内质网中含有多种水解酶（hydrolyase）类，主要有酯酶（esterase）、酰胺酶（amidase）、糖苷酶（glucosidase）等，分别催化脂类、酰胺类和糖苷类化合物水解，以降低或消除其生物活性。这些水解产物通常还需要进一步反应，以利于排出体外。例如，解热镇痛药阿司匹林的生物转化过程，首先是经过酯酶水解反应生成水杨酸，然后是与葡糖醛酸的结合反应。也可以水解后先氧化成羟基水杨酸，再结合葡糖醛酸。

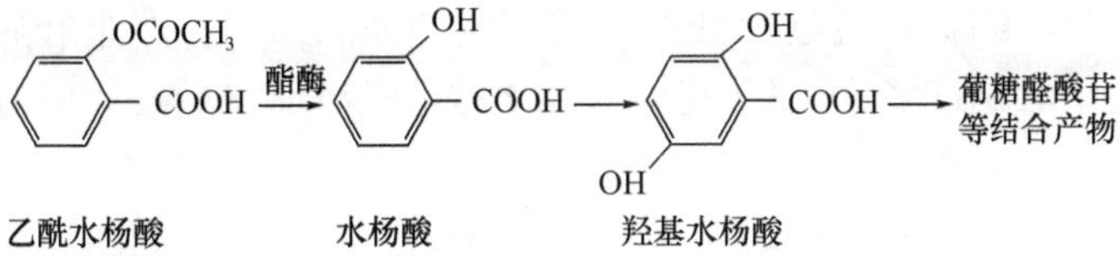

乙酰水杨酸　　　　水杨酸　　　　羟基水杨酸

（四）结合反应

非营养物质经过第一相反应后，少数产物可直接排出体外，但多数其水溶性仍不够大，需进行第二相反应，生成极性更强的化合物。有些异源物也可不经过第一相反应而直接进入第二相反应——结合反应，是体内最重要的生物转化方式，在肝细胞的微粒体、胞质或线粒体进行。含有羟基、羧基或氨基等功能基团的非营养物质（如药物、毒物或激素等）均可在肝内许多催化结合反应的酶作用下，与体内一些极性物质结合，从而遮蔽分子中的某些功能基团，使其生物学活性（或毒性）改变，增加其溶解度，易于排泄。可供结合的化合物或基团有葡糖醛酸、硫酸、乙酰辅酶 A、谷胱甘肽、甘氨酸、甲基等。其中，与葡糖醛酸、硫酸和酰基的结合反应最为重要，尤以葡糖醛酸的结合最为普遍。

1. 葡糖醛酸结合反应　肝细胞微粒体中含有非常活跃的葡糖醛酸基转移酶（UDP glucuronyl transferase，UGT），它以糖代谢过程中产生的尿苷二磷酸葡糖醛酸（uridine diphosphate glucuronic acid，UDPGA）为活性供体，催化葡糖醛酸基转移到含醇、酚、胺、羧基等极性基团的化合物分子上，形成相应的 β-D-葡糖醛酸苷，使其极性增加，易于排出体外。例如，苯酚、胆红素、类固醇激素、吗啡和苯巴比妥类药物均可在肝内与 UDPGA 结合进行生物转化。临床保肝治疗时，应用葡糖醛酸类制剂（如葡醛内酯）增强肝的生物转化功能。

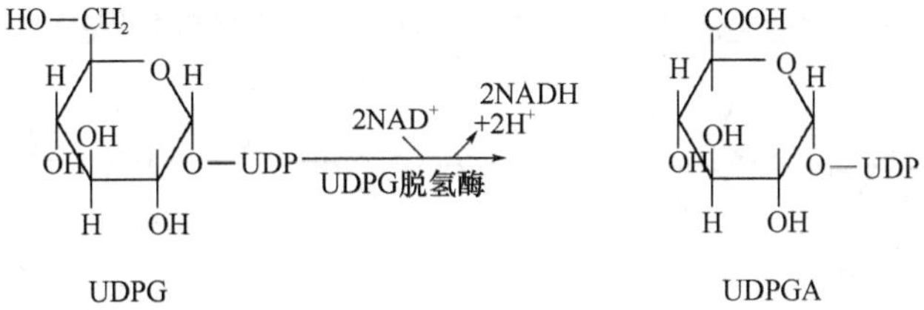

UDPG　　　　　　　　　　　　UDPGA

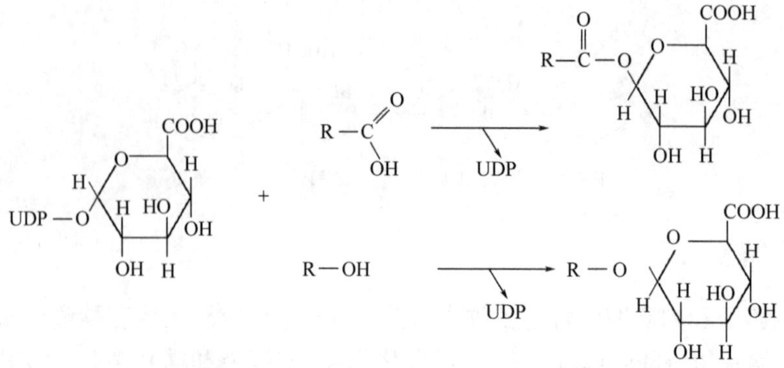

α-D-UDP-葡糖醛酸　　　　异源物　　　　β-D-葡糖醛酸苷

2. 硫酸结合反应　3′-磷酸腺苷-5′-磷酸硫酸(PAPS)是活性硫酸供体,在肝细胞内硫酸基转移酶(sulfotransferase,SULT)的催化下,将硫酸基转移到多种醇、酚、芳香族胺类分子及内源性固醇类物质上,生成硫酸酯化合物。结合产物水溶性增加,易于排出,生物学活性一般都降低或灭活,如雌酮就是通过在肝内形成硫酸酯而灭活的。严重肝病患者,此种结合作用减弱,导致血中雌酮过多,可使某些局部小动脉扩张出现"蜘蛛痣"或"肝掌"。

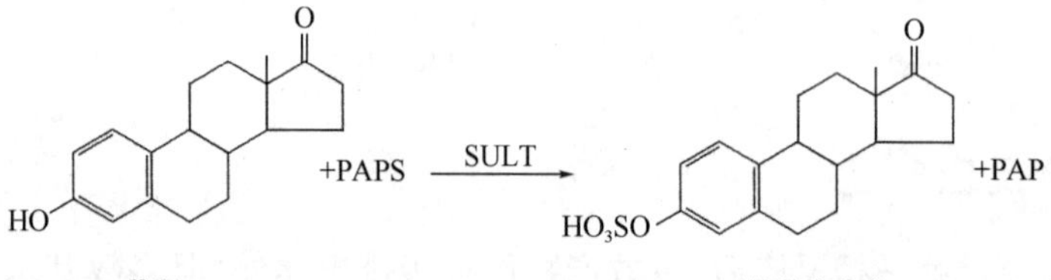

雌酮　　　　　　　　　　　　　　　雌酮硫酸酯

3. 酰基化反应　肝细胞液中含有 N-乙酰基转移酶(N-acetyltransferase),催化乙酰基从乙酰 CoA 转移到芳香族胺类化合物(如苯胺、磺胺、异烟肼等)的氨基上,形成相应的乙酰化衍生物。但应指出,磺胺类药物经乙酰化后,其溶解度反而降低,在酸性尿中易于析出。所以,在服用磺胺类药物时应服用适量的小苏打(碳酸氢钠),以提高其溶解度,利于随尿排出。乙酰基化反应是某些含胺异源物的重要代谢途径。

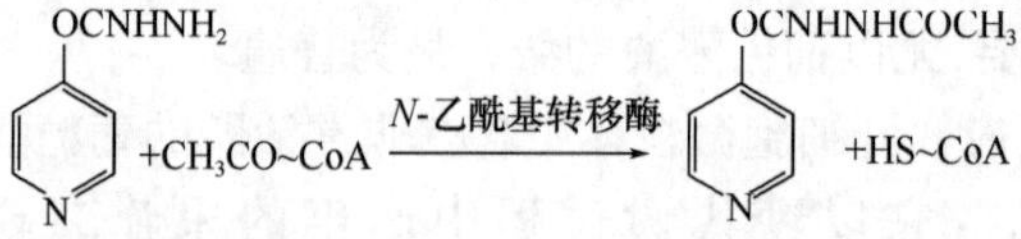

异烟肼　乙酰辅酶A　　　　　　乙酰异烟肼　辅酶A

4. 谷胱甘肽结合反应　许多致癌物、环境污染物、抗肿瘤药物及内源性活性物质含有亲电子中心,在谷胱甘肽 S-转移酶(glutathione S-transferase,GST)的催化下谷胱甘肽(GSH)与卤代化合物和环氧化合物结合,生成含 GSH 的化合物,从而阻断这些化合物与 DNA、RNA 或蛋白质结合,避免细胞严重损伤。结合产物主要随胆汁排出体外,不能从尿液排出。谷胱甘肽结合反应是细胞应对亲电子性异源物的重要防御反应,也是细胞自我保护的重要反应。

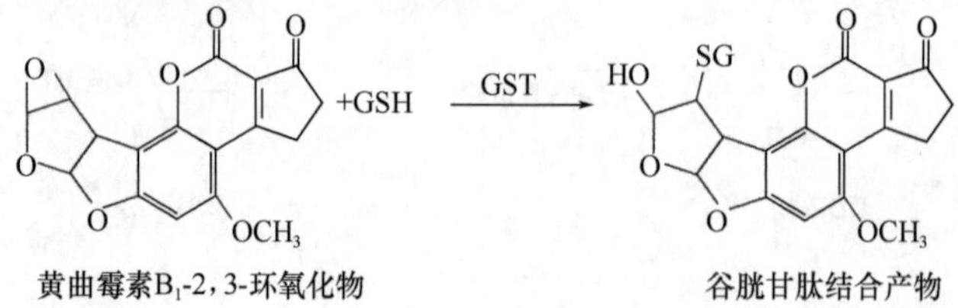

黄曲霉素B₁-2,3-环氧化物　　　　　　　谷胱甘肽结合产物

5. 甘氨酸结合反应　有些药物、毒物等异源物的羧基首先被激活成酰基 CoA 后，在肝细胞线粒体酰基转移酶作用下将其酰基转移到甘氨酸的氨基上，生成相应的结合产物。例如，苯甲酸通过与甘氨酸结合生成马尿酸，随尿液排出体外。甘氨酸主要参与含羧基非营养物质的生物转化。

苯甲酸　　　　　　　　　　　　　　苯甲酰CoA

苯甲酰CoA　　　　　　　甘氨酸　　　　　　　马尿酸

6. 甲基化反应　肝细胞胞液和微粒体内含有各种甲基转移酶（methyltransferase），由 S-腺苷甲硫氨酸（SAM）提供甲基，催化含有羟基、硫基或氨基化合物的甲基化反应，如烟酰胺甲基化生成 N-甲基烟酰胺。大量服用烟酰胺时，由于消耗甲基，引起胆碱和卵磷脂合成障碍，从而导致脂肪肝的形成。甲基化反应是代谢内源化合物的重要反应。

烟酰胺　　　　　　　　　　　　　　N-甲基烟酰胺

三、影响生物转化作用的因素

肝的生物转化作用受年龄、性别、疾病、营养、遗传、诱导物和抑制物等体内外诸多因素的影响。

（一）年龄、性别、营养、疾病及遗传等因素影响生物转化

1. 年龄影响生物转化　人肝的生物转化酶有一个发育的过程：新生儿肝生物转化酶体系发育尚不完善，对内源性、外非营养物质的转化能力较弱，对药物及毒物的耐受性较差。新生儿的高胆红素血症与缺乏葡糖醛酸转移酶有关，此酶活性在出生 5~6 d 后才开始升高，1~3 个月后接近成人水平。老年人肝的生物转化能力仍属正常，但老年人肝血流量及肾的廓清速率下降，导致老年人血浆药物清除率下降，药物在体内的半衰期延长。例如，安替吡啉的半衰期在青年人为 12 h，老年人则为 17 h。常规剂量用药后可发生药物蓄积，药效强且不良反应较大。因此，临床上对新生儿和老年人的用药量应比青年人低，许多药物使用时都要求儿童和老年人慎用或禁用。

2. 性别影响生物转化　某些生物转化反应存在性别差异，如女性体内醇脱氢酶活性高，对乙醇的代谢速率高于男性。安替吡啉在男性体内的半衰期约 13.4 h，而女性则为 10.3 h，说明女性对安替吡啉的转化能力比男性强。妊娠期妇女肝清除抗癫痫药的能力升高，但晚期妊娠妇女的生物转化能力普遍降低。

3. 营养状况影响生物转化　蛋白质的摄入可以增加肝细胞生物转化酶的活性，提高生物转化的效率。饥饿一周以上，肝谷胱甘肽 S-转移酶作用受到明显影响，其参加的生物转

化反应水平降低。

4. 疾病可显著影响生物转化酶活性 疾病尤其是严重肝病时，肝微粒体单加氧酶系和 UDP-葡糖醛酸转移酶活性降低，加上肝血流量减少，肝的生物转化功能低下，使药物或毒物的灭活速度下降，药物的治疗剂量与毒性剂量之间的差距缩小。因此，对肝病患者用药应慎重，同时应避免使用对肝有损害的药物，掌握剂量，以免加重肝的负担。

5. 遗传因素亦可影响生物转化 遗传变异可引起个体之间生物转化酶类分子结构的差异或酶合成量的差异。变异产生的低活性酶可因影响药物代谢而造成药物在体内的蓄积，反之亦然。遗传变异可引起种群或个体之间存在生物转化酶类的多态性。例如，*N*-乙酰基转移酶 2 的多态性可造成其活性丧失，从而影响异烟肼等芳香胺的代谢，增加芳香族化合物致癌的危险性。

（二）许多异源物可诱导生物转化的酶类

一些药物或毒物本身可诱导生物转化相关酶的合成，以加速自身的代谢，长期服用某种药物可以出现耐药现象。例如，长期服用苯巴比妥的患者除了对该药的转化能力增强外，对氯霉素、非那西汀和氢化可的松等药物的转化能力也大大增强。苯巴比妥还可诱导 UDP-葡糖醛酸基转移酶的合成，促进游离胆红素与葡糖醛酸的结合，故临床上可用于新生儿黄疸的治疗。有些毒物，如香烟中的苯并芘可诱导肺泡吞噬细胞内羟化酶的合成，故吸烟者羟化酶的活性明显高于非吸烟者。

另外，许多药物在体内生物转化常由同一酶系催化，同时服用几种药物时可发生药物之间的竞争性抑制作用。例如，保泰松在体内可抑制双香豆素的代谢，从而增强双香豆素的抗凝作用，同时服用这两种药物易发生出血现象。

（三）食物对肝生物转化活性也有影响

食物中亦含有诱导或抑制生物转化酶的非营养物质。烧烤食物、甘蓝和萝卜等含有肝微粒体单加氧酶系的诱导物，而水田芥则含有该酶的抑制剂。食物中的黄酮类也可抑制单加氧酶系的活性。

第三节 胆汁和胆汁酸的代谢

一、胆 汁

胆汁（bile）由肝细胞分泌，通过肝内胆道系统流出并储存于胆囊，再通过胆管系统进入十二指肠，参与膳食中脂类的消化和吸收。正常人的肝中平均每天分泌 300~700 ml 胆汁。从肝细胞初分泌的胆汁称肝胆汁（hepatic bile），清澈透明，呈金黄色或橘黄色，固体成分很少。肝胆汁进入胆囊后，胆囊壁上皮细胞吸收其中的部分水分和无机盐等其他成分，浓缩为原体积的 10%~20%，并分泌黏液等物掺入胆汁，从而浓缩成为胆囊胆汁（gallbladder bile），随后经胆总管流入十二指肠。胆囊胆汁呈暗褐色或棕绿色。

胆汁中的成分除水外，溶于其中的固体物质有蛋白质、胆汁酸、脂肪酸、胆固醇、磷脂、胆红素、磷酸酶和无机盐等，其中胆汁酸盐（胆盐，bile salt）的含量最高。在胆囊胆汁中，胆汁酸盐含量占总固体物质的 50%~70%。胆汁中还有多种酶类（脂肪酶、磷脂酶、淀粉酶和磷酸酶等)及其他排泄物,进入机体的药物、毒物、染料及重金属盐等异源物均可经肝的生物转化作用后随胆汁排出。因此,胆汁既是一种消化液,对脂类的消化吸收有促进作用,又可作为排泄液,将体内某些代谢产物及外源物质运输至肠,随粪便排出体外。正常人两种胆汁的部分性质和百分组成见表 4-2。

表 4-2 正常人两种胆汁的部分性质和百分组成

项目	肝胆汁	胆囊胆汁
比重	1.009~1.013	1.026~1.032
pH	7.1~8.5	5.5~7.7
水	96~97	80~86
固体成分	3~4	14~20
无机盐	0.2~0.9	0.5~1.1
黏蛋白	0.1~0.9	1~4
胆汁酸盐	0.5~2	1.5~10
胆色素	0.05~0.17	0.2~1.5
总脂类	0.1~0.5	1.8~4.7
胆固醇	0.05~0.17	0.2~0.9
磷脂	0.05~0.08	0.2~0.5

二、胆汁酸的代谢与功能

胆汁酸盐,主要指胆汁酸钠盐与钾盐,是胆汁的重要成分,它们在脂类消化吸收及调节胆固醇代谢方面起重要作用。

(一)胆汁酸的种类

1. 胆汁酸按其结构可分为游离胆汁酸和结合胆汁酸 游离胆汁酸(free bile acid)包括胆酸(cholic acid)、脱氧胆酸(deoxycholic acid)、鹅脱氧胆酸(chenodeoxycholic acid)和少量石胆酸(lithocholic acid);上述 4 种游离型胆汁酸的 24 位羟基与甘氨酸或牛磺酸的结合产物成为结合胆汁酸(conjugated bile acid),主要包括甘氨胆酸(glycocholic acid)、牛磺胆酸(taurocholic acid)、甘氨鹅脱氧胆酸(glycochenodeoxycholic acid)或牛磺鹅脱氧胆酸(taurochenodeoxycholic acid)。存在于人胆汁中的胆汁酸以结合型为主(占 90% 以上),其中甘氨胆酸与牛磺胆酸的比例为 3∶1。结合型胆汁酸水溶性较大,形成的结合型胆汁酸盐更稳定,在钙浓度较高的胆囊中和在十二指肠的偶尔酸性条件下均不发生沉淀。上述部分胆汁酸的结构式见图 4-2。

2. 胆汁酸按其生成部位及来源可分为初级胆汁酸和次级胆汁酸胆固醇 在肝细胞内转化生成的胆汁酸为初级胆汁酸(primary bile acid),包括胆酸和鹅脱氧胆酸及其与甘氨酸或牛磺酸结合后生成的甘氨胆酸、牛磺胆酸、甘氨鹅脱氧胆酸或牛磺鹅脱氧胆酸。初级胆汁酸分泌到肠道后受肠道细菌作用,第 7 位 α 羟基脱氧生成的产物为次级胆汁酸(secondary bile acid),包括脱氧胆酸和石胆酸及其在肝中分别与甘氨酸或牛磺酸的结合产物。

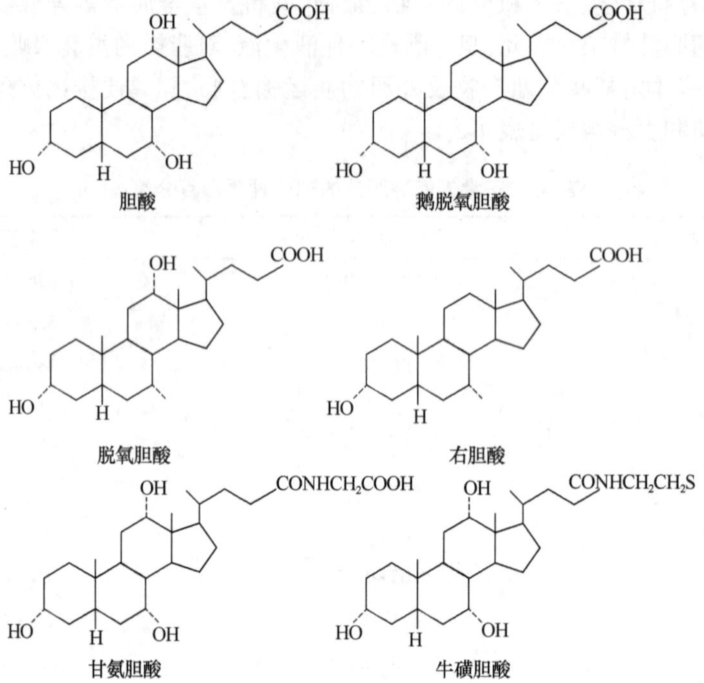

图 4-2　几种胆汁酸的结构式

（二）胆汁酸的生成

1. 初级胆汁酸的生成　正常人每日合成 1~1.5 g 胆固醇,其中约 2/5(0.4~0.6 g)在肝中转变为胆汁酸。肝细胞以胆固醇为原料在一系列酶的催化下转变为初级胆汁酸,其合成过程非常复杂,需经过多步酶促反应才能完成,催化各步反应的酶类主要分布在微粒体和胞液。胆固醇首先在胆固醇 7α-羟化酶(cholesterol 7α-hydroxylase)的催化下生成 7α-羟胆固醇,后者再经还原、羟化、侧链氧化断裂和加辅酶 A 等多步反应,最后生成具有 24 个碳的初级胆汁酸即胆酸(3α,7α,12α-三羟-5β-胆烷酸)和鹅脱氧胆酸(3α,7α-二羟-5β-胆烷酸),也可直接与甘氨酸或牛磺酸结合生成相应的结合型初级胆汁酸。胆固醇 7α-羟化酶是胆汁酸生成的限速酶,受胆汁酸和胆固醇的调节。

2. 次级胆汁酸的生成　结合型初级胆汁酸随胆汁排入肠道,在回肠和结肠上段内经肠道细菌酶的催化作用,使结合型胆汁酸水解脱去甘氨酸和牛磺酸而成为游离胆汁酸,后者继续在肠菌作用下,第 7 位 γ 羟基脱羟基而转变成次级胆汁酸,其中胆酸转变成脱氧胆酸,鹅脱氧胆酸转变成石胆酸,这两种游离型次级胆汁酸若经肠肝循环被重吸收入肝后,也可与甘氨酸或牛磺酸结合而成为次级结合胆汁酸。此外,肠道细菌还可将鹅脱氧胆酸转化成为熊脱氧胆酸(ursodeoxycholic acid),即将鹅脱氧胆酸 7α-羟基转变为 7β-羟基,亦归属次级胆汁酸。熊脱氧胆酸含量很少,对代谢没有重要意义,但有一定的药理意义。熊脱氧胆酸在慢性肝病治疗时具有抗氧化应激作用,可降低肝内胆汁酸潴留所引起的肝损伤,改善肝功能,减缓疾病的进程。排入肠道的胆汁酸中约 95% 被重吸收回肝,再分泌到肠道中。

3. 胆汁酸的肠肝循环及其意义　随胆汁经胆总管排入十二指肠的各种胆汁酸(游离型和结合型、初级和次级),约 95% 以上可被肠道重吸收入血,其中结合型胆汁酸在回肠部位以主动吸收为主,游离型胆汁酸在肠道各部以被动扩散吸收。重吸收的胆汁酸经门静脉入肝,在肝细胞内游离胆汁酸可再结合成结合型胆汁酸,并与肝细胞新合成的结合胆汁酸一起由胆道重新排入肠腔。胆汁酸在肝和肠之间的这种不断循环过程称为胆汁酸的"肠肝循环"(enterohepatic circulation of bile acid)(图4-3)。机体内胆汁酸储备的总量称为胆汁酸库(bile acid pool)。由于肝每天合成胆汁酸的量仅为0.4~0.6 g,肝胆内的胆汁酸池共3~5 g,即使全部倾入小肠也难以满足每日正常膳食中小肠内脂类消化吸收的需求。人体每天进行6~12次肠肝循环,从肠道吸收的胆汁酸总量可达12~32 g,其生理意义在于可以弥补肝合成胆汁酸能力的不足,使有限的胆汁酸库存循环利用,满足人体对胆汁酸的生理需要和发挥最大限度的乳化作用,以利于食物中脂类的消化吸收。

未被重吸收的小部分胆汁酸(主要为石胆酸)在肠菌的作用下,衍生成多种胆烷酸的衍生物随粪便排出。每天机体从粪便排出0.4~0.6 g胆汁酸盐,与肝细胞合成的胆汁酸量相平衡。此外,经肠肝循环回收入肝的石胆酸在肝中除了与甘氨酸或牛磺酸结合外,还硫酸化生成硫酸甘氨石胆酸和硫酸牛磺石胆酸。这些双重结合的石胆酸在肠道中不容易结合,亦不容易被肠道重吸收,从粪便中排出。因此,正常胆汁中石胆酸的含量甚微。

4. 胆汁酸生成的调节 主要受以下两方面因素的调节,其一是胆汁酸生成过程中的限速酶即胆固醇7α-羟化酶受胆汁酸本身的负反馈调节,使胆汁酸生成受到限制。如果能使肠道胆汁酸含量降低,减少

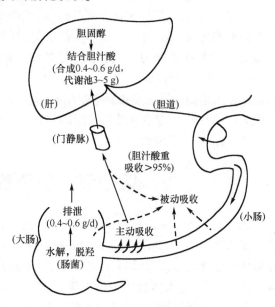

图4-3 胆汁酸的肠肝循环

重吸收的胆汁酸,可促进肝内胆固醇转化生成胆汁酸的速度而降低血清胆固醇量。临床考来烯胺(阴离子交换树脂)可减少肠道胆汁酸的重吸收,进而降低血清胆固醇含量。此外7α-羟化酶也是一种单加氧酶,维生素C对这种羟化反应有促进作用。其二是甲状腺素的调节作用,甲状腺素可诱导胆固醇7α-羟化酶及侧链氧化酶的活性,从而加速胆固醇转化为胆汁酸。所以,甲状腺功能亢进症患者血清胆固醇含量降低,而甲状腺功能减退患者血胆固醇含量升高。此外,食物胆固醇在抑制β-羟基-β-甲基戊二酸单酰辅酶A(HMG-CoA)还原酶合成的同时,诱导胆固醇7α-羟化酶活性,肝细胞通过这两个酶的协同作用维持肝细胞内胆固醇的水平。

(三)胆汁酸的生理功能

胆汁酸是胆汁的重要成分,是一类含有固醇核的二十四碳羧酸的总称,在胆汁中常以钠盐或钾盐形式存在,称胆汁酸盐。

1. 促进脂类的消化吸收 胆汁酸是较强的乳化剂,其分子表面既含有亲水的羟基和羧基,又含有疏水的甲基和烃基,亲水基团均为α型,甲基为β型,两类不同性质的基团恰好位于环戊烷多氢菲核的两侧,所以胆汁酸的立体构象具有亲水和疏水两个侧面,此结构特

点使胆汁酸分子具有较强的界面活性,能够降低脂-水界面的表面张力。胆汁酸盐可将脂类乳化成 3~10 μm 的细小微团,扩大脂类和脂酶的接触面,既有利于酶的消化作用,又有利于脂类的吸收。

2. 抑制胆汁酸中胆固醇的析出　人体内约 99% 的胆固醇随胆汁经肠道排出体外,其中 1/3 以胆汁酸形式,2/3 以直接形式排出体外。由于胆固醇难溶于水,胆汁在胆囊中浓缩后胆固醇容易析出。胆汁中的胆汁酸盐可使难溶于水的胆固醇分散成为可溶性微团,使之不易在胆囊中结晶析出。所以,胆汁酸盐在维持胆汁中胆固醇呈溶解状态中起着十分重要的作用。胆固醇是否从胆汁中沉淀析出主要取决于胆汁中胆汁酸盐和卵磷脂与胆固醇之间的合适比例。如果肝合成胆汁酸的能力下降,消化道丢失胆汁酸过多或肠肝循环中摄取胆汁酸过少,以及排入胆汁中的胆固醇过多(高胆固醇血症),均可造成胆汁中胆汁酸、卵磷脂和胆固醇的比值下降(小于 10∶1),易引起胆固醇析出沉淀,形成胆结石(gallstone)。胆结石因胆固醇含量可分为 3 类:胆固醇结石(cholesterol stone)、黑色素结石(black pigment stone)和棕色素结石(brown pigment stone)。结石中胆固醇含量超过 50% 的称为胆固醇结石。西方人的胆结石主要是胆固醇结石,其中胆固醇含量超过 80%。黑色素结石中胆固醇一般为 10%~30%,棕色素结石含胆固醇较少。西方黑色素结石占胆结石患者总数的 20%~25%,棕色素结石患者约占 5%,东方人患此类结石的人数较多。

第四节　胆色素代谢与黄疸

胆色素(bile pigment)是含铁卟啉化合物在体内分解代谢时的产物,包括胆红素(bilirubin)、胆绿素(biliverdin)、胆素原(bilinogen)和胆素(bilin)等化合物,由胆道排出。除胆素原族化合物无色外,其余均有一定颜色,因随胆汁排出,故称胆色素。其中胆红素居于胆色素代谢的中心,是人体胆汁中的主要色素,呈橙黄色。肝是胆红素代谢的主要器官。胆红素随胆汁排入肠道后,在肠道细菌的作用下转变为胆素原族化合物,最后氧化成胆素族化合物,随粪便排出体外。胆色素代谢异常时可导致高胆红素血症——黄疸。

一、胆红素的生成

(一) 胆红素的来源

体内含铁卟啉的化合物有血红蛋白、肌红蛋白、细胞色素、过氧化氢酶及过氧化物酶等。正常成人每天产生 250~350 mg 胆红素,其中 80% 以上来自衰老红细胞破坏所释放的血红蛋白的分解,其他则部分来自造血过程中某些红细胞的过早破坏(无效造血)及少量来自含血红素的酶的降解(如细胞色素、过氧化氢酶、过氧化物酶等)。肌红蛋白由于更新率低,所占比例很小。

(二) 胆红素的生成过程

体内红细胞不断更新,其寿命平均约为 120 d。衰老的红细胞主要被肝、脾、骨髓等单核吞噬系统细胞识别并吞噬,释放出血红蛋白。血红蛋白随后分解为珠蛋白和血红素。其珠蛋白部分被分解为氨基酸,被再利用;血红素则由单核吞噬系统细胞降解成胆红素。血红素是 4 个吡咯环由甲炔桥(═CH—)连接形成的环形化合物,并螯合 1 个铁离子。血红素由单核吞噬系统细胞微粒体血红素加氧酶(heme oxygenase,HO)的催化,在至少 3 分子 O_2 和 3 分子 NADPH 的参与下,其分子中的 γ-甲炔基(═CH—)的碳原子两侧断裂,从而生成一氧化碳(CO)、铁和胆绿素。释放的铁进入体内铁代谢池,可供机体再利用或以铁蛋白形式储存。胆绿素进一步在胞液中胆绿素还原酶的催化下,从 NADPH 获得两个氢原子,还原生成胆红素(图 4-4)。由于该酶活性较高,反应迅速,故正常人无胆绿素堆积。胆红素的亲水基团(羧基、羟基和亚氨基)形成氢键后隐藏于分子的内部,而疏水基团暴露在分子的表面,因此胆红素具有疏水亲脂性质,极易透过生物膜。

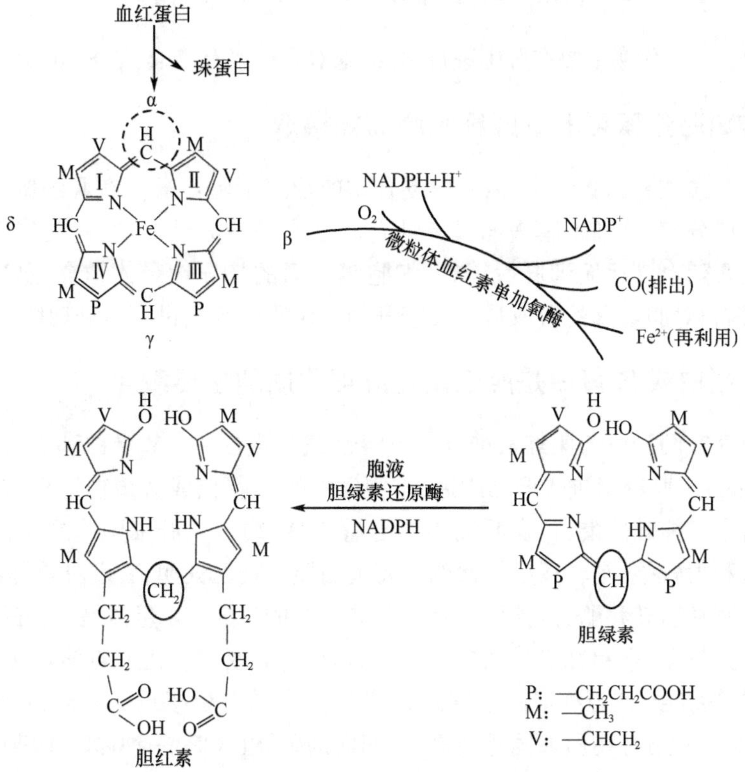

图 4-4 胆红素的生成

二、胆红素在血液中的转运

胆红素是难溶于水的脂溶性物质,在单核吞噬系统的细胞中生成后透过细胞膜,直接释放入血,主要与血浆清蛋白结合成胆红素-清蛋白复合物的形式存在与运输。此时的胆红素尚未经肝细胞进行结合转化,故称为未结合胆红素(unconjugated bilirubin)、游离胆红素(free bilirubin)或血胆红素。血浆清蛋白与血红素的结合,一方面增加了胆红素在血浆中的溶解度,有利于运输;另一方面限制了它自由透过各种生物膜,使其不致对细胞发生毒性作用。

正常人血浆中胆红素浓度为 0.2~1.0 mg/dl,而每 100 ml 血浆清蛋白可结合 20~25 mg 胆红素。所以正常情况下,血浆清蛋白足以结合全部胆红素,不与清蛋白结合的胆红素甚微。但胆红素与清蛋白的结合是非特异性、非共价可逆性的。当血浆中清蛋白含量明显降低、结合部位被其他物质所占据或降低胆红素结合部位的亲和力时,均可促使胆红素从血浆向组织细胞转移。例如,某些有机阴离子(如磺胺药、脂肪酸、水杨酸、胆汁酸等)可与胆红素竞争清蛋白分子上的结合部位,干扰胆红素与清蛋白的结合或改变清蛋白的构象,从而使胆红素游离出来。过多的游离胆红素则可与脑部基底核的脂类结合,干扰脑的正常功能,称为胆红素脑病(bilirubin encephalopathy)或核黄疸(kernicterus)。因此,对有黄疸倾向的患者或新生儿生理性黄疸,应该尽量避免使用上述药物。因此,血浆清蛋白与胆红素的结合仅起到暂时性的解毒作用,其根本性的解毒依赖肝与葡糖醛酸结合的生物转化作用。

三、胆红素在肝细胞内的代谢

胆红素的进一步代谢主要在肝中进行,肝细胞对胆红素有摄取、结合、排泄等重要作用。

(一) 游离胆红素可渗透肝细胞膜而被摄取

血液中胆红素主要以胆红素-清蛋白复合物的形式运输至肝。在肝细胞膜肝血窦中胆红素先与清蛋白分离,肝细胞膜表面具有结合胆红素的特异性受体,对胆红素有较强的亲和力。当胆红素随血液运输到肝后,与肝细胞膜表面的特异性受体结合,迅速被肝细胞摄取。所以,肝细胞对胆红素的摄取量取决于肝细胞对胆红素的进一步处理能力。

(二) Y 蛋白或 Z 蛋白是胆红素在肝细胞质的主要载体

肝细胞中存在两种可与胆红素结合的可溶性载体蛋白——Y 蛋白和 Z 蛋白,也称为配体蛋白(ligandin)。胆红素进入肝细胞后,与胞质中的 Y 蛋白或 Z 蛋白结合,其中以 Y 蛋白为主。Y 蛋白是一种碱性蛋白,在肝细胞内含量丰富,约占人肝细胞胞质蛋白总量的 2%,对胆红素的亲和力较强,是转运胆红素的主要蛋白质。现已证明,Y 蛋白是肝细胞内与生物转化有关的谷胱甘肽转移酶,能催化谷胱甘肽结合物的生成。Z 蛋白是一种酸性蛋白质,它与胆红素结合力较差,在胆红素代谢中的重要性次于 Y 蛋白。当胆红素浓度较低时,胆红素优先与 Y 蛋白结合,在胆红素的浓度高到使 Y 蛋白结合量接近饱和时,Z 蛋白的结合量就会增加。此外,脂溶性物质如固醇类物质、四溴酚磺肽(BSP,一种诊断用染料)、某些染料及一些有机阴离子等与 Y 蛋白都具有很强的结合力,可竞争 Y 蛋白的结合,影响胆红素的转运。Y 蛋白是一种诱导蛋白,许多药物如苯巴比妥等可诱导肝细胞合成 Y 蛋白,加强胆红素的运输。婴儿在出生 7 周后,体内 Y 蛋白的水平才能达到成年人的水平,故此时期可发生新生儿生理性黄疸,临床上可用苯巴比妥消除新生儿黄疸。

胆红素由 Y 蛋白或 Z 蛋白结合运输至滑面内质网。在 UDP-葡糖醛酸转移酶的催化下,胆红素接受来自 UDP-葡糖醛酸的葡糖醛酸基,生成水溶性的葡糖醛酸胆红素(bilirubin glucuroride)。由于胆红素有两个自由羧基,故至多可与两分子葡糖醛酸结合。胆红素葡糖醛酸二酯是其主要的结合产物,仅有少量胆红素葡糖醛酸一酯生成(图4-5)。除可与葡糖醛酸结合外,少量的胆红素还可与硫酸根相结合生成硫酸酯。这些经肝细胞转化、与葡萄糖醛酸或硫酸相结合的胆红素称为结合胆红素(conjugated bilirubin)。结合胆红素水溶性强,被肝细胞排出到毛细胆管中,作为胆汁的组成成分随胆汁排入小肠。经肝转化生成的结合胆红素的极性增强,可通过肾随尿排出,但不易透过细胞膜,所以其毒性明显降低。结合胆红素与未结合胆红素不同理化性质的比较见表4-3。苯巴比妥具有诱导肝细胞合成UDP-葡糖醛酸转移酶的作用,故临床上可用于治疗新生儿高胆红素血症。

$$胆红素 + UDPGA \xrightarrow[转移酶]{UDP-葡糖醛酸基} 胆红素葡糖醛酸一酯 + UDP$$

$$胆红素葡糖醛酸一酯 + UDPGA \xrightarrow[转移酶]{UDP-葡糖醛酸基} 胆红素葡糖醛酸二酯 + UDP$$

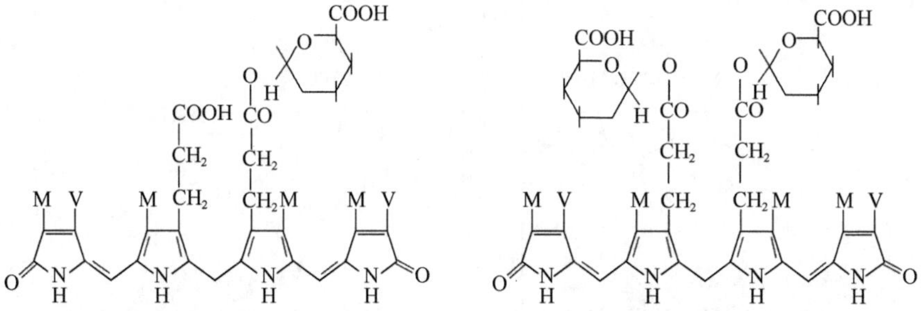

图 4-5 葡糖醛酸胆红素的生成及其结构

M：—CH₃；V：—CH=CH₂

    血浆中的胆红素通过细胞膜特异受体、肝细胞胞质内载体蛋白和内质网的葡糖醛酸转移酶的联合作用,不断被肝细胞摄取、结合、转化与排泄,从而不断地被清除。

表 4-3 两种胆红素理化性质的比较

理化性质	未结合胆红素	结合胆红素
同义名称	间接胆红素、游离胆红素、血胆红素、肝前胆红素	直接胆红素、肝胆红素
与葡糖醛酸结合	未结合	结合
水溶性	小	大
脂溶性	大	小
透过细胞膜的能力及毒性	大	小
能否透过肾小球随尿排出	不能	能
与重氮试剂反应	间接阳性	直接阳性

四、胆红素在肠中的转变

    结合胆红素随胆汁排入肠道后,在肠道细菌的作用下进行水解反应和还原反应,脱去葡糖醛酸基,被还原成多种无色产物,包括中胆素原、粪胆素原和尿胆素原,总称胆素原(图4-6)。肠中生成的胆素原大部分(80%~90%)随粪便排出。在结肠下段,无色的胆素原经空气氧化成尿胆素和粪胆素,呈黄褐色,是粪便的主要色素。成人一般每天排出胆素原 $40\sim280$ mg。当胆道完全堵塞时,胆红素不能排入肠道中转变为胆素原和胆素,所以粪便呈灰白色。新生儿肠道中的细菌较少,粪便中的胆红素未被细菌作用而使粪便呈橘黄色。

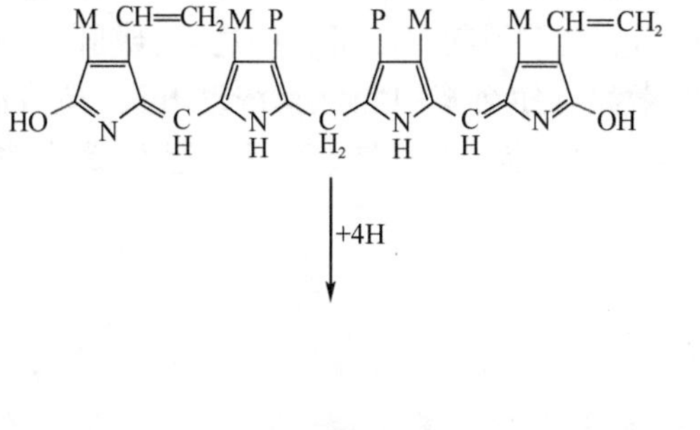

胆红素

+4H

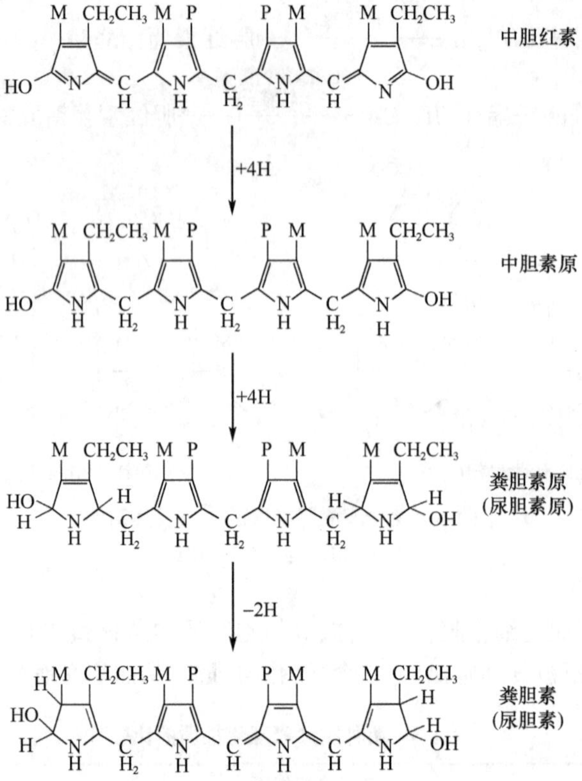

图 4-6　胆红素在肠道中的代谢

M：—CH$_3$；P：—COOH

在生理情况下,肠道中生成的胆素原有 10%~20% 被肠黏膜细胞重吸收,经门静脉入肝大部分再次随胆汁排入肠腔,形成胆素原的肠肝循环(bilinogen enterohepatic circulation)。重吸收的胆素原有少部分进入体循环,并运至肾随尿排出,称为尿胆素原。后者经空气氧化成尿胆素(图 4-7),是尿液中的主要色素。正常人每天从尿液中排出的尿胆素原为 0.5~4.0 mg。

临床上将尿胆红素、尿胆素原、尿胆素称为尿三胆,是黄疸类型鉴别诊断的常用指标。正常人尿液中检测不到尿胆红素。

五、血清胆红素与黄疸

正常人由于胆色素代谢正常,血清中胆红素含量甚微,其总量为 1.71~17.1 μmol/L,其中间接胆红素约占 4/5,其余为直接胆红素。未结合胆红素是脂溶性物质,极易穿过细胞膜对细胞造成危害,尤其是对富含脂类的神经细胞,能严重影响神经系统的功能。因此,肝通过摄取、生物转化及排泄等作用将胆红素与葡糖醛酸结合,变成极易排泄的水溶性结合胆红素,对机体具有重要的保护作用。凡能引起胆红素生成过多,或肝细胞对胆红素摄取、生物转化、排泄过程发生障碍的因素都可使血浆中胆红素浓度升高,造成高胆红素血症。过量的胆红素可扩散入组织,造成组织黄染,以皮肤、巩膜等组织更为明显,称为黄疸(jaundice)。

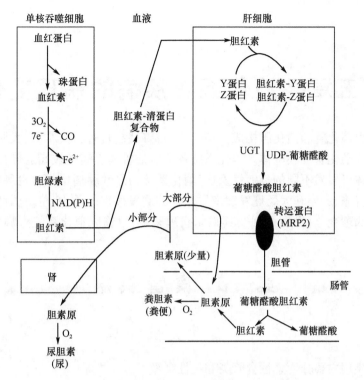

图 4-7　胆红素的生成与胆素原的肠肝循环

（刘　超）

第五章　消化系统疾病的病理变化

消化系统由消化管和消化腺构成。消化管包括口腔、食管、胃、小肠、大肠,消化腺包括涎腺、肝、胰腺及消化管黏膜腺体。消化系统各器官是机体患病率较高的部位,许多理化因素及各种病原体可引发不同的炎症性疾病,消化系统的恶性肿瘤也是常见肿瘤,据统计,在我国,食管癌、胃癌、肝癌和大肠癌发病率居恶性肿瘤发病率的前10位。因此,充分了解消化系统疾病的病理变化、发病机制及其临床病理联系,对临床消化系统疾病的诊治和预防有着重要意义。

第一节　食管疾病

一、食管炎性疾病

食管炎性疾病主要分为急性食管炎和慢性食管炎。

(一) 急性食管炎(acute esophagitis)

临床少见,可由细菌、病毒、真菌等多种病原微生物引起,常继发于恶性肿瘤、免疫功能低下、糖尿病等疾病,也可由机械性损伤、化学性损伤引起。病变处食管黏膜充血、水肿、糜烂及溃疡,伴有不同程度中性粒细胞浸润。白喉杆菌、白色念珠菌性食管炎可见由纤维素构成的白色假膜。

(二) 慢性食管炎(chronic esophagitis)

多因急性食管炎迁延而致。其中主要有反流性食管炎和Berrett食管。

1. 反流性食管炎(reflux esophagitis)　是慢性食管炎中的特殊类型,相对常见。主要是胃和(或)十二指肠液及胆汁反流入食管,刺激食管黏膜引起损伤所致。有报告称迷走神经功能障碍在本病发病中可能起重要作用。病变多累及食管下段。肉眼观,黏膜充血、水肿、糜烂。光镜下,早期病变以嗜酸粒细胞浸润为主,伴中性粒细胞渗出,偶尔可伴有局灶性上皮细胞变性坏死。病变进展,鳞状上皮基底细胞增生,上皮脚下延,固有膜乳头高度增加,鳞状上皮内可见嗜酸粒细胞浸润。病变进展可形成浅表性溃疡,病变长期持续可能导致肉芽组织形成,进而形成纤维瘢痕组织,严重病例可致食管狭窄。

2. Barrett食管(Barrett's esophagus)　是指食管远端黏膜的鳞状上皮被化生的腺上皮所替代的现象。长期的胃食管反流是该病变的主要原因。病变位于食管括约肌水平以上部位的食管黏膜。肉眼观,病变区黏膜呈橘红色,天鹅绒样不规则环状,或呈指状突起。光镜下见病变黏膜由相似于胃黏膜和小肠黏膜的腺体构成,腺体排列不规则,可见管腔扩张,伴不同程度的纤维化和炎细胞浸润,局部黏膜肌层增厚(图5-1、彩图-29)。目前认为Barrett食管为一种癌前病变,化生的腺上皮可发生异型增生,并进一步发展为黏膜内癌及浸润癌,

Barrett 食管癌变率可达 10%。

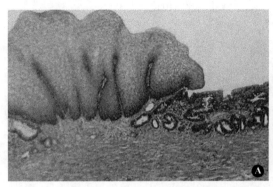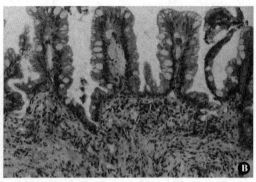

图 5-1　Barrett 食管

A. 无序排列的腺体(右)与邻近增生的鳞状上皮(左)；B. 由杯状细胞和柱状细胞构成的绒毛样结构,其下为慢性炎症性间质

二、食管狭窄、扩张和贲门失弛缓症

(一) 食管狭窄

食管狭窄(esophageal stenosis)的常见原因主要有炎症、化学性物质腐蚀、肿瘤等。因化学物质如强酸强碱摄入导致黏膜上皮及上皮下组织损伤,经肉芽组织修复后形成瘢痕性狭窄;食管肿瘤如食管癌不同程度地阻塞食管管腔;食管周围组织病变从外部压迫食管,可导致食管狭窄,如肺及纵隔肿瘤、动脉瘤、甲状腺肿压迫等。

(二) 食管扩张

食管扩张(dilatation of esophagus)有原发性和继发性两种,继发性常发生于食管狭窄部位的上方,实为食管狭窄的并发症。原发性扩张有两种类型:一种是全食管扩张(广泛性扩张);另一种则是局部食管扩张,称为憩室。

1. 广泛性扩张　又称为巨大食管症(megaesophagus)。为先天性,发病原因不清,可能因食管神经肌肉功能障碍导致全食管扩张。

2. 憩室(diverticulum)　是食管局限性扩张的结果。发生于食管上部的 Zenker 憩室,是因食管壁结构薄弱导致食管黏膜外凸的结果,属于真性膨出性憩室。此种憩室多发生于食管与咽交界处,憩室多突出于后壁。另一种憩室则是牵引性憩室,主要是食管周围组织慢性炎症导致纤维组织增生,增生的纤维瘢痕组织与食管壁粘连,牵拉食管壁所致。

(三) 贲门失弛缓症

失弛缓症(achalasia)又称贲门痉挛,是指食管下端括约肌对吞咽反应不能完全松弛,该现象导致食管功能性梗阻,致使食物不能完全进入胃内。失弛缓症通常发生于成人,也可见于儿童,其发病机制不明。食管中下段食管壁平滑肌的运动受该节段食管壁内神经节的调节。在几乎所有病例中,食管下 1/3 肌层内神经节细胞几乎完全消失,而在食管中 1/3,约有 20% 病例神经节细胞消失,其余神经节细胞可见变性改变。早期病变是可逆的,随着时间推移,可出现继发性改变,包括食管下端括约肌水平以上食管扩张,肌层肥厚或变薄,黏膜的炎症及溃疡形成,晚期可致纤维性狭窄,引起食管机械性梗阻。

第二节 胃 炎

胃炎(gastritis)是一组常见的胃黏膜炎症性病变,按病程和病变可分为急性胃炎和慢性胃炎两大类。急性胃炎以中性粒细胞浸润为特征,慢性胃炎则以淋巴细胞、浆细胞浸润为主,并有胃黏膜腺体萎缩和肠上皮化生。

一、急 性 胃 炎

(一) 病因和发病机制

急性胃炎(acute gastritis)可由很多因素引发,其中包括:过量服用非甾体类药物如阿司匹林等;过度饮酒、吸烟;强酸强碱刺激;全身性疾病如恶性肿瘤、尿毒症、休克;全身感染和应激反应等。有些急性胃炎病因不明,称特发性胃炎。

(二) 病理变化和类型

由于损伤程度和持续时间不同,胃黏膜可发生不同程度的充血、水肿、中性粒细胞浸润,严重病例可见出血、糜烂,甚至坏死,并可引起穿孔。按照病因和病变可分为下列类型:①急性刺激性胃炎(acute irritated gastritis);②急性出血性胃炎(acute hemorrhagic gastritis)③急性腐蚀性胃炎(acute corrosive gastritis);④急性感染性胃炎(acute infective gastritis)等。

二、慢 性 胃 炎

慢性胃炎(chronic gastritis)是胃炎中常见的类型,多见于胃窦部,病变呈局灶性或弥漫性,病因和病变比较复杂。

(一) 病因和发病机制

能引起慢性胃炎的病因很多,一些物理、化学因素的长期刺激、生物因素、免疫因素等都可引起慢性胃炎。常见的病因如下。

(1) 幽门螺杆菌(Helicobacter pylori,Hp)感染在慢性胃炎尤其是慢性萎缩性胃炎发生中可能起重要作用,Hp为一种革兰阴性微需氧菌,可能特异性定居于胃黏膜。Hp通过分泌某些酶类(尿素酶、蛋白溶解酶、磷脂酶 A 等),以及某些代谢产物、毒性因子(氨、细胞空泡毒素等)和炎症介质(白三烯、趋化因子)的释放引起胃黏膜上皮细胞和血管内皮细胞损伤,导致慢性胃炎。

(2) 自身免疫损伤:此类患者临床表现为胃酸缺乏、恶性贫血等症状。

(3) 十二指肠液及胆汁反流至胃内,导致胃黏膜屏障作用减弱或消失,引起胃黏膜的炎症反应。

(4) 慢性刺激如致炎因子长期存在致胃炎反复发作、刺激性食物、过度饮酒及某些药物等,可导致胃黏膜损伤而引发慢性胃炎。

（二）病理类型和病变

1. 慢性浅表性胃炎（chronic superficial gastritis）　为慢性胃炎中最常见的类型，病变多发生于胃窦部。胃镜可见黏膜充血、水肿，表面可有灰白色或灰黄色分泌物，有时可见散在糜烂和点状出血。光镜下见黏膜浅层弥漫性淋巴细胞和浆细胞浸润，但胃黏膜上皮和胃腺体无明显改变。活动期可见中性粒细胞浸润。

2. 慢性萎缩性胃炎（chronic atrophic gastritis）　胃黏膜广泛或局限性炎症且伴有腺体萎缩时称为萎缩性胃炎，根据其发生是否与自身免疫有关，分为 A、B 两型。A 型的发生和自身免疫有关，常伴有恶性贫血，病变主要位于胃体和胃底；B 型发病和自身免疫无关，又称为单纯性萎缩性胃炎，常见于胃窦部。

胃镜可见黏膜变薄，皱襞平坦或消失；正常的橘红色变浅、消失，呈灰白或灰黄色；黏膜下血管清晰可见，有时出现渗出和糜烂。光镜下胃黏膜弥漫性淋巴细胞、浆细胞浸润，累及黏膜全层，可见淋巴滤泡形成；胃黏膜固有腺体萎缩、变小、稀疏，有时可见腺体囊性扩张，黏膜肌增厚。在部分病例中，胃小凹及黏液层内可查见 Hp；另一个重要而且常见的病变是腺体的化生性改变，有两种形态的化生：一种是假幽门腺化生（pseudopyloric metaplasia），即胃底型腺体

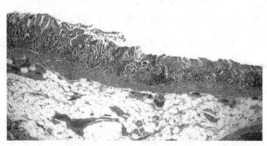

图 5-2　慢性萎缩性胃炎
胃黏膜固有腺体萎缩伴肠上皮化生，黏膜下层见淋巴滤泡形成

被分泌黏液的腺体所取代；另一种为肠上皮化生（intestinal metaplasia），是胃黏膜腺体被肠腺上皮所取代的过程（图 5-2、彩图-30）。

3. 肥厚性胃炎（hypertrophic gastritis）　亦称 Ménétrier 病。病变主要累及胃底和胃体，胃镜见黏膜层明显增厚，皱襞肥大、加深似脑回状。光镜下胃小凹明显伸长，腺体增生、肥大，有时穿过黏膜肌层，炎症反应不明显。

4. 疣状胃炎（gastritis verrucosa）　以黏膜表面出现痘疹样突起为特征，中央多发性糜烂、凹陷，以胃窦部多见。

第三节　消化性溃疡

消化性溃疡（peptic ulcer）又称溃疡病，是指胃和十二指肠黏膜因自身消化作用所引起的慢性溃疡性病变，是胃和十二指肠的常见病，多见于青壮年。十二指肠溃疡远较胃溃疡多见，前者占 70%，后者占 25%，胃与十二指肠同时发生者称复合性溃疡，约占 5%。

一、病因及发病机制

胃和十二指肠消化性溃疡的病因及其发病机制还未完全阐明，目前认为主要与胃液的消化作用、幽门螺杆菌感染和神经内分泌失调所导致的胃黏膜自身屏障作用破坏有关。胃液的消化作用与黏膜防御屏障处于动态平衡状态，任何因素导致这种平衡破坏则引起黏膜损伤，溃疡形成。

正常胃黏膜防御屏障包括：①黏液-碳酸氢盐屏障，这一屏障使胃内容物和胃黏膜隔离，同时具有中和作用，从而避免胃液对胃黏膜的自身消化；②黏膜上皮屏障，黏膜上皮具有很强的再生能力，当有害刺激作用导致上皮受到损伤时，腺颈部上皮迅速增生并取代受损伤的上皮细胞，保证了黏膜的完整性；③胃黏膜中丰富的血液循环可及时消除有害因子，保持局部微环境稳定。

导致黏膜屏障破坏的因素很多，其中 Hp 感染被认为是最重要的因素之一，胃的消化性溃疡中，周边黏膜 Hp 检出率可达70%以上，十二指肠溃疡中 Hp 检出率甚至可达100%。在消化性溃疡形成过程中，Hp 的作用包括黏膜上皮直接损伤、通过酶类和/或某些炎症介质的释放，损伤黏膜上皮和血管内皮，降低黏膜防御功能；此外，胃酸分泌过多和胃排空延缓在消化性溃疡形成中也起着重要作用。胃酸分泌过多是直接导致黏膜损伤的重要因素，这在十二指肠溃疡发生中作用更为重要。胃酸过多与壁细胞的数量增多和反应性增强密切相关，如副交感神经兴奋性增强，Hp 也可能通过促进胃黏膜中 G 细胞分泌促胃液素，使胃酸分泌增多，胃酸自身消化作用增强；胃排空延缓、胆汁反流可增加胃黏膜与胃液接触时间，促进自身消化作用；其他因素，如长期服用非甾体类抗炎药、吸烟、高钙血症等均可能是溃疡发生的诱因。

二、病 理 变 化

肉眼观，胃溃疡多位于胃小弯近幽门部，为圆形或椭圆形，一般为单个，直径多在 2 cm 以内（图 5-3、彩图-31），溃疡边缘整齐，底部平坦，溃疡深浅不一，浅者仅累及黏膜下层，深者可达肌层或浆膜。近贲门侧溃疡较深，呈潜掘状，近幽门侧较浅，呈斜坡状，切面呈斜漏斗状，溃疡表面常覆以灰白或灰黄色分泌物，周围黏膜皱襞向溃疡处集中。

光镜下，活动期溃疡的底部分为 4 层结构：①渗出层：位于最表层，为少量炎性渗出物（中性粒细胞和纤维素等）。②坏死层：由坏死的细胞、组织碎片等构成。③肉芽组织层：由新生的毛细血管和成纤维细胞构成。④瘢痕层：主要由增生的纤维结缔组织构成，瘢痕层内可见小动脉呈增殖性动脉内膜炎改变，并可见血栓形成，血栓形成可防止血管溃破、出血，但也影响局部血供，不利于溃疡面的愈合。此外，溃疡底部神经纤维常发生变性、断裂和增生，呈扭曲状或小球状，形成创伤性神经瘤，是导致临床疼痛的病理学基础（图 5-4、彩图-32）。

十二指肠溃疡多发生于十二指肠球部

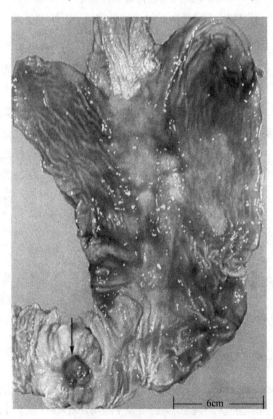

图 5-3　胃消化性溃疡
胃小弯近幽门部见一椭圆形溃疡，直径约 2.0 cm

前壁或后壁,较小,多在 1.0 cm 以内,其形态特点与胃溃疡相似。

三、结局和并发症

1. 愈合(healing)　溃疡表面的渗出物和坏死组织逐渐被吸收或排出,肉芽组织增生填补组织缺损,肉芽组织逐渐演变为瘢痕组织,组织缺损填补后,周围黏膜再生,覆盖创面而愈合。

2. 出血(hemorrhage)　为最常见的并发症,约发生于 1/3 患者中,溃疡底部毛细血管破裂引起的少量出血可表现为大便潜血阳性。少数患者因较大血管破裂导致大出血,表现为呕血和黑便,严重者可导致失血性休克。

3. 穿孔(perforation)　发生率为 5% 左右。溃疡性病变进展穿透浆膜引发穿孔,尤以十二指肠溃疡多见。胃及十二指肠内容物进入腹腔,引起急性弥漫性腹膜

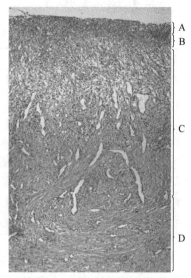

图 5-4　胃消化性溃疡
A. 渗出层;B. 坏死层;C. 肉芽组织层;
D. 瘢痕层

炎。例如,溃疡穿孔较慢,且穿孔前已与邻近器官粘连或由大网膜包裹,则称慢性穿孔,形成局限性腹膜炎。

4. 幽门狭窄(pyloric stenosis)　发生率为 2% ~ 3%。溃疡累及幽门管,该处黏膜充血、水肿,幽门括约肌痉挛,导致功能性梗阻,或因过多的瘢痕形成,瘢痕收缩导致局部狭窄,引起机械性梗阻。临床上出现胃内容物潴留、反复呕吐、水电解质失衡等。

5. 恶变(malignant transformation)　胃溃疡癌变率约为 1%,十二指肠溃疡几乎不发生恶变。

四、临床病理联系

溃疡病的主要临床表现是上腹部长期性、周期性和节律性疼痛,可呈钝痛、烧灼痛或饥饿痛。剧烈疼痛常提示发生穿孔。胃溃疡常表现为进食后疼痛,十二指肠溃疡常为空腹痛。此外,尚有反酸、嗳气、消瘦等症状。

第四节　病毒性肝炎

病毒性肝炎(viral hepatitis)是一组由肝炎病毒引起的以肝细胞变性、坏死和凋亡为主要病变的传染病。其发病率高,传染性强,是全球最重要的传染病之一。中国是病毒性肝炎高发区,乙型肝炎表面抗原携带者约 1.2 亿人,每年因肝病而死亡者约 30 万人,其中约半数死于原发性肝细胞癌,大多与乙型肝炎病毒感染有关,对我国人口健康威胁极大,是我国重点防治的传染病之一。

一、病因及发病机制

目前已知肝炎病毒有甲、乙、丙、丁、戊和庚 6 种类型,其中已经明确能导致人类肝炎的是甲、乙、丙、丁和戊型,而庚型肝炎病毒尚未证实可引起人类肝炎。各型肝炎病毒及其所

引起的肝炎的特点见表 5-1。

表 5-1　各型肝炎病毒其所引起的肝炎的特点

病毒类型	HAV	HBV	HCV	HDV	HEV	HGV
肝炎类型	甲型肝炎	乙型肝炎	丙型肝炎	丁型肝炎	戊型肝炎	庚型肝炎
病毒大小(nm)	27~32	42	30~60	35~37	27~34	50~100
病毒性质	小 RNA	DNA	单链 RNA	缺陷病毒	单链 RNA	单链 RNA
主要传播途径	粪-口	密切接触、输血、注射	密切接触、输血、注射	密切接触、输血、注射	粪-口	输血、注射
潜伏期	2~4 周	8~16 周	2~26 周	4~20 周	2~8 周	不详
主要发病机制	细胞直接损伤	免疫损伤	免疫损伤	免疫损伤	直接/免疫损伤	不详
转成慢性肝炎	无	5%~10%	>70%	<5%	罕见	罕见

　　不同类型的病毒引起肝损害的机制不尽相同。一般认为,甲型、丁型肝炎是由 HAV、HDV 在肝内复制而直接引起的肝细胞损伤。而 HBV 引起的肝损伤与人体对病毒的细胞毒性免疫反应密切相关。HBV 进入肝细胞后在肝细胞内复制并释放入血,同时在肝细胞表面留下特异性病毒抗原。病毒入血后刺激机体免疫系统,产生特异性抗体,并且使 T 淋巴细胞致敏。致敏的 T 淋巴细胞识别并结合肝细胞膜上的病毒抗原,经细胞毒作用,导致受感染的肝细胞发生变性和死亡。这是导致肝细胞损害的主要作用机制,此外,肝细胞表面的 HBV 抗原,在与相应抗体结合后形成免疫复合物,通过激活补体系统引起肝细胞破坏。由于人体的免疫状态和感染的病毒数量及毒力不同,肝细胞损伤的程度也不尽相同,从而表现为不同的临床病理类型。

二、基本病理变化

　　各型病毒性肝炎的病变大致相同,病变以肝细胞的变性、坏死为主,同时伴不同程度的炎细胞浸润、肝细胞再生,慢性肝炎可见不同程度的纤维组织增生。

(一) 肝细胞变性

　　1. 细胞水肿(cellular swelling)　或称水样复性,是病毒性肝炎最常见的病理改变。光镜下见受累肝细胞肿胀、胞质疏松呈网状、半透明,称胞质疏松化;病变进一步发展,肝细胞水肿加重,致使肝细胞胀大呈球形,胞质几乎完全透明,称为气球样变(ballooning change)(图 5-5、彩图-33)。

　　2. 嗜酸性变　多累及单个肝细胞,散在于肝小叶内。镜下见肝细胞胞质浓缩,嗜酸性增强,颗粒性消失。

　　3. 脂肪变性　肝细胞脂肪变性最常发生在丙型肝炎中。

图 5-5　病毒性肝炎(肝细胞水变性)

（二）肝细胞坏死

肝细胞的坏死为溶解性坏死,由严重的细胞水肿发展而来。根据肝细胞坏死的范围、分布特点及坏死灶的形态可将肝细胞坏死分为以下4种。

1. 点状或灶性坏死（spotty necrosis）　此种坏死一般仅累及单个或数个肝细胞,坏死灶散在于肝小叶内,坏死区可伴中性粒细胞浸润。常见于急性普通型肝炎。

2. 碎片状坏死（piecemeal necrosis）　碎片状坏死是指发生在肝小叶周边界板处的少量肝细胞呈小片状坏死、溶解,该处可见淋巴细胞和浆细胞浸润。随病变持续或进展,汇管区纤维组织增生,并由此坏死区向肝小叶内延伸,成为肝硬化的病理基础。碎片状坏死是慢性肝炎处于活动期的主要病变之一。

3. 桥接坏死（bridging necrosis）　桥接坏死是指肝细胞坏死灶融合呈带状向小叶内伸展,构成两个中央静脉之间、两个汇管区之间或中央静脉与汇管区之间相互连接的坏死带。坏死区常伴肝细胞不规则再生及纤维组织增生,随病变进展逐渐形成纤维间隔,分隔原有肝小叶。此病变常见于中、重度慢性肝炎。

4. 大块坏死（massive necrosis）　大块坏死是指累及整个或几个肝小叶的肝细胞溶解坏死。由于坏死范围广,正常肝组织结构塌陷而不易辨认,汇管区呈集中现象,并可见大量炎细胞浸润,常见于亚急性重型肝炎或急性重型肝炎。

（三）肝细胞凋亡

常由嗜酸性变发展而来,在嗜酸性变基础上,细胞核进一步浓缩以致消失。形成均质粉染的圆形小体,并与相邻的肝细胞脱离,称为嗜酸小体（acidophilic body）。目前认为肝细胞嗜酸性变是肝细胞凋亡的早期改变,而嗜酸性小体即为凋亡小体（图5-6、彩图-34）。

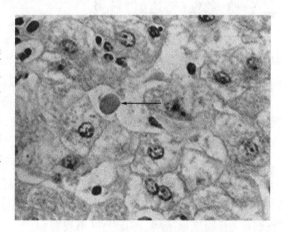

图5-6　病毒性肝炎嗜酸性小体形成

（四）炎细胞浸润

炎细胞主要是淋巴细胞和单核细胞,有时见少量浆细胞及中性粒细胞等。

（五）肝细胞再生与间质反应性增生

（1）肝细胞再生:肝细胞坏死时,邻近的肝细胞可通过分裂而再生,使坏死细胞得以修复。在肝炎恢复期或慢性阶段,肝细胞再生较为明显。再生的肝细胞体积较大,细胞核大而染色较深,有的可有双核。

（2）Kupffer细胞增生和肥大:这是肝内单核吞噬细胞系统的增生性反应。增生的细胞呈梭形或多角形,胞质丰富,突出于窦壁或自壁上脱入窦内成为游走的吞噬细胞。

（3）间叶细胞和成纤维细胞增生。

（4）小胆管增生:在慢性病例中,汇管区尚可见细小胆管增生。

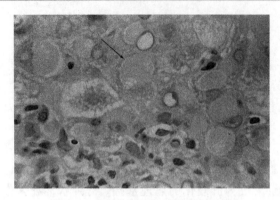

图 5-7　病毒性肝炎毛玻璃样肝细胞

（六）毛玻璃样肝细胞

见于乙型肝炎病毒携带者或慢性肝炎患者的肝组织。光镜下可见肝细胞体积稍大,胞质内充满嗜酸性细颗粒,不透明似毛玻璃样,故称毛玻璃样肝细胞。免疫组化染色 HBsAg 呈阳性反应,证实肝细胞胞质内有 HBsAg 存在。电镜显示光面内质网内有大量 HBsAg,呈线状或小管状(图5-7、彩图-35)。

三、临床病理类型

各型肝炎病毒引起的肝炎,其病理变化和临床表现基本相同。目前常用的分类方法是按照病因分类,即分为甲、乙、丙、丁、戊、庚 6 型肝炎;通常根据病程把病毒性肝炎分为急性肝炎和慢性肝炎;根据病变程度把病毒性肝炎分为普通型肝炎和重型肝炎;此外,每类又可分为若干亚类。下面简要介绍各型肝炎的病变特点和临床表现。

（一）急性（普通型）肝炎

急性(普通型)肝炎最常见,临床上根据有无黄疸,分为黄疸型和无黄疸型两类,其中黄疸型肝炎的病变略重,病程较短,多见于甲型、丁型、戊型肝炎。我国以无黄疸型肝炎居多,多由乙型肝炎病毒引起,部分为丙型肝炎病毒所致。黄疸型与无黄疸型肝炎病变大致相同。

1. 病理变化　肉眼观,肝体积增大,质软,表面光滑。光镜下以肝细胞变性为主,胞质疏松化和气球样变最为普遍。肝细胞坏死轻微,可见散在的点状肝细胞坏死灶,嗜酸性变及嗜酸小体形成。汇管区及肝小叶内有少量炎细胞浸润。

2. 临床病理联系　由于肝细胞弥漫水变性而肿胀,使肝体积增大,包膜紧张,临床表现为肝大、肝区疼痛或压痛;由于肝细胞坏死,细胞内酶类释放入血,血清学检查可查见谷丙转氨酶等酶类血清值升高;肝细胞变性坏死使胆红素的摄取、结合和分泌障碍,加之毛细胆管受压或有胆栓形成等,临床上可出现黄疸。

3. 结局　急性肝炎经适当治疗,大多在半年内逐渐恢复。坏死的肝细胞可完全再生修复。一部分病例(多为乙型和丙型肝炎)恢复较慢,需半年到 1 年,约 1% 的病例可发展为慢性肝炎。偶见个别病例发展为重型肝炎。

（二）慢性（普通型）肝炎

病毒性肝炎病程持续在 1 年(国外为半年)以上者即为慢性肝炎。其中约 80% 为乙型肝炎。慢性肝炎按炎症活动度、肝细胞坏死和纤维化程度划分为轻、中、重度 3 型。

1. 轻度慢性肝炎　肝细胞广泛细胞水肿,点状、灶状肝细胞坏死,可见凋亡小体,偶见轻度碎片状坏死,汇管区周围纤维组织轻度增生,肝小叶结构完整。

2. 中度慢性肝炎　此型肝炎肝细胞坏死较轻度慢性肝炎明显,碎片状坏死较多见,桥接坏死是此型肝炎的特征性病变。汇管区纤维组织增生,并向小叶内延伸,形成纤维间隔,但小叶结构大部分保存(图5-8、彩图-36)。

3. 重度慢性肝炎 肝细胞坏死较中度慢性肝炎重,碎片状坏死更明显,桥接坏死范围广,广泛的纤维组织增生并分隔肝小叶结构,导致小叶结构紊乱,形成早期肝硬化,常见肝细胞不规则再生。

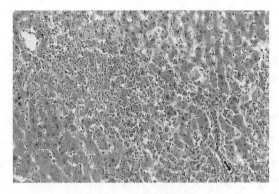

图 5-8 中度慢性肝炎

(三) 重型肝炎

本型病情严重,起病急,以肝细胞广泛坏死为特征。根据起病急缓及病变程度,分为急性重型肝炎和亚急性重型肝炎两种。

1. 急性重型肝炎 临床少见,多为青壮年患者,起病急,病变发展迅速,死亡率高。临床上又称为暴发型肝炎。

肉眼观,肝体积显著缩小,以左叶为甚,重可减至 600~800 g,质软,表面被膜皱缩,切面呈黄色或红褐色,有些区域可见红黄相间的斑纹状,故又称急性黄色肝萎缩或急性红色肝萎缩(图 5-9、彩图-37)。

光镜下,肝细胞弥漫性大片状坏死,有时坏死面积可达肝实质的 2/3,肝索解离,坏死的肝细胞迅速溶解,仅在小叶周边部可见残留少数变性的肝细胞。肝窦明显扩张充血并出血,Kupffer 细胞增生肥大,并吞噬细胞碎屑及色素。小叶内及汇管区见淋巴细胞和巨噬细胞为主的炎细胞浸润。肝细胞再生和小胆管增生不明显(图 5-10、彩图-38)。

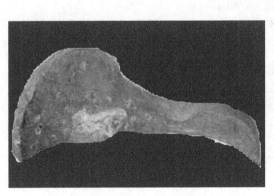

图 5-9 急性重型肝炎

肝体积明显缩小(右叶显著),切面呈黄色(黄色肝萎缩)

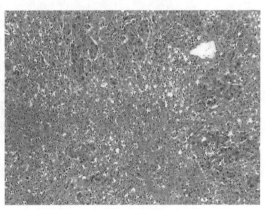

图 5-10 急性重型肝炎

肝细胞广泛坏死

临床病理联系:由于大量肝细胞溶解坏死,可导致如下临床表现:①胆红素大量入血,临床上出现黄疸(肝细胞性黄疸);②凝血因子合成减少,导致明显的出血倾向;③肝细胞广泛坏死导致肝衰竭,体内代谢产物的解毒功能明显障碍,出现相应的临床症状;此外,由于胆红素代谢障碍及血液循环障碍等,还可引发肾衰竭,导致肝肾综合征(hepatorenal syndrome)。

急性重型肝炎的死因主要为肝衰竭(肝昏迷),其次为消化道大出血或急性肾衰竭等。也可因 DIC 引发严重出血而致死。本型肝炎患者如能度过急性期,可逐渐演变成亚急性重型肝炎。

2. 亚急性重型肝炎 多数是由急性重型肝炎迁延而来,或起始病变就呈亚急性经过,少数病例可由普通型肝炎恶化而来。本型病程可达一至数月。病变特点是既有大片的肝细胞坏死,又有肝细胞结节状再生。由于坏死区网状纤维支架塌陷,再生的肝细胞失去原有的依托呈不规则结节状,失去原有小叶的结构和功能。小叶周边部纤维组织增生及塌陷的网状纤维胶原化,其中小胆管增生并可见胆汁淤积及胆栓形成。肉眼观,肝体积缩小,包膜皱缩,外观呈黄绿色(亚急性黄色肝萎缩)。病程长者可形成大小不等的结节,质地略硬。切面黄绿色(由胆汁淤积所致),大片状肝细胞坏死区和小岛状肝细胞再生结节交替存在。此型肝炎如及时治疗,病变可停止进展,并有治愈的可能。多数病例逐渐过渡为坏死后性肝硬化。病情进一步发展可发生肝衰竭。

第五节 肝 硬 化

肝硬化(liver cirrhosis)是一种常见的慢性肝病,可由多种原因引起。由于各种原因导致的肝细胞广泛的变性、坏死,继而出现纤维组织增生和肝细胞结节状再生,这3种病变反复交错进行,导致肝小叶结构和血液循环改建,使肝体积变小、质地变硬。晚期临床上可出现门脉高压症和肝障碍。

一、病因及发病机制

(一) 病因

引起肝硬化的病因很多,以下是几种常见的致病因素。

1. 病毒性肝炎 在我国,病毒性肝炎尤其是乙型和丙型肝炎是引起肝硬化的主要原因,肝硬化组织内 HBsAg 阳性率高达 76.7%。

2. 慢性酒精中毒 在欧美国家,因酒精中毒引发的酒精性肝病相对常见,因酒精性肝病引起的肝硬化在欧美国家可占肝硬化的 60%~70%。

3. 营养缺乏 有研究表明,给动物饲喂缺乏胆碱或甲硫氨酸食物,可引起实验动物脂肪肝,继而可发展为肝硬化。

4. 毒物中毒 某些化学毒物如砷、四氯化碳、磷等,对肝具有较强毒性作用,导致肝细胞破坏,长期作用可引起肝硬化。

(二) 发病机制

肝硬化的始动因素是肝细胞变性、坏死,广泛的肝细胞变性、坏死后网状纤维支架塌陷,肝细胞再生时失去网状纤维的依托,导致结节状再生;进而纤维组织增生,增生的纤维组织分割肝小叶结构,导致肝小叶结构的破坏,使肝结构改建,最终形成假小叶。这些病变随着肝细胞的不断坏死与再生而反复进行,最终导致肝正常结构破坏,血液循环被改建而发生肝硬化。

由于导致肝硬化的病因很多,其发病机制也较复杂,病理改变多样化,迄今尚无统一的分类方法。国际上习惯按形态学改变将肝硬化分为:小结节型、大结节型、大小结节混合型及不全分隔型肝硬化(肝内小叶结构尚未完全改建的早期硬化性改变);按病因分类,将肝硬化分为:肝炎性肝硬化、酒精性肝硬化、营养不良性肝硬化、胆汁性肝硬化、淤血性肝硬化、色素性肝硬化、寄生虫性肝硬化等。在我国,通常采用病因、病变特点及临床表现相结合的分类方法,将肝硬化分为:门脉性肝硬化、坏死后性肝硬化、胆汁性肝硬化、淤血性肝硬化、寄生虫性肝硬化和色素性肝硬化等。除坏死后性肝硬化相当于大结节及大小结节混合型外,其余均相当于小结节型肝硬化。其中最常见的是门脉性肝硬化,其次为坏死后性肝硬化,其他类型相对少见。

二、门脉性肝硬化

门脉性肝硬化(portal cirrhosis)可由上述多种病因引起,但在欧美国家以长期酗酒者多见(酒精性肝硬化),在我国及日本,病毒性肝炎则是其主要原因(肝炎后肝硬化)。

(一) 病理变化

肉眼观,肝硬化的早期和中期,肝体积正常或略增大,质地稍硬。晚期肝体积缩小,重量减轻,可减至1000 g以下。肝质地变硬,表面呈颗粒状或小结节状,结节大小较一致,最大结节直径一般不超过1.0 cm。切面及肝表面可见大小较一致的结节性病变,结节周围为纤维组织条索。结节常呈黄褐色(脂肪变)或黄绿色(胆汁淤积),弥漫分布于全肝(图5-11、彩图-39)。

光镜下,正常肝小叶结构破坏,由广泛增生的纤维组织将肝小叶分割包绕成大小不等、圆形或椭圆形肝细胞团,称为假小叶(pseudolobule)。假小叶内肝细胞排列紊乱,可见肝细胞的变性、坏死及肝细胞再生。再生的肝细胞体积较大,细胞核大,染色较深,常出现双核;中央静脉缺如、偏位或有两个以上;假小叶周围为增生的纤维组织形成的纤维间隔,其中可见数量不等的淋巴细胞等慢性炎细胞浸润,小胆管增生,假胆管形成,由于胆管受压而出现胆汁淤积现象(图5-12、彩图-40)。

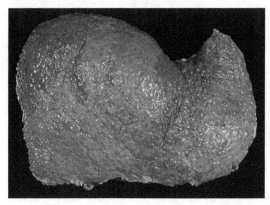

图5-11 门脉性肝硬化

肝体积明显缩小,表面及切面见大小相对一致的结节

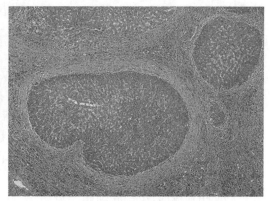

图5-12 门脉性肝硬化

肝原有组织结构破坏,假小叶形成,假小叶间为纤维间隔

(二) 临床病理联系

晚期门脉性肝硬化由于肝细胞变性、坏死,假小叶形成和血管改建等病变,临床上可出现门脉高压症和肝障碍。

1. 门脉高压症 主要由肝正常结构破坏,肝内血液循环改建所致。引起门脉压力增高的原因有:①由于肝内广泛的纤维组织增生,肝血窦闭塞或窦周纤维化,门静脉循环受阻,称为窦性阻塞;②假小叶形成及纤维组织增生压迫小叶下静脉,使肝窦内血液流出受阻,导致肝窦内压力增高,此种情况称为窦后性阻塞;③肝动脉小分支与门静脉小分支在汇入肝窦前可以形成异常吻合,使压力高的动脉血流入门静脉,此时则称为窦前性阻塞。

门静脉压力升高,使胃、肠、脾等内脏器官的静脉血回流受阻,患者常出现以下临床症状和体征。

(1) 淤血性脾大(congestive splenomegaly):肉眼观,脾体积增大,质量增加,多数在500 g以上,少数可达800～1000 g。质地变硬,包膜增厚,切面呈红褐色。光镜下见脾窦扩张,窦内皮细胞增生、肿大,脾小体萎缩。红髓内有含铁血黄素沉着及纤维组织增生,形成黄褐色的含铁结节。临床上可引起脾功能亢进的症状。

(2) 胃肠淤血:由于门静脉回流受阻,胃肠道黏膜充血、水肿,导致消化、吸收功能降低,患者出现腹胀、食欲缺乏等症状。

(3) 腹水(ascites):常出现在肝硬化晚期,一般为淡黄色透明的漏出液,积液量常较大,以致腹部明显膨隆。腹腔积液形成的原因主要有以下几个方面的因素:①门静脉高压使门静脉系统的毛细血管流体静脉压升高,血管中液体成分及小分子蛋白质漏入腹腔;②大量肝细胞破坏,合成白蛋白功能降低,引起低蛋白血症,血浆胶体渗透压降低,导致液体漏出;③肝对有毒物质和激素的灭活功能降低,使血中醛固酮、抗利尿素水平升高,引起水、钠潴留,毛细血管流体静脉压升高,液体漏出。

(4) 侧支循环形成:门静脉压升高使部分门静脉血经门静脉和体静脉吻合支,绕过肝,直接经上腔静脉或下腔静脉回流至右心房。主要的侧支循环和并发症有以下几种:①食管下段静脉丛曲张:门静脉血液经胃冠状静脉至食管静脉丛,再经奇静脉流入上腔静脉。例如,食管下段静脉丛曲张发生破裂可引起大呕血,是肝硬化患者常见的死因之一。②直肠静脉(痔静脉)丛曲张:此时门静脉血液经肠系膜下静脉至痔静脉,通过髂内静脉入下腔静脉。该静脉丛破裂常发生便血。③脐周及腹壁静脉曲张:门静脉血液经脐静脉、脐周静脉网,入腹壁上、下静脉,经上、下腔静脉回流。脐周静脉网高度扩张,形成所谓"海蛇头"(caput medusae)现象。

2. 肝功能不全 由于肝细胞变性坏死反复发生,加之肝血液循环障碍,肝功能受损。肝功能不全的临床表现如下。

(1) 对激素的灭活作用减弱:由于肝对雌激素灭活作用减弱,雌激素水平升高,此时临床可表现为体表的小动脉末梢扩张形成蜘蛛状血管痣,患者手掌大、小鱼际处皮肤发红,加压后褪色(肝掌)。此外,男性患者可出现睾丸萎缩、乳腺发育。女性患者出现月经不调、不孕等。

(2) 出血倾向:由于肝细胞大量破坏,肝合成凝血酶原、凝血因子和纤维蛋白原减少,此外,脾大后脾功能亢进,血小板破坏过多。临床上患者可出现鼻出血、牙龈、黏膜、浆膜出血及皮下淤斑等。

(3) 胆色素代谢障碍:因肝细胞坏死、肝内胆管胆汁淤积,胆色素入血,临床上出现眼睑、皮肤、黏膜黄染(黄疸),多见于肝硬化晚期。

(4) 蛋白质合成障碍:肝细胞受损伤后,合成白蛋白的功能降低,使血浆白蛋白减少,可出现血中白/球蛋白值降低甚至倒置。

(5) 肝性脑病(肝昏迷):是肝功能极度衰竭的结果,主要由于肠内含氮物质不能在肝内解毒而引起的氨中毒,是导致肝硬化患者死亡的重要原因。

三、坏死后性肝硬化

坏死后性肝硬化(postnecrotic cirrhosis),相当于国际分类中的大结节型肝硬化或大小结节混合型肝硬化,其发生的病理基础是肝细胞大片坏死。

(一) 病因

任何能导致肝细胞广泛坏死的因素都可能引起坏死后性肝硬化,其中主要原因如下。

1. 病毒性肝炎 多由乙型、丙型病毒引起的亚急性重型肝炎,其病程迁延数月至1年以上,可逐渐转变成坏死后性肝硬化。若慢性肝炎反复发作并且坏死严重时,也可进展为坏死后性肝硬化。

2. 药物及化学毒物中毒 某些药物或化学物质可引起肝细胞弥漫性坏死,继而出现结节状再生而发展成为坏死后性肝硬化。

(二) 病理变化

肉眼观,肝体积缩小,质量减轻,质地变硬。与门脉性肝硬化不同之处在于肝变形明显,肝左叶明显萎缩,肝表面结节大小相差悬殊,结节直径最大可达6 cm,结节周围的纤维间隔明显增宽,并且厚薄不均。

光镜下,正常肝小叶结构消失,代之以大小不等的假小叶。假小叶内肝细胞常有不同程度的变性、坏死,病变程度较门脉性肝硬化重,常见胆汁淤积。假小叶间的纤维间隔较门脉性肝硬化宽且厚薄不均,其中可见较多淋巴细胞等炎细胞浸润,小胆管增生也较明显。

(三) 结局

坏死后性肝硬化因肝细胞坏死较严重,因而肝功能障碍较门脉性肝硬化明显并且出现较早,而门脉高压的程度较轻,且出现较晚。坏死后性肝硬化较门脉性肝硬化有较高的癌变率。

四、胆汁性肝硬化

胆汁性肝硬化(biliary cirrhosis)是因胆道阻塞,胆汁淤积而引起的肝硬化,临床相对少见,分为继发性与原发性两类,以继发性者多见。

(一) 继发性胆汁性肝硬化

1. 病因 常见的原因为胆道系统的阻塞,如结石症导致肝外胆管阻塞、肿瘤(胰头癌、Vater壶腹癌)等对肝外胆道压迫,引起胆管管腔狭窄或闭锁。在儿童患者则多因肝外胆道先天性闭锁,胆总管囊肿等所致。

2. 病理变化 早期肝体积常轻度增大,肝表面光滑或呈细颗粒状,硬度中等,此时相当于不全分隔型肝硬化。因胆汁淤积,肝外观常呈深绿或绿褐色。光镜下,肝细胞胞质内胆色素沉积明显,肝细胞因胆汁淤积继发变性坏死,变性坏死的肝细胞体积增大,胞质疏松呈网状,细胞核消失,称为网状或羽毛状坏死。毛细胆管内可见胆栓,坏死区胆管破坏,导致胆汁外溢而形成"胆汁湖"。汇管区胆管扩张、小胆管增生,纤维组织增生及小叶的改建远较门脉性及坏死后性肝硬化为轻,可伴有胆道感染,汇管区增生的纤维组织内可见多量中性粒细胞浸润,有时有微小脓肿形成。

(二) 原发性胆汁性肝硬化

原发性胆汁性肝硬化又称慢性非化脓性破坏性胆管炎,其病因不明,可能与自身免疫反应有关。在我国本型肝硬化很少见。以中年以上女性多见。临床表现主要有慢性梗阻性黄疸、肝大和因胆汁刺激引发的皮肤瘙痒等。患者可伴有高脂血症和皮肤黄色瘤。病变主要累及汇管区的小胆管,而肝内外的大胆管无明显病变。小叶间胆管上皮细胞可发生空泡变性或坏死,较多淋巴细胞浸润,继而发生小胆管破坏,胆汁淤积,纤维组织增生并分隔肝小叶,最终发展成肝硬化。

第六节 酒精性肝病

酒精性肝病(alcoholic liver disease)是因慢性酒精中毒而引起的肝损伤。据统计,长期酗酒者有 10%~20% 因慢性酒精中毒而引发肝损伤,在欧美国家此病发生率较高,在我国,近年发病率有增加倾向。本病初期表现为脂肪肝,病变发展形成酒精性肝炎,进一步发展可形成酒精性肝硬化。

一、病因和发病机制

酒精性肝病的病因是长期过量饮酒,导致肝细胞损伤,乙醇引起肝细胞损伤的机制可能与以下因素有关。

1. NADH/NAD⁺值增高 乙醇氧化脱氢过程产生过多的还原型辅酶 I (NADH),使得 NADH/NAD⁺值增高,进而引起脂肪酸的氧化能力降低和三酰甘油合成增加,导致广泛的肝细胞脂肪变性。

2. 乙醛和自由基的损害作用 乙醛是乙醇的中间代谢产物,具有强烈的脂质过氧化和毒性作用。此外,乙醇在肝细胞微粒体氧化系统的作用下产生大量自由基。二者均可导致肝细胞膜系统损伤。

3. 贮脂细胞增生并产生胶原 肝细胞损伤可通过某种途径刺激贮脂细胞增生,增生的贮脂细胞产生胶原纤维,参与肝纤维化形成过程,并可进一步发展为酒精性肝硬化。

4. 乙醇致肝细胞的损伤作用 乙醇可直接损害肝细胞内微管、线粒体的功能和膜的流动性,影响蛋白质输出和脂肪代谢等,是导致肝细胞脂肪变性和坏死的重要基础。

二、病理变化

酒精性肝病的病变比较复杂,慢性酒精中毒导致肝损伤主要有 3 种病理改变,即脂肪肝、酒精性肝炎和酒精性肝硬化。3 种病变可单独出现,也可同时并存或逐渐转化。一般认为,首先引起肝细胞脂肪变性,进一步发展为酒精性肝炎,最后演变为肝硬化。

1. 脂肪肝 脂肪肝是慢性酒精中毒时最常见的病理改变,发生脂肪变性的肝细胞胞质内含大量脂滴,经 HE 染色显微镜下为大小不等的空泡,一般小叶中央区最先受累,逐渐向周边区扩展,脂肪肝可以是弥漫性,也可为局限性。

2. 酒精性肝炎(alcoholic hepatitis)　在有临床症状的酒精性肝炎病例中,肝细胞的病变主要有下列3种形式:即肝细胞脂肪变性、肝细胞胞质内出现Mallory小体(为胞质内透明小体)和肝细胞局灶性坏死伴中性粒细胞浸润。

3. 酒精性肝硬化　一般认为,酒精性肝硬化可以由脂肪肝直接发展成肝硬化,或脂肪肝经酒精性肝炎进展为肝硬化,因此酒精性肝硬化的病变通常包括肝细胞脂肪变性、肝细胞坏死及纤维组织增生,肝结构和血液循环改建,假小叶形成。

第七节　肝的代谢性疾病与循环障碍

肝的代谢性疾病多与遗传缺陷有关,且病变常累及多个器官,但通常以肝病变为主。重要的肝代谢性疾病包括肝豆状核变性、糖原沉积症及类脂质沉积症。

一、肝的代谢性疾病

1. 肝豆状核变性　肝豆状核变性(hepatolenticular degeneration)是一种遗传性疾病,又称威尔逊病(Wilson's disease)。遗传学异常涉及13号染色体异常,本病多为家族性。患者以儿童和青少年为多。本病的特征是铜代谢障碍,由于铜离子不能正常排出体外而蓄积于多个器官。病变首先累及肝,待肝内铜离子饱和后便可累及中枢神经系统,以纹状体、丘脑及苍白球最显著,故临床上可出现神经系统症状。此外,铜离子也可蓄积于角膜,在角膜周围出现绿褐色环(Kayser-Fleischer环)。肝病变的特征是:在肝细胞中可见铜结合蛋白、铁、脂褐素等物质沉积。组织化学染色可检出这些铜离子或铜结合蛋白。疾病早期,肝细胞内线粒体基质中可见大颗粒或结晶体沉着。临床上此类患者可伴发急、慢性肝炎及肝硬化等病变。

2. 糖原沉积症　糖原沉积症(glycogenosis)为一种遗传性疾病,由于先天性常染色体隐性遗传,组织内糖原代谢异常,病变主要累及肝、心脏、肾和肌组织,临床上患者可表现为低血糖、酮尿及发育迟缓等症状。

病变以肝受累为主,肉眼观,肝体积增大,个别可达正常肝体积的3倍。光镜下,肝细胞明显肿大,胞质染色较淡,呈疏松颗粒状,并可见空亮区。冰冻切片PAS染色可见肝细胞内的糖原颗粒呈红色,淀粉酶消化后糖原仍呈红色。病变进展,可逐渐发生肝纤维化或肝硬化。糖原沉积症的确定诊断及分型,不能单凭病理组织学改变,须结合临床及新鲜穿刺标本进行酶类分析才能确定。

3. 类脂质沉积症　类脂质沉积症(lipoidosis)是一组先天缺陷性脂质代谢障碍疾病,由类脂质代谢障碍导致类脂质在组织内沉积。主要包括糖脂、磷脂及胆固醇等。其发生机制是作用于脂质分解代谢的某些酶类遗传性缺失,使其相应的底物(脂质)分解代谢障碍,进而在组织中沉积。

(1) 糖脂沉积症:糖脂是指不含磷脂的脑苷脂及神经苷脂的类脂。这些脂类的分解代谢障碍可分别引起脑苷脂和神经苷脂沉积症。

戈谢(Gaucher)病也称脑苷脂沉积症,是一种常染色体隐性遗传病,患者体内β-葡糖苷酶缺乏,进而引起脑苷脂分解代谢障碍。病变主要累及单核巨噬细胞系统,如肝、脾、淋巴结及骨髓等。多发生于婴儿,常为致命性。主要病变为肝大、脾大,以脾大尤为明显。光镜下,肝内巨噬细胞增生聚集,巨噬细胞内含大量脂类,致使细胞体积大,胞质呈泡沫状,有的胞质出现红染条纹,后者排列成皱纹纸样外观,细胞核小,圆形或椭圆形,位于中央,这种细胞被称为 Gaucher 细胞。Gaucher 细胞在肝内主要分布于小叶中央静脉附近的肝窦内和汇管区。极少病例可发生肝纤维化和肝硬化。

(2) 磷脂沉积症:病变特征为不含甘油成分的神经磷脂增多并聚积,又称尼曼-皮克病(Niemann-Pick disease),或称神经磷脂沉积症。为常染色体隐性遗传病,因神经磷脂酶缺乏,使神经磷脂不能水解而沉积于组织内。本病还可伴有其他脂质贮积。病变主要累及肝、脾、骨髓及淋巴结等器官,在儿童也可侵犯神经系统。肝的病变主要为肝大,镜下见肝窦内和汇管区有大量 Kupffer 细胞和巨噬细胞聚集,细胞体积大,胞质泡沫状,细胞核小、居中,称为 Pick 细胞。电镜下见 Pick 细胞内充满多数年轮样层状排列的球形包涵体。本病多见于幼儿,预后不佳。

二、肝血循环障碍

肝血液循环障碍可因全身性循环障碍引起,如右心衰竭引起肝淤血,也可以由局部血管阻塞引起。

1. 门静脉阻塞 常见原因有肝、胰腺疾病如肝硬化、肝癌、胰腺癌等压迫、侵袭肝内门静脉,化脓性腹膜炎,新生儿脐带化脓菌感染等引起门静脉的血栓形成或栓塞。上述原因常引起门静脉分支阻塞,并可引起肝梗死(Zahn 梗死)。Zahn 梗死又称萎缩性红色梗死,并非真性梗死。病变以肝局部淤血为主,病变区呈圆形或长方形,暗红色,境界清楚。光镜下为肝小叶中央区的高度淤血并有出血。局部肝细胞萎缩、坏死。病变恢复期可见阻塞的门静脉周围出现新吻合支。本病变对机体无太大影响,偶可形成腹腔内出血。

2. 肝静脉阻塞 肝静脉阻塞一般有两种,一种为肝静脉主干至下腔静脉的阻塞,称 Budd-Chiari 综合征;另一种为肝内肝静脉小分支阻塞,称肝小静脉闭塞症(veno-occlusive disease)。

Budd-Chiari 综合征是指肝静脉主干和(或)肝静脉入口处的下腔静脉有一段完全或不完全阻塞而引起的综合征。其病因可能是先天性血管异常,如下腔静脉膜性阻塞所致的肝静脉阻塞。也可由血液凝固性升高疾病(如红细胞增多症)、肝或腹腔恶性肿瘤、腹部创伤及某些口服避孕药等因素所致。病变主要为肝淤血,有时伴漏出性出血,肝细胞萎缩、变性以致坏死。病程较长可发展为淤血性肝硬化。

第八节 胆囊炎与胆石症

胆道炎症包括胆管炎(cholangitis)和胆囊炎(cholecystitis),以胆囊炎多见,但可以两者同时发生。其病因、发病机制及病理变化基本相同,多在胆汁淤积基础上继发细菌感染所致,致病菌主要为大肠杆菌、副大肠杆菌和葡萄球菌等。细菌一般经淋巴道或血道到达胆道,也可从肠道经十二指肠乳头逆行进入胆道。在我国以逆行感染更为常见。按照病程分为急性和慢性两种类型。

一、急性胆囊炎

急性胆囊炎为急性化脓性炎症。肉眼观胆囊体积增大、表面血管扩张充血,浆膜面可有灰白或灰黄色的脓性渗出物覆盖,腔内可有结石。光镜下见黏膜充血水肿,大量中性粒细胞浸润,黏膜上皮细胞可坏死脱落,形成糜烂或溃疡。

二、慢性胆囊炎

此症多由急性炎症反复发作,迁延不愈发展而来。肉眼见胆囊壁明显增厚,胆囊黏膜粗糙,腔内常见结石。光镜下见黏膜腺体萎缩减少,黏膜下纤维组织增生,胆囊黏膜各层均见以淋巴细胞、浆细胞为主的慢性炎细胞浸润。

三、胆　石　症

在胆道系统中,胆汁的某些成分(胆色素、胆固醇、黏液物质及钙等)可以在各种因素作用下析出、凝集而形成结石。胆石症(cholelithiasis)包括胆管结石和胆囊结石。影响胆石形成的因素包括:胆汁理化状态的改变、胆汁淤滞、感染等,常为两种以上因素联合致病。按胆石组成成分可将胆石分为色素性结石、胆固醇性结石和混合性结石 3 种类型。

第九节　胰　腺　炎

胰腺炎(pancreatitis)是因胰酶异常激活,导致酶的自身消化作用所引起的炎性疾病。根据病程及病变,胰腺炎分为急性和慢性两种。

一、病因及发病机制

在正常情况下,胰液内的胰蛋白酶原处于无活性状态,而当其进入十二指肠,受到胆汁和肠液中肠激酶(enterokinase)的作用后即成为活化的胰蛋白酶,胰蛋白酶可激活其他酶类,如脂肪酶、弹力蛋白酶、磷脂酶 A 等,对胰腺产生自身消化作用。胰蛋白酶活化与下列因素有关。

1. 胆汁反流(biliary reflux)　胆总管和胰管共同开口于十二指肠壶腹部,此部位如发生机械性阻塞或因括约肌痉挛导致功能性梗阻,胆汁反流进入胰管,从而激活胰蛋白酶,继而诱发一系列酶反应引起胰腺出血、坏死。导致十二指肠壶腹部阻塞的原因很多,如有胆石、蛔虫、暴饮暴食引起的壶腹括约肌痉挛及十二指肠乳头水肿等。

2. 胰液分泌亢进　暴饮暴食、高浓度乙醇的刺激作用可导致胃酸和十二指肠促胰液素(secretin)分泌增多,这些均可促进胰液分泌,过多的胰液可造成胰管内压力增高。严重者可能导致胰腺小导管及腺泡破裂,溶酶体酶释放,激活胰蛋白酶,从而引起胰腺组织的出血坏死。

3. 腺泡细胞直接受损　病毒感染、严重创伤或药物毒性作用等可直接损伤腺泡细胞,使胰蛋白酶溢出而引起胰腺炎。

二、急性胰腺炎

急性胰腺炎是因胰酶外溢,胰腺及其周围组织因胰酶的自身消化所引起的急性炎症,病变特征是胰腺组织炎性水肿、出血及坏死,又称急性出血性胰腺坏死(acute hemorrhagic necrosis of pancreas),本病多见于中年男性,发作前常有暴饮暴食、酗酒或胆道疾病史。临床主要表现为突发上腹部剧烈疼痛,重者可发生休克。

按病理改变不同,本病分为急性水肿性(间质性)胰腺炎和急性出血性胰腺炎两型。

1. 急性水肿性胰腺炎 本型多见,病变主要局限于胰尾部。病变的胰腺肿胀,质地变硬,光镜下见胰腺间质充血水肿,较多中性粒细胞及单核细胞浸润。并可见局限性脂肪坏死,但无胰腺出血、坏死等改变。本型预后较好,经治疗后病变可消退,少数病例可转为急性出血性胰腺炎。

2. 急性出血性胰腺炎 此型较少见。临床上起病急,病变以胰腺广泛出血、坏死为特征,炎症反应轻微。肉眼观,胰腺肿大,质软,颜色暗红,胰腺分叶结构变模糊,切面可见出血,胰腺、大网膜及肠系膜等处散在黄白色斑点状或小块状的脂肪坏死灶。坏死灶是因胰液中的脂酶溢出,使脂肪分解成甘油及脂肪酸,后者与组织液中的钙离子结合成不溶性的钙皂所致。光镜下,胰腺组织广泛凝固性坏死,组织结构和细胞轮廓尚存,间质小血管壁坏死,这可能是导致胰腺出血的原因。坏死的胰腺组织周围可见中性粒细胞及单核细胞浸润。

三、慢性胰腺炎

慢性胰腺炎常常是因急性胰腺炎反复发作,导致胰腺慢性进行性破坏所致。有的病例急性期不明显,症状隐匿,发现时即为慢性。患者常伴有胆道系统疾患,可出现上腹痛、脂性腹泻等症状,有时并发糖尿病。严重病例可伴胆总管阻塞,引起阻塞性黄疸,临床上可被误诊为胰头癌。

病理变化:肉眼观,胰腺可呈结节状,质地较硬。切面见间质纤维组织增生,胰管扩张,管内偶见有结石形成。有时因胰腺组织坏死液化后,被纤维组织包围形成假囊肿。光镜下,胰腺组织广泛纤维化,胰腺组织萎缩,纤维组织内见小导管集中,上皮可增生,偶见鳞状上皮化生,间质纤维组织内见淋巴细胞、浆细胞浸润。

第十节 阑 尾 炎

阑尾炎(appendicitis)是一种常见急腹症,临床表现为下腹疼痛、体温升高、呕吐和右下腹压痛等症状,外周血检查中性粒细胞数量增多。

一、病因和发病机制

阑尾为盲肠末端的细长盲管,管壁有丰富的淋巴组织,根部肌层有类似括约肌的结构,致阑尾开口、管腔均较狭小,阑尾系膜较短,致使阑尾呈弯曲状,可导致内容物潴留且不易排出;阑尾动脉为终末动脉无侧支循环,发生血液循环障碍时易致阑尾缺血坏死。由于上述解剖学特点,细菌感染和阑尾腔的阻塞成为阑尾炎发病的主要因素。感染常无特定的病原菌,以大肠杆菌为多,感染常发生在黏膜上皮损伤的基础上。粪石、异物或寄生虫等常引起管腔阻塞,其中以粪石最多见。

二、病理变化和类型

(一) 急性阑尾炎

根据病变程度,急性阑尾炎(acute appendicitis)分为急性单纯性阑尾炎、急性蜂窝织炎性阑尾炎和急性坏疽性阑尾炎3种类型。

1. 急性单纯性阑尾炎（acute simple appendicitis）　多为阑尾炎初期，病变阑尾轻度充血、肿胀，表面失去正常光泽。光镜下见病变主要累及黏膜层及黏膜下层，血管充血，管壁水肿，局部黏膜隐窝上皮脱落，中性粒细胞浸润和纤维素渗出等。

2. 急性蜂窝织炎性阑尾炎（acute phlegmonous appendicitis）　为急性化脓性炎，常由急性单纯性阑尾炎进展而来。肉眼观阑尾高度肿胀、增粗，浆膜明显充血，表面可见淡黄色脓苔附着。光镜下，阑尾黏膜上皮部分坏死脱落，阑尾腔内可见脓性渗出物；阑尾壁明显充血、水肿，阑尾壁全层见弥漫性中性粒细胞浸润。阑尾系膜常受累而伴发阑尾周围炎。

3. 急性坏疽性阑尾炎（acute gangrenous appendicitis）　在蜂窝织炎病变基础上进展而来，由于炎性渗出加重，管腔阻塞，压力持续升高及阑尾系膜发生血栓性静脉炎等病变，阑尾血液循环障碍，进而发生广泛性出血性梗死。肉眼观阑尾呈暗红色或灰黑色，常伴发穿孔，内容物进入腹腔引起腹膜炎或阑尾周围脓肿。光镜下阑尾壁可见出血性梗死，阑尾壁及系膜大量中性粒细胞浸润。

（二）慢性阑尾炎

慢性阑尾炎（chronic appendicitis）大多数为急性阑尾炎迁延不愈转变而来，也可开始即呈慢性过程。阑尾病变不如急性期明显，病变阑尾壁内见以淋巴细胞、浆细胞为主的慢性炎细胞浸润，伴阑尾各层不同程度纤维组织增生。有时可因纤维组织增生导致阑尾腔阻塞。在慢性阑尾炎基础上发生急性炎症的病变称慢性阑尾炎急性发作。

三、结局和并发症

急性阑尾炎和慢性阑尾炎经外科治疗效果良好。少数可能因治疗不及时或机体抵抗力低下而出现并发症。最常见的并发症为阑尾穿孔引起的腹膜炎和阑尾周围脓肿；偶尔可并发阑尾系膜静脉的血栓性静脉炎，此时细菌或脱落的含菌栓子可经门静脉回流入肝而形成肝脓肿；也可因阑尾腔阻塞而导致阑尾积脓。

第十一节　非特异性肠炎

非特异性肠炎因其病因不明，又称特发性（idiopathic）肠炎，以区别于病因明确的肠结核、肠伤寒等肠道疾病。这组疾病可发生于任何年龄段，其发生可能与感染、遗传和免疫反应异常等因素有关，本组疾病多呈慢性经过，常反复发作，其中最重要的是 Crohn 病和溃疡性结肠炎。

一、克罗恩病

克罗恩病（Crohn disease）又称局限性肠炎或节段性肠炎（regional enteritis）。该病病因不明，病变主要累及回肠末端，患者多为青、壮年，临床有腹痛、腹泻、腹部肿块、肠梗阻等症状和体征，可形成肠穿孔、肠瘘，常伴发热和营养障碍等肠外症状。病程迁延，反复发作，治疗效果不佳。

（一）病因和发病机制

Crohn 病病因迄今未明,可能与免疫应答异常、遗传和感染等因素综合作用有关。病变部位常有免疫复合物和补体 C3 的沉积,患者血液中可检测到抗结肠抗体,部分患者还可检测到 T 淋巴细胞和巨噬细胞的异常活化,有时可查出某些细胞因子合成增多,如 IL-1、IL-2、IL-6、IL-8 和 γ 干扰素及 TNF-α 增多等,故认为该病与自身免疫反应关系密切;研究发现单卵双胎者发病率显著高于双卵双胎者,患者 HLA-DR1 和 HLA-DQW5 表达占优势,提示本病的发病可能与遗传因素有关;此外,环境、饮食及生活方式可能对其发病有一定影响。

（二）病理变化

病变最常发生于回肠末端,其次为结肠,回肠和结肠也可同时受累。

肉眼:病变多呈节段性、跳跃式分布,相邻病变肠管由相对正常的肠段相隔,病灶界限清楚。病变的肠壁增厚、质地较硬,肠腔狭窄,呈铅管样外观。肠黏膜高度水肿,黏膜皱襞呈鹅卵石样外观,病变的肠管可见狭而深的溃疡,纵行或横行,呈沟渠状,溃疡多位于肠壁系膜侧。如果溃疡穿透肠壁,可引起相邻肠管粘连,有时可有脓肿或瘘管形成。

光镜下:病变较为复杂,主要病变包括:①裂隙状溃疡,溃疡深而狭窄;②肠壁全层可见大量淋巴细胞、浆细胞和单核细胞浸润;③肠黏膜高度水肿,以黏膜下层最为显著;④肉芽肿形成,50%～70%的病例可见由上皮样细胞和多核巨细胞构成非干酪样坏死肉芽肿。

二、溃疡性结肠炎

溃疡性结肠炎(ulcerative colitis)为一种原因不明的结肠慢性炎症。本病发病年龄以20～30岁为主,病变主要累及大肠,以直肠多见,偶见于回肠。临床主要症状有腹痛、腹泻和脓血便等。临床常反复发作。可伴发肠外自身免疫性疾病,如游走性关节炎、结节性红斑、硬化性胆管炎等。

（一）病因及发病机制

迄今为止,该病病因仍不明确,目前认为其发病可能与下列因素有关:①遗传易感性:部分患者有家族发病趋向;单卵孪生者共同发病率较高。②自身免疫因素:患者血清中可检测到抗结肠上皮细胞、内皮细胞和抗中性粒细胞胞质的自身抗体;有时可检测到 T 淋巴细胞的持续异常活化,这些现象提示自身免疫机制可能是导致结肠黏膜损伤的重要因素。

（二）病理变化

肉眼观,病变较浅,溃疡主要累及黏膜层,呈连续分布。病变初期,黏膜充血水肿,伴点状出血,黏膜表面见椭圆形表浅小溃疡,小的溃疡可相互融合,形成广泛而不规则的大溃疡。晚期溃疡周边形成细长、有蒂的多发性息肉状隆起,称假息肉。

光镜下,早期病变可见隐窝上皮变性、坏死,中性粒细胞渗出位于腺腔内形成隐窝脓肿(crypt abscess),固有膜内大量中性粒细胞、淋巴细胞和浆细胞浸润。病变进展,黏膜出现组织坏死并形成浅表溃疡,溃疡底部可见血管炎改变,血管壁纤维素样坏死导致局部出血。病程较长者损伤与修复交替进行,溃疡底部肉芽组织增生修复,继而纤维化和瘢痕形成,溃疡周边黏膜上皮及腺体增生,形成多个大小不等的息肉样突起,增生的腺上皮可出现不典型增生,并成为癌变的基础。

溃疡如穿透肠壁可引发腹膜炎、肠周脓肿及肠瘘等并发症;部分病例发病急,结肠因毒素刺激失去蠕动功能,导致肠麻痹;少数病例黏膜上皮经不典型增生发生癌变,发病年龄越小,病程越长者,癌变危险性越大,有研究报告指出,发病 10 年后,病程每增加 10 年,癌变率升高 10%。

三、急性出血性坏死性肠炎

急性出血性坏死性肠炎(acute hemorrhagic enteritis,AHE)是以小肠急性出血坏死为主要病变的炎症性疾病,为小儿科急症之一。常发生于婴儿,临床主要表现为发热、呕吐、腹痛、腹泻、便血等,重者常因休克致死。

(一) 病因及发病机制

本病病因至今不明。有研究报告提出,本病是一种非特异性感染所引起的变态反应性疾病。此外,有学者在患者肠腔中发现一种可产生剧烈毒素的 F 型厌气菌,其 B 毒素具有引起强烈的致溶血、坏死作用。但该细菌对本病致病作用尚待进一步证实。

(二) 病理变化

以空肠及回肠受累最多见,病变常呈节段性分布。病变肠壁增厚,黏膜肿胀,广泛出血、坏死,表面常被覆假膜样物。病变肠黏膜与正常肠黏膜分界清楚,常继发溃疡形成,溃疡深者可引起肠穿孔。

第十二节 消化系统常见肿瘤

一、食 管 癌

食管癌(esophageal carcinoma)是消化道最常见的恶性肿瘤之一,起源于食管黏膜上皮和腺体,其发病有明显地域性,在我国华北、西北地区多见,尤其是太行山区为高发区。发病年龄多在 40 岁以上,男多于女。早期无明显症状,偶有胸骨后不适或疼痛,晚期表现为进行性吞咽困难。

(一) 病因和发病机制

食管癌病因尚未明确,研究表明,下列因素可能与食管癌发生有关:①不良生活习惯如过度饮酒、吸烟、食用过热食物等;②高发区土壤中钼缺乏;③饮水和食物中亚硝酸盐含量过高;④长期食用真菌污染食物;⑤人乳头状瘤病毒感染。

(二) 病理变化

食管癌以食管中下段最多见,约占食管癌的 80%,其中中段食管癌约占 50%,下段食管癌约占 30%。按照肿瘤浸润深度及淋巴结转移情况将食管癌分为早期和中晚期癌两类。

1. 早期癌 指病变局限,肿瘤浸润在黏膜下层以内、无淋巴结转移的食管癌,镜下检查多为原位癌或黏膜内癌。早期食管癌组织学可分为 4 型:①隐伏型;②糜烂型;③斑块型;

④乳头型。经食管镜活检和食管脱落细胞学检查对早期癌的诊断有重要价值。

2. 中、晚期癌 又称进展期癌,临床就诊者多为此期。

肉眼类型:中晚期食管癌肉眼可分为4型:①髓质型,肿瘤在食管壁内浸润性生长,使食管壁均匀增厚,切面灰白色,质软,表面可见浅溃疡;②蕈伞型,肿瘤为卵圆形扁平肿块,向腔内突起,呈蘑菇状;③溃疡型,此型最多见,肿瘤表面组织坏死脱落形成溃疡,溃疡可深达肌层,形状不规则,边缘隆起,底部不平;④缩窄型,肿瘤在食管壁内生长,伴有明显的纤维组织增生,常导致管腔环形狭窄(图5-13、彩图-41)。

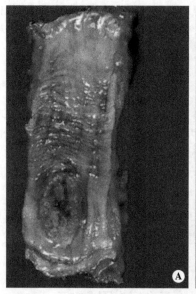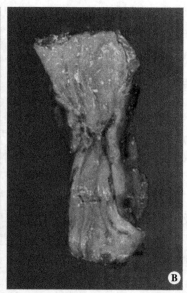

图5-13 食管癌
A. 溃疡型;B. 缩窄型

组织学类型:食管癌以鳞状细胞癌最多见,约占90%,多为高分化鳞状细胞癌;腺癌占5%~10%;食管小细胞癌相对少见,占食管癌的5%以下。近年来,小细胞癌的报道逐渐增多,小细胞癌可单独发生,也可与鳞状细胞癌合并发生。

(三) 扩散和转移

1. 直接蔓延 上段食管癌可侵及喉、气管和颈部软组织;中段食管癌可侵至支气管和肺组织;下段食管癌常累及贲门、膈肌和心包等部位。

2. 淋巴道转移 是食管癌常见的转移途径,上段食管癌多转移至食管旁、喉、颈部和上纵隔淋巴结;中段食管癌以食管旁及肺门淋巴结转移为多见;而下段食管癌则可转移至食管旁、贲门及腹腔淋巴结,大约有10%病例可转移至颈深和上纵隔淋巴结。

3. 血道转移 晚期患者可发生肝、肺转移,有时也可转移至肾、骨和肾上腺等器官。

(四) 临床病理联系

早期食管癌症状不明显,可仅有咽下哽噎感、食物滞留感或异物感,有时可能会出现胸骨后和剑突下疼痛等,但易被忽视。中晚期癌则常表现为进行性吞咽困难,食物反流。肿瘤累及周围组织、器官时可出现相应症状,如压迫喉返神经出现声音嘶哑,侵犯气管或支气管导致呛咳、呼吸困难等。

二、胃 癌

胃癌(gastric carcinoma)是世界范围内最常见的恶性肿瘤之一,严重威胁人类健康。据世界卫生组织公布的统计报告,全世界胃癌发病率约为 13.8/10 万人,全世界每年新增胃癌患者约 75 万,发病率仅次于肺癌居于第二位。在亚洲、北欧及南美许多国家中,胃癌的发病率和死亡率均居首位,在中国胃癌发病率居所有恶性肿瘤发病率的第一位或第二位,西北、东北和东南沿海地区为高发区,胃癌高发年龄为 40~60 岁,男女比例为 2∶1~3∶1。

(一)病因及发病机制

胃癌的病因和发病机制尚未阐明,但大量研究结果提示下列因素可能与胃癌发生有关。

1. 幽门螺杆菌感染 研究表明,Hp 感染与胃部一些疾病如胃溃疡病、萎缩性胃炎、胃黏膜上皮肠化生及异型增生等的发病有关,在胃癌癌旁黏膜 Hp 检出率非常高,流行病学调查结果表明,在胃癌高发区人群,Hp 感染率显著高于低发区。1998 年日本学者 Watanabe 等,以 Hp 长期感染蒙古沙土鼠,成功诱发胃腺癌。Hp 诱发胃腺癌的机制目前尚不清楚,有研究显示,Hp 具有多种毒力因子,包括尿素酶、磷脂酶 A、溶血素、细胞毒素相关蛋白(cytotoxin associated protein,CagA)、细胞空泡毒素(vacuolating cytotoxin,VacA)等。其中 Cag A 和 Vac A 被认为是最主要的毒力因子,可能与胃癌的发生有关。此外,Hp 感染可能通过某些致癌物形成(如硝酸盐类、一氧化氮合酶、氧自由基等)对胃黏膜上皮细胞增殖与凋亡的影响及对基因表达的影响等过程参与胃癌的发生,但均缺乏直接证据。

2. 环境因素和饮食因素的作用 调查显示,胃癌高发区的日本人移居到胃癌低发的美国夏威夷后,其后代胃癌发病率逐渐下降并接近当地居民的胃癌发病率水平,这一结果提示地理因素、饮食习惯和食物构成成分的差异可能与胃癌发生有密切关系。高盐饮食、长期食用熏制鱼肉类食品和真菌感染食物等均可能增加胃癌发生的危险。

3. 胃癌发生的分子机制 肿瘤发生过程中,基因异常是关键,在胃癌发生过程中一些癌基因异常,如 *c-myc*、*Her*-2 基因的过度表达,肿瘤抑制基因如 *p53*、*K-ras* 和 *APC*(adenomatous polyposis coli)的突变和缺失均有报道。但其作用机制尚待研究。

胃癌的发生可能是上述诸多因素综合作用的结果,致癌因素通过胃黏膜上皮癌前病变的发生,如慢性萎缩性胃炎、肠上皮化生和异型增生等,进一步发展为腺癌。

(二)病理变化和类型

胃癌好发于胃窦部,尤以胃小弯及前后壁最多见,其次为贲门、胃底部。依据癌组织侵犯深度,分为早期胃癌和进展期胃癌。

1. 早期胃癌(early gastric carcinoma) 癌组织浸润限于黏膜下层以内,不管累及范围多大,不管有无淋巴结转移,均称为早期胃癌。局限于黏膜固有层者称黏膜内癌,浸润至黏膜下层者称黏膜下癌。病变直径为 0.5 cm 以内者称微小癌。病变直径为 0.6~1.0 cm 者称小胃癌。早期胃癌术后 5 年生存率超过 90%,微小癌和小胃癌术后 5 年生存率可达 100%。

早期胃癌肉眼观分 3 种类型(图 5-14、彩图-42)。

(1) 隆起型(protruded type,Ⅰ型):病变略隆起黏膜表面,相当于黏膜厚度2倍,可有蒂或无蒂(图5-15、彩图-43)。

(2) 表浅型(superficial type,Ⅱ型):病变局部黏膜无明显隆起或凹陷。此型可进一步分为:①表浅隆起型(Ⅱa型),病变处黏膜稍隆起,但高度小于黏膜厚度的2倍;②表浅平坦型(Ⅱb型),病变处黏膜平坦;③表浅凹陷型(Ⅱc型),较周围黏膜稍凹陷或伴糜烂。

(3) 凹陷型(excavated type,Ⅲ型):病变有明显凹陷或浅表溃疡,一般溃疡限于黏膜下层,此型早期胃癌多见。

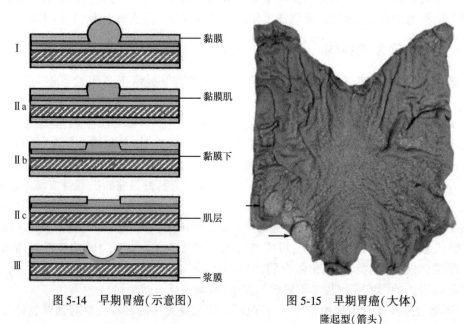

图5-14 早期胃癌(示意图)　　　图5-15 早期胃癌(大体)隆起型(箭头)

早期胃癌的组织学类型包括管状腺癌、乳头状腺癌、印戒细胞癌和未分化癌。

2. 进展期胃癌(advanced gastric carcinoma)　癌组织浸润至固有肌层即为进展期胃癌。癌组织浸润越深,预后越差,转移可能性也越大。肉眼观通常分为3种类型。

(1) 息肉型或蕈伞型(polypoid or fungating type):肿瘤向腔内生长,呈结节状、息肉状或菜花状,表面可有溃疡形成,有时肿瘤可占据胃腔大部。

(2) 溃疡型(ulcerative type):此型最多见,癌组织表面坏死脱落形成溃疡。溃疡边缘不规则,常隆起呈火山口状,质脆,易出血,底部呈浸润性生长。

(3) 浸润型(infiltrating type):癌组织在胃壁内局限性或弥漫性浸润,不形成明显肿块,弥漫浸润时胃壁增厚、变硬、黏膜皱襞大多消失、弹性减退,致使胃腔缩小,

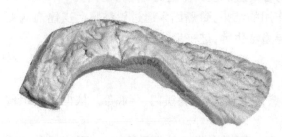

图5-16 进展期胃癌(弥漫浸润型)(大体)

形状如同皮革制成的囊袋,称为革囊胃(linitis plastica)(图5-16、彩图-44)。

溃疡型胃癌肉眼观察需与胃的消化性溃疡鉴别,表5-2提供了消化性溃疡和溃疡型胃癌的肉眼观察鉴别要点。

表 5-2 消化性溃疡和溃疡型胃癌的肉眼鉴别

特征	消化性溃疡	溃疡型胃癌
外观	圆形或椭圆形	不规则、火山口状
大小	直径常<2 cm	直径常>2 cm
深度	较深,常深达肌层	较浅,常高于胃黏膜表面
底部	平坦,清洁	不平,常见出血、坏死
边缘	平整,不隆起	不规则,常隆起
周围黏膜	黏膜皱襞向溃疡集中	黏膜皱襞中断,增粗呈结节状

进展期胃癌常见的组织学类型如下。

（1）乳头状腺癌：为分化最好的腺癌。

（2）管状腺癌：为最常见的组织学类型。按照分化程度可分为高分化、中分化和低分化腺癌。

（3）黏液腺癌：癌组织内见大量黏液,并形成黏液湖,其中漂浮癌性腺体或印戒样癌细胞（图 5-17、彩图-45）。

（4）印戒细胞癌：癌细胞胞浆内含黏液,核偏位,犹如戒指,癌细胞排列成巢,不形成腺样结构（图 5-18、彩图-46）。

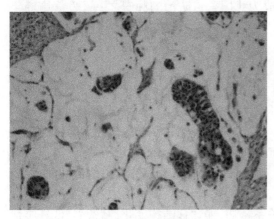

图 5-17 黏液腺癌
肿瘤细胞形成的黏液形成黏液湖

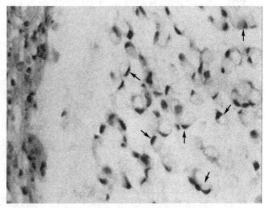

图 5-18 印戒细胞癌
癌细胞胞质内有大量黏液,呈印戒样,其中漂浮肿瘤性
腺体或瘤细胞团

（5）未分化癌：此型癌组织分化极差,细胞小,胞质极少,常在胃壁各层内弥漫浸润。

Lauren 等依据胃腺癌组织发生不同将其分为肠型胃癌和弥漫型胃癌。肠型胃癌与大肠型化生关系密切,癌旁常检测到肠上皮化生,癌组织呈腺管样结构,多为高分化管状腺癌和乳头状腺癌,癌细胞分泌黏液量少,主要为唾液酸黏液和硫酸黏液；弥漫型胃癌多为低分化腺癌或印戒细胞癌,癌细胞分泌的黏液主要是中性黏液。

（三）扩散途径

1. 直接蔓延 癌组织浸润达浆膜层后可直接浸润至邻近器官和组织。胃窦部癌可侵犯十二指肠、大网膜、肝左叶和胰腺等；贲门、胃底癌常侵犯食管,也可侵及肝和大网膜等。

2. 淋巴道转移 胃癌的淋巴道转移沿引流淋巴结循序发生,首先转移至胃小弯侧胃冠状静脉旁和幽门下淋巴结,进一步可转移至腹主动脉旁淋巴结、肝门淋巴结、胃大弯淋巴结及大网膜淋巴结。晚期可经胸导管转移至左锁骨上淋巴结。

3. 血道转移 多见于胃癌晚期,最常经门静脉转移到肝,其次为肺、骨及脑。

4. 种植性转移 胃黏液腺癌或印戒细胞癌浸透浆膜,癌细胞脱落,种植于大网膜、直肠膀胱凹、盆腔器官及腹膜表面。最常种植部位为卵巢,多为双侧种植,称 Krukenberg 瘤,该瘤也可经淋巴道或血道转移而致。

(四)临床病理联系

早期胃癌多无明显临床症状。进展期胃癌可出现食欲缺乏、渐进性消瘦、乏力、贫血等,患者可出现上腹部不适和疼痛,无时间规律且逐渐加重。肿瘤如侵及血管可出现大便潜血、呕血或便血,甚至大出血。贲门癌可导致吞咽困难,幽门癌可引起幽门梗阻。浸透浆膜可形成穿孔导致弥漫性腹膜炎。累及腹膜时可产生腹腔积液等相应症状。

三、大 肠 癌

大肠癌(carcinoma of the large intestine)又称结直肠癌(colorectal cancer),在欧美国家发病率较高,占全部癌症死因中的第二位。在我国,由于近 20 年来人群饮食结构和生活方式的变化,大肠癌发病率有逐年增加的趋势,已成为我国重点防治的肿瘤之一。发病高峰年龄为 50~70 岁。男女比例为 2∶1。

(一)病因和发病机制

大肠癌的发生是环境因素与遗传因素共同作用的结果。从分子遗传学角度可将大肠癌分为遗传性和非遗传性(散发性)两大类。遗传性大肠癌依其发病相关因素不同,有家族性腺瘤性息肉病(familial adenomatous polyposis,FAP)癌变和遗传性非息肉性大肠癌(hereditary nonpolyposis colorectal cancer,HNPCC),前者发病与先天性 APC 基因丢失有关;而后者则与错配修复基因 $hMSH2$、$hMSH1$ 突变有关。遗传性大肠癌有明显的家族遗传倾向,发病年龄较散发性大肠癌早 10 年以上。

散发性大肠癌的发病可能与环境因素的关系密切,如饮食结构变化,高营养、低纤维性食物可使肠道内食物残渣排泄时间延长,使其中的致癌物与肠黏膜接触时间增加,高脂饮食可使肠道内菌群发生改变,细菌分解所产生的致癌物增加等。在分子机制研究中发现,多种抑癌基因和原癌基因异常参与了散发性大肠癌的发病,如 APC、Ras、DCC、p53 等基因异常。上述基因异常通过多步骤累积作用,导致大肠黏膜上皮逐渐发生癌变。

(二)病理变化

大肠癌为直肠最多见(约为 50%),依次为乙状结肠(约 20%),盲肠和升结肠(约 16%),横结肠(约 8%),降结肠(约 6%),1%病例呈多中心发生,可由多发性息肉癌变所致。

当癌组织浸润限于黏膜下层,无淋巴结转移时称早期大肠癌。癌组织侵及肌层时称进展期大肠癌,进展期大肠癌肉眼分为以下 4 型。

1. 隆起型(或息肉型、蕈伞型) 肿瘤组织呈息肉样向腔内生长,可有蒂或广基,此型多见于右半结肠。

2. 溃疡型 肿瘤表面形成不规则溃疡,可深达肌层,外形如火山口状,直径多在 2 cm 以上,溃疡底部可见出血、坏死,此型多见于直肠和乙状结肠。

3. 浸润型 肿瘤在肠壁内浸润性生长,伴纤维组织增生,导致肠壁增厚、狭窄,此型多见于直肠和乙状结肠。

4. 胶样型 肿瘤组织弥漫浸润,外观及切面均呈半透明胶冻状,多见于右侧结肠和直肠。

大肠癌的组织学类型主要有乳头状腺癌、管状腺癌、黏液腺癌、印戒细胞癌、未分化癌,也可发生腺鳞癌、鳞癌等,其中腺鳞癌、鳞癌见于直肠与肛管周围。

(三) 扩散和转移

1. 局部扩散 结直肠癌浸透肠壁后可直接侵及相邻组织和器官,如腹膜、腹膜后组织、膀胱、子宫、输尿管和前列腺等。

2. 淋巴道转移 首先转移至肠系膜淋巴结,进而转移至肠系膜周围及系膜根部淋巴结,晚期可转移到腹股沟、直肠前凹及锁骨上淋巴结。

3. 血道转移 晚期多通过门静脉转移至肝,也可经体循环静脉转移至肺、脑、骨骼等处。

4. 种植性转移 癌组织穿透肠壁后癌细胞脱落,形成种植性转移,常见部位为膀胱直肠凹和子宫直肠凹。

(四) 分期和预后

大肠癌分期主要依据侵犯深度,以及是否有局部淋巴结及远处脏器转移而定。患者预后与肿瘤分期有关(表 5-3)。

表 5-3 大肠癌分期及其预后(Dukes 改良分期)

分期	肿瘤范围	5 年生存率(%)
A	肿瘤限于黏膜层内(早期癌)	100
B1	肿瘤侵及肌层,未穿透肌层,无淋巴结转移	67
B2	肿瘤组织穿透肌层,无淋巴结转移	54
C1	肿瘤组织未穿透肌层,有淋巴结转移	43
C2	肿瘤组织穿透肌层,有淋巴结转移	22
D	任何浸润深度,有远隔器官转移	极低

(五) 临床病理联系

早期大肠癌多无明显症状,随肿瘤增大逐渐出现排便习惯与粪便形状的变化,如便秘和腹泻交替、腹部疼痛、腹部肿块等,晚期可出现贫血、消瘦、腹腔积液等。各种症状中以便血最多见。右侧结肠癌可出现腹部肿块、贫血和中毒症状;左侧则易出现肠腔狭窄,导致临床上出现肠梗阻症状。

四、胃肠间质瘤

胃肠间质瘤(gastrointestinal stromal tumor,GIST)被认为是一组既不同于平滑肌肿瘤也不同于神经膜细胞瘤的胃肠道间叶源性肿瘤,是最常见的胃肠道非上皮性肿瘤。胃肠道间质瘤亦可发生于胃肠道外;该肿瘤可能起源于胃肠道间质中具有自主起搏功能和多潜能分化的 Cajal 细胞或 Cajal 前体细胞。临床以老年人多见,中位年龄 60 岁。男女发病率相当,应用甲磺酸伊马替尼靶向治疗可获得良好疗效。

(一) 病因和发病机制

胃肠间质瘤的病因不明,但其发病的分子机制经大量研究已基本明确。80% ~ 85% 的胃肠间质瘤中存在 *c-kit* 基因突变,*c-kit* 基因编码一种 145 kd 的跨膜蛋白,该蛋白具有酪氨酸激酶受体活性。*c-kit* 基因突变主要发生于第 11 外显子(66.1%)、第 9 外显子(13.0%)、第 13 外显子(1.2%)和第 17 外显子(0.6%)。该基因突变后可在细胞膜上表达过量的 KIT 蛋白。KIT 蛋白激活酪氨酸激酶,引起胞质内一系列的底物磷酸化,这些底物作为激酶或信号转导分子,促进细胞增殖并抑制细胞凋亡,最终导致恶性转化。15% 左右的胃肠间质瘤可出现血小板源生长因子受体 α(PDGFRα)基因突变,突变后也经受体酪氨酸激酶途径促进细胞增殖和细胞恶性转化。

(二) 病理变化

胃肠间质瘤主要发生在胃(60%),其次为小肠(25%),也可见于直肠(5%)、食管(2%)等,胃肠道外也可发生,胃肠道外多见于腹膜后、肠系膜和网膜。肉眼:肿瘤常位于胃肠道壁内,肿瘤可向腔内突起,也可向壁外突出,有时肠黏膜表面形成溃疡,肿瘤多为圆形、卵圆形,可呈分叶状,界限清楚,常单发,偶可多发,直径数毫米至数厘米,大者可达 20 cm,切面灰白或棕褐色,质地软硬不一,常有出血、坏死等。

光镜下:肿瘤组织主要由梭形细胞和上皮样细胞组成。梭形细胞排列呈束状、栅栏状、漩涡状,上皮样细胞呈巢状、腺泡状或弥漫排列(图 5-19、彩图-47)。

胃肠间质瘤的诊断应依据大体病理学、组织病理学和免疫组织化学检测结果做出,免疫组织化学 CD117(KIT 酪氨酸激酶受体蛋白)阳性是胃肠间质瘤的重要特征之一,阳性率达 95%,CD34 阳性率约为 70%,其他有时可表达 S-100(5%)和 SMA(40%);CD117 表达于细胞膜或细胞质,据称,最令人信服的阳性形态特征是细胞膜阳性(图 5-20、彩图-48)。

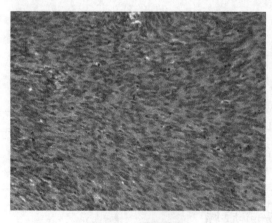

图 5-19　胃间质瘤
梭形肿瘤细胞排列呈束状

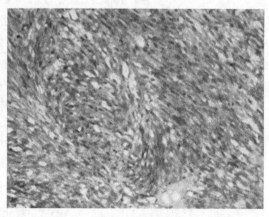

图 5-20　胃间质瘤
CD117 免疫组织化学染色阳性

关于该肿瘤的性质,目前尚无完全统一的认识,目前比较被接受的观点是对肿瘤进行危险度评估,而避免使用单纯的"良性"或"恶性"的诊断。中国胃肠间质瘤专家组建议,对于原发完全切除的胃肠间质瘤危险度评估的依据应包括肿瘤大小、核分裂象计数(50个高倍视野)、原发肿瘤的部位和肿瘤是否发生破裂等因素,其中肿瘤大小和核分裂计数是重要的参考因素(表5-4)。

表5-4 GIST危险程度评估 (中国胃肠道间质瘤专家组,2009)

危险度分级	大小(cm)	核分裂计数	(每50个HPF)	原发部位
极低	<2	<5		任何
低	2~5	<5		任何
中	2~5	>5		胃
	<5	6~10	任何	
	5~10	<5	胃	
高	任何大小	任何	肿瘤破裂	
	>5	>5	任何	
	任何大小	>10	任何	
	>10	无论多少	任何	
	2~5	>5	非胃	
	5~10	<5	非胃	

(三)临床病理联系

胃肠间质瘤发病早期常无任何自觉症状,随着肿瘤不断生长,临床上才出现相应的症状,其临床表现主要取决于肿瘤的大小、位置和生长方式等。多数患者可表现为消化道出血,以便血为主,此外,患者可有腹部肿块,部分伴有腹痛。小肠GIST患者以肠梗阻为主要表现,部分肿瘤易发生中心性坏死,引起肠穿孔。此外,患者可有便秘、体重减轻、厌食、发热等非特异性症状。

五、原发性肝癌

原发性肝癌(primary carcinoma of liver)是由肝细胞或肝内胆管上皮细胞发生的恶性肿瘤,简称肝癌。原发性肝癌发病有明显地域性,撒哈拉沙漠以南的非洲国家和东南亚国家为原发性肝癌高发区,而在美国则较为罕见,据统计全世界每年约有25万人死于肝癌。中国属肝癌高发区,每年约有11万人死于肝癌,占全世界肝癌死亡率的45%左右。在中国,肝癌的地域分布特点是:沿海高于内地,东南和东北高于西南和西北,原发性肝癌发病年龄多在中年以上,男多于女。肝癌发病隐匿,早期无临床症状,发现时多已属晚期。肝癌患者甲胎蛋白阳性率为70%~98%。因此临床应用甲胎蛋白(AFP)检测及影像学检查可提高早期肝癌的检出率。

(一)病因及发病机制

原发性肝癌发病可能与下列因素有关。

1. 病毒性肝炎 研究发现,乙型肝炎和丙型肝炎与肝癌有密切关系。肝癌细胞内HBsAg阳性率可高达约82%,在HBV阳性的肝癌患者中,可查见*HBV*基因整合到肝癌细胞DNA中的现象。分子病毒学研究发现HBVx蛋白可通过激活宿主原癌基因而诱发肝癌的发生。最近研究结果提示,HCV的感染可能是肝癌致病因素之一。在日本有70%、在西欧有 65%~75% 的肝癌患者发现 HCV 抗体阳性。

2. 肝硬化 70%~90% 的肝细胞癌患者伴有肝硬化,其中以坏死后性肝硬化与肝癌的关系最为密切。

3. 真菌及其毒素 研究发现,黄曲霉菌或其毒素(aflatoxin,黄曲霉素)可诱发实验动物患肝癌,在肝癌高发区,喂食黄曲霉菌污染食物也可诱发实验动物患肝癌。此外,青霉菌、杂色曲霉菌等都可引起实验性肝癌的发生。

4. 亚硝胺类化合物 从肝癌高发区的南非居民的食物中已分离出二甲基亚硝胺。此类化合物也可引起其他部位肿瘤如食管癌等。

(二)病理变化

1. 肉眼类型 早期肝癌也称小肝癌,是指单个癌结节直径在 3 cm 以下或结节数目不超过 2 个,其直径总和在 3 cm 以下的肝癌,患者常无临床症状,血清 AFP 可阳性。中晚期肝癌,肝体积明显增大可达 2000 g 以上。癌组织可局限于肝的一叶,以右叶多见,也可弥散于全肝,且大多合并肝硬化。

中晚期肝癌肉眼可分为 3 种类型。

(1)巨块型:肿瘤为单发实性巨大肿块,呈球形,直径常大于 15 cm,多位于肝右叶内(图 5-21、彩图-49)。质地较软,中心部常有出血坏死。瘤体周边常见散在的卫星状瘤结节。

(2)多结节型:此型最多见。瘤结节圆形或椭圆形,大小不等,直径由数毫米至数厘米,多个癌结节散在分布,有的相互融合形成较大的结节。

(3)弥漫型:此型少见。癌组织在肝内弥漫性生长,无明显的结节形成。常发生在肝硬化基础上。

2. 组织学类型 中晚期肝癌主要有下列 3 种类型。

(1)肝细胞癌:最多见,分化较好的癌细胞与肝细胞相似,癌细胞呈多角形,胞质丰富,嗜酸性,细胞核大、圆形,可见明显的核仁。分化差的癌细胞异型性明显,常有巨核及多核瘤细胞。癌细胞排列成条索状、巢状或呈腺泡样,癌细胞间为血窦(图 5-22、彩图-50)。

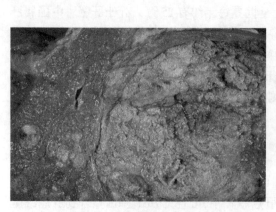

图 5-21 肝细胞癌(巨块型)

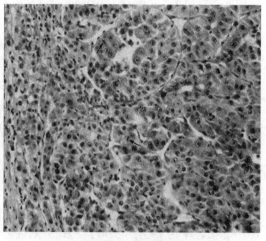

图 5-22 肝细胞癌
癌细胞呈梁状排列,梁间为血窦

（2）胆管上皮癌：较为少见，是由肝内胆管上皮发生的癌。其组织结构多为腺癌或单纯癌。一般不合并肝硬化。

（3）混合性肝癌：癌组织由肝细胞癌及胆管上皮癌两种结构组成，此型最少见。

3. 蔓延和转移　肝癌首先在肝内沿门静脉分支蔓延和转移，在肝内形成转移结节，也可逆行蔓延至肝外门静脉主干，形成较大的癌栓，有时可阻塞管腔引起门静脉高压。肝外转移主要通过淋巴道转移，首先到达肝门淋巴结，依次转移至上腹部淋巴结和腹膜后淋巴结。晚期可通过肝静脉转移到肺、肾上腺、脑及骨等处。有时肝癌细胞可直接种植到腹膜表面或盆腔内脏器表面，形成种植性转移，并发生癌性腹腔积液。

4. 临床病理联系　患者常有肝炎病毒感染史或肝硬化病史，临床常表现为进行性消瘦、肝区疼痛，肝体积增大较为明显，有时可出现黄疸及腹腔积液等。偶尔肝表面癌结节自发性破裂或癌组织侵破大血管可导致腹腔内大出血。患者多因肝昏迷、消化道或腹腔内大出血及合并感染而死亡。

六、胰　腺　癌

胰腺癌（carcinoma of pancreas）是由胰腺外分泌腺体发生的恶性肿瘤，临床相对少见。患者年龄多为40~70岁，男多于女。

（一）病理变化

胰腺癌可发生于胰腺头、体、尾的任何部位，但以胰头最多见，胰头癌占全部胰腺癌的60%~70%。发生于胰体者次之，占20%~30%；尾部最少见，仅占5%~10%。

肉眼观，肿瘤呈圆形或卵圆形，界限相对较清楚，有明显浸润者与邻近胰腺分界难以辨认。

光镜下，胰腺癌主要为导管腺癌，占胰腺癌的85%。癌细胞来自导管上皮，排列成腺样结构。其他类型包括腺泡细胞癌、腺鳞癌、透明细胞癌、未分化癌等。

（二）扩散转移

胰头癌早期可直接蔓延到邻近的胆管及十二指肠，晚期胰腺癌肝内转移最为常见，也可经淋巴道转移至胰头旁及胆总管旁淋巴结。癌组织还可侵入腹腔神经丛周围的淋巴间隙，经血道发生远隔部位转移常导致肺、骨等处的转移瘤。

（三）临床病理联系

胰头癌的主要症状是因压迫或阻塞胆道而引起阻塞性黄疸，因缺少胆汁入肠，患者大便呈陶土样。胰体尾部癌临床上可无黄疸，发病更为隐匿，常因癌组织侵入门静脉而产生腹腔积液，压迫脾静脉发生脾大，侵入腹腔神经丛而发生深部疼痛。此外还可有消瘦、贫血、呕吐、便秘等症状。胰腺癌患者预后不佳，多在1年内死亡。

七、易混淆概念

（一）反流性食管炎和 Barrett 食管

反流性食管炎是指由于胃和（或）十二指肠内容物反流入食管，引起食管鳞状上皮损伤继而发生的炎症反应,包括食管黏膜充血、水肿、糜烂、溃疡和化生等病变。Barrett 食管是指食道下端括约肌水平以上的鳞状上皮被包含有杯状细胞的柱状上皮取代的现象,常由反流性食管炎所引起,需与齿状分布的贲门上缘被覆柱状上皮的黏膜组织相区别。

(二) 良性溃疡与恶性溃疡

良性溃疡是指胃或十二指肠良性溃疡性病变,包括溃疡病和其他原因引起的各种溃疡性病变。恶性溃疡一般是指胃肠道溃疡型癌或消化性溃疡恶变后的病变。

(三) 肝纤维化与肝硬化

肝纤维化是指肝内纤维组织增生,形成小的条索但尚未互相连接分割肝小叶的一种病变,是肝硬化的前期病变。肝硬化是指肝内纤维组织增生明显,形成间隔分割正常肝小叶,假小叶形成,此时肝内小叶结构和血液循环发生改建,致使肝变形、质地变硬。

(四) 早期胃癌与黏膜内癌

早期胃癌是指癌组织浸润限于黏膜下层以内,不管累及范围多大,不管有无淋巴结转移,均称为早期胃癌。局限于黏膜固有层的早期胃癌称黏膜内癌。

(五) 小胃癌与微小胃癌

癌组织病变直径在 0.5 cm 以内者称微小胃癌。癌组织病变直径在 0.6~1.0 cm 者称小胃癌。

（杨春雨）

第六章　肝功能不全

第一节　概　　述

当各种致病因素作用于肝后,一方面可引起肝组织变性、坏死、纤维化及肝硬化等结构的改变;另一方面还能导致肝的功能障碍,出现黄疸、出血倾向、继发感染、顽固性腹水、肾功能障碍及肝性脑病等一系列临床综合征,称为肝功能不全(hepatic insufficiency)。其中,肝衰竭(hepatic failure)一般是指肝功能不全的晚期,其临床的主要表现为肝性脑病与肝肾综合征。本章将介绍肝功能不全、肝性脑病及肝肾综合征。

第二节　肝功能不全的病因和主要功能及代谢变化

一、肝功能不全的病因

(一) 生物性因素

7 种肝炎病毒,即甲型肝炎病毒(HAV)、乙型肝炎病毒(HBV)、丙型肝炎病毒(HCV)、丁型肝炎病毒(HDV)、戊型肝炎病毒(HEV)、乙型肝炎病毒(HFV)和庚型肝炎病毒(HGV)都可以引起肝炎症性病变,甚至演变为肝硬化、肝癌。其中 HBV 引起的乙型病毒性肝炎的发病率高,危害大。

某些细菌及阿米巴滋养体可引起肝脓肿,某些寄生虫如肝吸虫、血吸虫等也可累及肝,造成肝损害。

(二) 化学性因素

一些有机或无机化学毒物,包括具有肝毒性作用的药物及其代谢产物等,大剂量可以引起急性肝损害,小剂量可以形成积蓄效应,引起慢性肝损害。

一般来说,大多数药物在肝内经生物转化而被解毒。但一些药物本身或其代谢产物对肝具有明显的毒性作用。摄入此类药物后,药物与肝细胞内 P-450 酶系及一些基团,如葡糖醛酸、硫酸二甲酯、巯基、甘氨酸、谷氨酸、芳香基等结合而被降解。如果此解毒功能失效,有毒产物也可与蛋白质等结合,引起脂质过氧化、蛋白质巯代氧化等,最终导致肝细胞坏死。应指出,临床上以正常剂量应用某一种药物时,一般不会引起肝损害,但两种或两种以上药物合用时,常可出现肝病变,甚至造成严重后果。

此外,长期酗酒者,乙醇可直接或通过其代谢产物——乙醛损伤肝。此外,嗜酒所致的营养缺乏也起一定作用。临床上,常见慢性酒精中毒引起的脂肪肝、酒精性肝炎,甚至肝硬化。随食物摄入的黄曲霉素、亚硝酸盐和毒蕈等,也可促进肝病的发生。

(三) 遗传性因素

某些遗传性代谢缺陷及分子病可累及肝,造成肝炎、脂肪肝、肝硬化等。例如,由于肝不能合成铜蓝蛋白,使铜代谢发生障碍,过量的铜在肝内沉积,可引起肝豆状核变性,最终导致肝硬化。

(四) 免疫性因素

肝细胞可自分泌和(或)旁分泌很多炎症性细胞因子,从而损害肝细胞。例如,肝细胞被肝炎病毒感染后,可引起机体的细胞免疫和体液免疫反应。这些免疫反应既可以杀灭肝炎病毒,也可以攻击被感染的肝细胞,造成肝细胞损伤。一般认为,T淋巴细胞介导的细胞免疫反应是引起肝细胞损伤的主要原因。

(五) 营养性因素

单纯营养缺乏不能导致肝病的发生,但可促进肝病的发生、发展。例如,饥饿时,肝糖原、谷胱甘肽等的减少,可降低肝解毒功能或增强毒物对肝损害。

二、肝功能不全的主要功能及代谢变化

(一) 物质代谢障碍

1. 糖代谢障碍 肝通过糖原的合成与分解、糖酵解与糖异生,以及糖类的转化来维持血糖浓度的相对稳定。正常血糖含量为 $80\sim120$ mg/dl。一般来说,轻度肝损害往往很少出现糖代谢紊乱。当肝细胞发生广泛性损伤时,由于肝糖原合成障碍、糖异生能力下降及肝糖原储备减少,表现为空腹时血糖降低。当血糖低于 $60\sim70$ mg/dl 时,就会出现低血糖症,此时患者感到软弱、疲乏、头晕。当血糖急剧降低至 40 mg/dl 时,可发生低血糖性昏迷。其发生机制为:①当肝衰竭时,因大量肝细胞坏死可导致肝内糖原储备锐减;②肝内残存的肝糖原在肝细胞内质网上的葡萄糖-6-磷酸酶受到破坏后难以分解为葡萄糖;③胰岛素在肝严重受损时灭活减弱,形成高胰岛素血症(hyperinsulinemia)。严重肝衰竭患者常因低糖血症而出现肝性脑病。但部分肝功能衰竭患者可出现类似糖尿病患者的糖耐量降低,在患者摄入较多葡萄糖时,易导致高血糖(hyperglycemia),这有可能是血浆中来自胰腺 α 细胞的胰高血糖素比胰岛素更多的缘故。

2. 脂类代谢障碍 肝内脂肪酸是在线粒体内进行分解的。通过 β 氧化反应,脂肪酸被氧化为乙酰辅酶A,并产生大量能量;肝还能合成三酰甘油和脂蛋白,参与磷脂和胆固醇的代谢等。因此,当肝功能受损时,肝内脂肪氧化障碍或脂肪合成增多,而又不能有效地运出,中性脂肪在肝细胞内堆积导致脂肪肝。此外,当肝细胞受损时,血浆胆固醇的酯化作用减弱,血浆胆固醇酯浓度下降。

3. 低白蛋白血症 肝与蛋白质代谢的关系极为密切,它是人体蛋白质合成和分解的主要器官,也是血浆蛋白(包括血浆白蛋白、凝血因子及多种酶类)的重要来源。因此在肝硬化发生时,由于有效肝细胞总数减少和肝细胞代谢的障碍,白蛋白合成可减少一半以上,以致出现低白蛋白血症,是肝性腹水发病的机制之一。此外,肝受损时,某些氨基酸在肝内的分解代谢障碍,导致其在血浆中的含量升高,出现血浆氨基酸失衡,如芳香族氨基酸明显升高。

4. 维生素代谢障碍 肝在维生素的吸收、储存和转化方面均起着重要作用。脂溶性维生素的吸收需要有胆汁酸盐的协助;维生素A、维生素D、维生素E、维生素K等主要储存在肝中;肝还参与多种维生素代谢过程(如胡萝卜素转化为维生素A,维生素D3在C25位上

的羟化等)。因此,肝功能不全时维生素代谢障碍较为常见,尤其是维生素 A、维生素 K、维生素 D 的吸收、储存及转化异常,造成体内缺乏,患者分别出现暗适应障碍(夜盲症)、出血倾向及骨质疏松等变化。

(二) 激素代谢障碍

肝能灭活体内多种激素,如雌激素、醛固酮、抗利尿激素、胰岛素、胰高血糖素等。肝功能障碍时灭活功能减弱,这些激素在体内增多。雌激素增多可引起女性卵巢功能紊乱,月经失调;男性则出现乳房发育、睾丸萎缩和不育,还可使皮肤小血管扩张而出现蜘蛛痣(皮肤小动脉及其分支呈蜘蛛网状扩张)、肝掌(手掌鱼际充血发红)。醛固酮增多可导致低钾血症和钠、水潴留,是造成水肿和腹水的原因之一。此外,抗利尿激素增多可使水分排出减少,造成水潴留,除引起水肿外,还使血液稀释而出现低钠血症。胰岛素持续增高,除可使血糖降低外,还使血浆支链氨基酸分解,造成血浆氨基酸平衡失调。

(三) 胆汁代谢障碍

胆汁是由肝细胞不断生成和分泌的,肝功能不全时,可发生高胆红素血症(hyperbilirubinemia)和肝内胆汁淤积(intrahepatic cholestasis)。

1. 高胆红素血症　胆红素是一种脂溶性的有毒物质,对脂溶性物质有很强的亲和力,容易透过细胞膜造成危害,尤其对富含脂类物质的神经组织影响很大,可严重干扰神经系统的功能。肝对胆红素具有强大的处理能力,不仅表现在它有很强的摄取和经胆汁排出的能力,还表现在能将胆红素与葡糖醛酸或硫酸等结合的能力,从而降低胆红素的脂溶性。肝功能不全时,肝细胞对胆红素的摄取、结合及排泄功能障碍,其中排泄障碍更为突出,出现高胆红素血症,血中以酯性胆红素增多为主,患者常伴有皮肤、黏膜及内脏器官等黄染的临床表现,称为黄疸(jaundice)。

2. 肝内胆汁淤积　肝内胆汁淤积是指肝细胞对胆汁酸摄取、转运和排泄功能障碍,以致胆汁成分(胆盐和胆红素)在血液中潴留。血清胆盐含量增高,一般伴有黄疸,但也有少数患者不伴有黄疸。由于小肠内胆盐浓度下降,可引起脂肪和脂溶性维生素吸收不良;并促进肠源性内毒素的吸收,发生内毒素血症等变化。肝内胆汁淤积的发生可能与以下多个环节功能障碍有关:肝细胞对胆汁酸的摄取;胆汁在肝细胞内的转运;胆小管的通透性;胆小管内微胶粒的形成等。

(四) 凝血功能障碍

大部分凝血因子都由肝细胞合成;重要的抗凝物质如蛋白 C、抗凝血酶-3 等也由肝细胞合成;肝细胞还可合成纤溶酶原、抗纤溶酶等;此外,很多激活的凝血因子和纤溶酶原激活物等也由肝细胞清除,这些足可说明肝细胞在凝血与抗凝过程中的重要性。肝功能严重障碍时可诱发 DIC。

(五) 生物转化功能障碍

人体内常存在一些对机体有一定生物学效应或毒性的物质(包括激素、神经递质等内源性物质和药物、毒物等外源性物质),需要及时清除以保证各种生理活动的正常进行,这些物质在排出体外之前,常要对其进行生物转化,使它们转变为无毒或毒性小的溶解度较高的水溶性物质,以便于从胆汁或尿中排出体外。肝是体内生物转化过程的主要场所。肝功能不全时,由于其生物转化功能障碍,可造成上述物质在体内蓄积,从而影响机体的正常生理功能,如对胆红素的转化障碍会出现黄疸;若从肠道吸收的氨、胺类、γ-氨基丁酸等毒性代谢产物不能在肝中进行生物转化而蓄积于体内,可引起中枢神经系统功能障碍,甚至发生肝中性脑病;许多药物是在肝中代谢的,因此肝病患者血液中药物的半衰期会延长,易发生药物中毒。

(六) 免疫功能障碍

肝具有重要的细胞和体液免疫功能,尤其作为消化系统的第二道防线,可防止肠道内细菌、内毒素等有害物质的入侵从而维持机体的内环境稳定。当肝功能不全时,由于Kupffer 细胞功能障碍及补体(complement,C)水平下降,故常伴有免疫功能低下,易发生肠道细菌移位、内毒素血症及感染等。

(七) 低钾血症和低钠血症

肝衰竭时,患者常发生低钾血症和低钠血症。低钾血症的发生与醛固酮的作用增强有关,肝功能受损时,醛固酮灭活减弱;同时,因严重肝疾患常伴有腹水,导致有效循环血量减少引起醛固酮分泌增加,醛固酮含量增加导致钾随尿排出增多而引起低钾血症。低钾血症及继发的代谢性碱中毒可诱发肝性脑病。低钠血症则由水潴留引起。在肝功能障碍时,抗利尿激素释放增加、灭活减弱,肾排水减少导致稀释性低钠血症。

(八) 器官功能障碍

肝功能不全时,除上述肝功能减退外,还常伴有全身各系统症状,其中中枢神经系统(肝性脑病,详见本章第三节)和泌尿系统(肝肾综合征,详见本章第四节)的并发症最严重。

第三节 肝 性 脑 病

一、概念、分期与分类

(一) 概念

由于急性或慢性肝功能不全,大量毒性代谢产物在血液循环中堆积,经血液循环进入脑组织,引起严重的中枢功能障碍,临床上可出现以意识障碍为主的一系列神经、精神症状,最终出现肝导致的昏迷症状。这种继发于严重肝病的神经精神综合征,称为肝性脑病(hepatic encephalopathy)。

(二) 分期

肝性脑病按病情轻重分为 4 期。

一期(前驱期):轻微的神经精神症状,可表现出欣快、反应迟钝、睡眠规律改变,有轻度的扑翼样震颤。

二期(昏迷前期):上述症状加重,表现出精神错乱、睡眠障碍、行为异常,经常出现扑翼样震颤。

三期(昏睡期):有明显的精神错乱、昏睡等症状。

四期(昏迷期):意识丧失,不能唤醒,即进入昏迷阶段。

上述分期没有截然的界限,而是病情由轻到重的逐渐演变过程。

(三) 分类

1. 根据发病机理分类　可分为内源性肝性脑病和外源性肝性脑病(表6-1)。

表6-1　内源性、外源性肝性脑病比较

特征	内源性肝性脑病	外源性肝性脑病
常见病因	暴发性病毒性肝炎	有门-体分流的肝硬化
病情缓急	多为急性经过	慢性复发性
毒物是否经过肝	毒物入肝不能有效地被清除	未经肝处理经分流入体循环
诱因	无明显诱因	多数能找到明显诱因
预后	极差	较好

2. 根据发病速度分类

(1) 急性肝性脑病:其特点是起病急骤,病情凶险,病程短,预后差,常见于重型病毒性肝炎、严重急性肝中毒所致的急性肝衰竭患者。此型相当于内源性肝性脑病。

(2) 慢性肝性脑病:其特点是起病较缓慢,病情相对较轻,病程较长,近期预后较好,常见于各型肝硬化晚期,患者可有持续较久、较明显的精神症状,最终可发展为昏迷,常在诱因作用下,反复发作,此型相当于外源性肝性脑病。

此外,有人根据患者血氨是否升高,将肝性脑病分为氮性(或氨性)和非氮性(或非氨性)肝性脑病。外源性肝性脑病一般为氮性肝性脑病,内源性肝性脑病,可以是氮性、也可以是非氮性肝性脑病。

二、发病机制

肝性脑病时,脑组织并无明显的特异性形态学改变,目前多认为肝性脑病的发生主要是毒性物质导致脑的代谢和功能障碍所致。肝功能严重障碍可致蛋白质、糖、脂肪的代谢障碍,产生毒物;来自肠道的某些有毒物质,由于不能被肝解毒或经侧支循环绕过肝而入血,并通过血脑屏障进入脑内,干扰了脑的代谢和功能,导致肝性脑病的发生。本病的发病机制尚未完全清楚,迄今为止,有关肝性脑病的发病学说主要有氨中毒学说、假性神经递质学说、血浆氨基酸失衡学说和γ-氨基丁酸学说。

(一) 氨中毒学说

肝性脑病发作时,多数患者血液及脑脊液中氨水平升高至正常的2~3倍,经降血氨治疗后,其肝性脑病的症状明显得到缓解,这表明肝性脑病的发生与血氨升高密切相关。正常情况下,血氨浓度稳定,一般不超过59 μmol/L,这依赖于血氨的生成和清除之间的动态平衡,肝通过鸟氨酸循环将氨转化为尿素是维持此平衡的关键。因此当肝功能严重受损时,鸟氨酸循环发生障碍,致使血氨水平升高。增高的血氨通过血脑屏障进入脑组织,主要干扰脑细胞的功能和代谢,从而引起脑功能障碍。

1. 血氨增多的原因

（1）氨清除不足：正常人体内生成的氨绝大部分要在肝内经鸟氨酸循环合成尿素，并经肾排出体外。通常每合成1分子的尿素能清除2分子的氨，同时消耗3分子的ATP。肝功能严重障碍时，由于肝内酶系统受损，ATP供给不足，鸟氨酸循环发生障碍，尿素合成减少，使氨清除不足。此外，已建立门–体侧支循环或门–体静脉分流术后的肝硬化患者，由于来自肠道的氨部分未经肝清除而直接进入体循环，引起血氨升高。氨清除不足为肝性脑病患者血氨升高的主要原因。

（2）氨生成过多：①严重肝功能障碍时，门静脉血流受阻，肠道黏膜淤血、水肿，肠蠕动减弱或由于胆汁分泌减少，均可使食物消化、吸收功能障碍，导致肠道细菌活跃，释放的氨基酸氧化酶和尿素酶增多；并且，未经消化吸收的蛋白质成分在肠道潴留增多，经细菌分解，使产氨增多。②肝硬化晚期合并肾功能障碍，尿素排出减少，可使弥散入肠道的尿素增加。③如果合并上消化道出血，血液蛋白质在肠道内分解产氨。④肝性脑病患者常有躁动不安等神经精神症状而致肌肉活动增强，使肌肉中腺苷酸分解代谢增强致产氨增多。

此外，肠道pH的变化，影响肠道对氨的吸收。当肠道的pH降低时，可减少从肠腔吸收氨。反之，当肠道的pH升高时，肠道吸收氨增多，促使血氨浓度升高。因而，临床上常应用乳果糖在肠道内被细菌分解产生乳酸、乙酸，降低肠腔的pH，减少氨的吸收，从而达到降低血氨的作用。

2. 氨对脑的毒性作用

（1）干扰脑细胞的能量代谢：正常时脑组织需要能量较多，其能量来源主要是葡萄糖的生物氧化。氨干扰脑细胞的能量代谢主要是干扰葡萄糖生物氧化的正常进行。进入脑内的氨与α-酮戊二酸结合生成谷氨酸，谷氨酸再与氨结合生成谷氨酰胺。这一过程可引起以下后果：①大量消耗α-酮戊二酸，α-酮戊二酸是三羧酸循环的重要中间产物，故可使ATP生成减少；②消耗了大量还原型辅酶Ⅰ（NADH），NADH是呼吸链中完成递氢过程的重要物质，其大量消耗可使ATP产生减少；③氨与谷氨酸结合生成谷氨酸胺时，消耗了大量的ATP；④氨还可抑制丙酮酸脱羧酶的活性，妨碍丙酮酸的氧化脱羧过程，使乙酰辅酶A生成减少，影响三羧酸循环的正常进行，也可使ATP产生减少。

氨干扰脑细胞的能量代谢，使ATP的产生减少并消耗过多，导致脑细胞完成各种功能所需的能量严重不足，从而不能维持中枢神经系统的兴奋活动而昏迷。

（2）使脑内神经递质发生改变：正常情况下，脑内兴奋性神经递质与抑制性神经递质保持平衡。脑内氨增多可使脑内兴奋性神经递质减少而抑制性神经递质增多，干扰了递质间的平衡，因而造成中枢神经系统功能紊乱。①乙酰胆碱减少。高浓度氨抑制丙酮酸的氧化脱羧过程，导致脑细胞内的乙酰辅酶A减少，兴奋性神经递质乙酰胆碱的合成随之减少。②氨与谷氨酸结合形成抑制性神经递质谷氨酸胺增多，兴奋性神经递质谷氨酸被消耗而减少。③谷氨酸经谷氨酸脱羧酶作用形成抑制性神经递质γ-氨基丁酸增多。

（3）氨对神经细胞膜的抑制作用：氨在细胞膜的钠泵中可与钾竞争进入细胞内，造成细胞内缺钾；氨可以干扰神经细胞膜上的Na^+，K^+-ATP酶的活性，这些可影响细胞内外Na^+，K^+分布，干扰静息电位和动作电位的产生，进而影响神经的兴奋和传导过程。

（二）假性神经递质学说

1. 脑干网状结构与清醒状态的维持　在脑干网状结构中存在着具有唤醒功能的系统，

称为脑干网状结构上行激动系统。在其唤醒功能中,作为神经突触间传递信息的神经递质具有十分重要的作用。正常时,脑干网状结构中的神经递质种类较多,其中主要的有去甲肾上腺素和多巴胺等。因此,去甲肾上腺素和多巴胺等递质,在维持脑干网状结构上行激动系统中的唤醒功能上具有重要作用。当这些真性神经递质被假性神经递质所取代,则由于这一系统的功能活动减弱,大脑皮质将由兴奋状态转入抑制状态,产生昏睡甚至昏迷等情况。

2. 假性神经递质与肝性脑病　食物中蛋白质在消化道中经水解产生氨基酸,其中芳香族氨基酸如苯丙氨酸和酪氨酸经肠道细菌所释放的脱羧酶的作用,生成苯乙胺和酪胺,这些生物胺被吸收后经门静脉入肝。在肝功能正常时,苯乙胺和酪胺可经肝单胺氧化酶作用被分解清除。当肝功能严重障碍导致解毒功能低下,或有门-体侧支循环时,这些物质在血液中浓度增高。尤其是门脉高压时,由于胃肠道淤血,消化功能降低,使肠内蛋白质分解增强,将产生大量苯乙胺和酪胺入血。血液中的苯乙胺和酪胺进入脑内,在脑细胞 β-羟化酶作用下生成苯乙醇胺和羟苯乙醇胺。这两种物质的化学结构与正常神经递质——去甲肾上腺素和多巴胺极为相似(图 6-1),因此,可被脑干网状结构中的肾上腺能神经元所摄取,但其释放后的生理效应远较去甲肾上腺素和多巴胺弱,不能完成真性神经递质的作用,故称其为假性神经递质(false neurotransmitter)。因假性神经递质不能维持脑干网状结构上行激动系统的唤醒功能,从而导致昏迷。

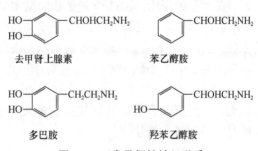

图 6-1　正常及假性神经递质

(三) 血浆氨基酸失衡学说

1. 氨基酸失衡的原因　正常人血浆中支链氨基酸与芳香族氨基酸呈一定比值,为 3 ~ 3.5,而肝性脑病患者血中氨基酸失去平衡,表现为芳香族氨基酸增多,支链氨基酸减少,导致其比值降低。

(1) 芳香族氨基酸增多的原因:①芳香族氨基酸主要在肝内降解。肝功能严重障碍时,芳香族氨基酸的降解能力降低;②肝的糖异生作用障碍,使芳香族氨基酸转为糖的能力降低。

(2) 支链氨基酸的减少主要与血胰岛素增多有关:支链氨基酸的代谢主要在骨骼肌中进行,胰岛素可促进肌肉组织摄取和利用支链氨基酸。肝功能严重障碍时血液中胰岛素水平增高,支链氨基酸进入肌肉组织增多,因而使其在血液中的含量减少。

2. 血氨基酸失衡与肝性脑病　支链氨基酸和芳香族氨基酸在生理情况下呈电中性,由同一载体转运入脑被脑细胞所摄取。当血液中芳香族氨基酸增多时,必然使芳香族氨基酸进入脑内增多,其中主要是苯丙氨酸和酪氨酸。当脑内的苯丙氨酸和酪氨酸增多时,通过抑制酪氨酸羟化酶,或通过抑制多巴脱羧酶,使正常神经递质去甲肾上腺素和多巴胺生成减少,同时在芳香族氨基酸脱羧酶的作用下,分别生成假性神经递质羟苯乙醇胺和苯乙醇胺。由此可见,血液中氨基酸的失去平衡使脑内产生大量假性神经递质,并使正常的神经递质的产生受到抑制,最终导致昏迷。

(四) γ-氨基丁酸学说

γ-氨基丁酸(γ-amino butyric acid,GABA)是哺乳动物最主要的抑制性神经递质。正常情况下,脑内的 GABA 是突触前神经元利用谷氨酸经谷氨酸脱羧酶脱羧后的产物,储存于突触前神经元的细胞质囊泡内。中枢神经系统以外的 GABA 是肠道细菌的分解产物,在肝内代谢清除。肝功能严重障碍时肝细胞对来自肠道 GABA 的摄取和代谢降低,使血中 GABA 浓度增高,经通透性增强的血脑屏障进入中枢神经系统。当突触前神经元兴奋时,从储存囊泡释放到突触间隙,与突触后神经元 GABA 受体结合,使细胞膜对 Cl^- 通透性增高,由于细胞外的 Cl^- 浓度比细胞内高,因而使细胞外 Cl^- 大量内流,神经元处于超极化状态,发挥突触后的抑制作用。同时 GABA 也具有突触前抑制作用,这是因为当 GABA 作用于突触前的轴突末梢时,也可使轴突膜对 Cl^- 的通透性增高,但由于轴突内的 Cl^- 浓度高于轴突外,造成 Cl^- 外流,导致神经元去极化,当神经冲动到达神经末梢时,神经递质减少,产生突触前抑制。因此,GABA 既是突触后抑制递质,又是突触前抑制递质,其脑内浓度增高,造成中枢神经系统功能抑制。

与其他学说相比,GABA 学说是从大脑主要抑制性神经递质 GABA 和相应受体相互作用上探讨肝性脑病发病机制的,而不仅限于神经活性物质及其代谢物的含量,因而逐渐受到人们的注意。然而,此学说是以动物实验为基础提出的,临床报道甚少,故有待进一步验证。

除上述因素在肝性脑病中起重要作用外,许多蛋白质和脂肪的代谢产物如硫醇、短链脂肪酸、酚等对肝性脑病的发生、发展也有一定作用。总之,目前还没有一种机制能圆满地解释临床上此类化合物所有肝性脑病的发病机制,可能是多种毒物共同作用的结果,其确切机制有待于进一步研究。

三、影响肝性脑病发生、发展的因素

(一) 氮的负荷增加

氮的负荷增加是肝性脑病最常见的诱发因素。肝硬化患者常见的上消化道出血,过量蛋白质饮食、输血等外源性氮负荷过度,可由于促进血氨升高而诱发肝性脑病。由于继发性肾衰竭所导致的氮质血症、低钾性碱中毒或呼吸性酸中毒、便秘、感染等内源性氮负荷过重等,也常诱发肝性脑病。

(二) 血脑屏障通透性增强

有些物质如 γ-氨基丁酸及某些毒物,正常时不能通过血脑屏障,因此,血脑屏障的通透性增高,在诱发肝性脑病中具有重要作用。

(三) 脑敏感性增高

严重肝性脑病患者的体内各种神经毒性物质增多,在毒性物质的作用下,脑对药物或氨的敏感性增高,因而,当使用止痛、镇静、麻醉及氯化铵等药物时则可诱发肝性脑病。感染、缺氧、酸碱平衡及电解质紊乱等也可增加脑对毒性物质的敏感性而诱发肝性脑病。总之,凡能增加毒性物质的来源,提高脑对毒性物质的敏感性及使血脑屏障通透性增高的因素均可成为肝性脑病的诱因,引起肝性脑病的发生。

四、肝性脑病防治的病理生理基础

(一) 去除诱因

(1) 减少氮负荷,严格控制蛋白质摄入量。在限制蛋白质的同时,以糖为主供给热量,并供给充足维生素。

(2) 严禁摄入粗糙质硬食物,防止上消化道大出血。

(3) 防止便秘,以减少肠道有毒物质进入体内。

(4) 注意预防因利尿、放腹水、低血钾等情况诱发肝性脑病。

(5) 由于患者血脑屏障通透性增强、脑敏感性增高,因此,肝性脑病患者用药要慎重,特别是要慎用止痛、镇静、麻醉等药物,防止诱发肝性脑病。

(二) 降低血氨

(1) 口服乳果糖等使肠道 pH 降低,减少肠道产氨和利于氨的排出。

(2) 应用谷氨酸或精氨酸降血氨。

(3) 纠正水、电解质和酸碱平衡紊乱,特别是要注意纠正碱中毒。

(三) 其他治疗措施

可口服或静脉注射以支链氨基酸为主的氨基酸混合液,纠正氨基酸的失衡。可给予左旋多巴,促进患者清醒。近年来开展了人工肝辅助装置与肝移植方面的研究,取得了一些进展,但仍存在不少问题,有待于进一步解决。

总之,由于肝性脑病的发病机制复杂,应结合患者的具体情况,采取综合性治疗措施,才能取得较好的治疗效果。

第四节　肝肾综合征

肝肾综合征(hepatorenal syndrome,HRS)是指肝硬化失代偿期或急性重症肝炎时,继发于肝衰竭基础上的功能性肾衰竭,故又称肝性功能性肾衰竭。急性重症肝炎有时也可引起急性肾小管坏死,也属肝肾综合征。

一、肝肾综合征的病因和分类

各种类型的肝硬化、重症病毒性肝炎、暴发性肝衰竭、肝癌、妊娠性急性脂肪肝等均可导致肝肾综合征。根据肾损害和功能障碍的特点可分为功能性肝肾综合征(functional hepatorenal syndrome)和器质性肝肾综合征(parenchymal hepatorenal syndrome)。功能性肝肾综合征以严重的肾低灌流为特征,临床表现为少尿、低钠尿、高渗透压尿、氮质血症等。肾脏仍保留一些浓缩功能,尿几乎不含钠是其特点。一旦肾灌流量恢复,则肾功能迅速恢复。若功能性肝肾综合征得不到及时治疗或病情进一步发展,可发生器质性肝肾综合征,其主要病理变化是肾小管坏死,发生机制可能与内毒素血症有关。

二、肝肾综合征的发病机制

肝肾综合征的发病机制较为复杂,随着近年来对肝功能不全的研究进展,揭示了门脉高压、腹水形成、消化道出血、感染及血管活性物质的变化等在肝肾综合征的发病中起着重要的作用。

（一）有效循环血量减少

严重肝功能不全患者,常合并腹水、消化道出血及感染,使有效循环血量下降,肾灌流量减少,肾小球毛细血管血压降低,导致肾小球有效滤过压降低而发生少尿。

（二）血管活性物质的作用

肝功能不全时,由于有效循环血量减少,使体循环平均动脉压降低,引起血管活性物质的变化,后者作用于肾血管使肾血流发生重新分布,即皮质肾单位的血流明显减少,而较大量的血流转入近髓肾单位,最终造成肾小球滤过率下降,肾小管对钠、水的重吸收增加。这可能是发生功能性肝肾综合征的重要原因。

1. 肾交感神经系统活动增强　肝功能不全时,由于有效循环血量减少,反射性使交感神经系统活性兴奋,由此可继发肾交感神经系统活动增强。交感神经系统活动增强,肾小球滤过分数增加,导致近曲小管对钠、水的重吸收增多;而肾交感神经的活化,会造成肾血流减少及肾血流的重新分布,进一步加重钠、水潴留。

2. 肾素-血管紧张素-醛固酮系统活性增强　有效血容量下降、肾血流减少及交感神经兴奋等均可激活肾素-血管紧张素-醛固酮系统,加之肝功能障碍对醛固酮的灭活减弱,而加重醛固酮在体内蓄积。血管紧张素增高导致肾血管收缩,肾小球滤过率降低;高醛固酮血症则促进钠、水潴留。

3. 激肽释放酶-激肽系统活性降低　激肽原经激肽释放酶水解为缓激肽,缓激肽具有明显的阻断血管紧张素对肾血管的收缩作用。由于肝功能不全时激肽释放酶的生成减少,肾内缓激肽及其他激肽类等肾内扩血管物质相对缺乏,而血管紧张素等缩血管物质的效应明显增强。

4. 前列腺素类与血栓素 A_2 平衡失调　肾是产生前列腺素类(prostaglandins, PG)的主要器官,其代谢产物 PGE_2 和前列环素 I_2 (prostacyclin I_2, PGI_2)具有强烈的扩血管作用,并可使血小板解聚。血栓素 A_2 (thromboxane A_2, TXA_2)主要在血小板内合成,具有强烈的缩血管作用及促使血小板聚集的作用。正常情况下, PG 及 TXA_2 的产生和释放处于动态平衡,以维持血管张力和血小板的功能。当肝功能不全时,由于肾缺血使肾合成 PG 减少;而血小板易发生聚集反应,释放 TXA_2 增多,导致肾内缩血管因素占优势,使肾血管收缩,加重肾缺血。

5. 假性神经递质蓄积　当肝功能不全时,可能有假性神经递质在外周神经系统蓄积,并取代外周神经末梢的正常神经递质——去甲肾上腺素,引起皮肤、肌肉等组织内的小动脉扩张,从而加重肾缺血,诱发肝肾综合征。

6. 内毒素血症　肝功能不全时,常因肝清除内毒素功能障碍而发生内毒素血症,内毒素血症在功能性和器质性肝肾综合征的发生发展中起重要作用。其作用机制可能与内毒素使交感神经兴奋,儿茶酚胺释放增加,肾动脉发生强烈收缩,导致肾缺血;内毒素损伤血管内皮细胞并促进凝血因子的释放,造成肾血管内凝血,引起肾功能障碍及肾小管坏死等有关。

（邹金发）

第七章　作用于消化系统的药物

消化系统疾病的治疗药物是目前临床最常用的药物之一,包括抗消化性溃疡药、助消化药、止吐药、泻药、止泻药和利胆药等。由于中枢神经系统通过内脏神经调节消化系统的分泌、吸收和运动来实现其摄入、容纳、消化食物,吸收营养和排出废物的功能。同时,消化系统还受复杂的激素调节。因此,在其他器官系统介绍过的很多药物对消化系统有明显的作用,有些广泛应用于治疗消化系统的疾病,如阿托品等 M 胆碱受体拮抗剂具有解除消化道平滑肌痉挛的作用;中枢镇痛药吗啡及其类似物由于其对胃肠道平滑肌的作用,也用于消化系统疾病的治疗。所以在学习本章节内容时,尤其是涉及药物作用机理时,应参照相关的其他章节。本章节主要介绍以胃肠道为主要作用靶点的药物。

第一节　治疗消化性溃疡的药物

消化性溃疡(peptic ulcer)是消化系统的常见病,指胃肠道黏膜在消化道内胃酸和胃蛋白酶等的腐蚀作用下发生的溃疡,其深度达到或穿透黏膜肌层。胃、十二指肠溃疡是常见的消化性溃疡,另外,在胃食管反流病(gastroesophageal reflux disease,GERD)患者中还可见食管消化性溃疡,在梅克尔憩室患者中还可见回肠远端的消化性溃疡。该病因未完全明确,目前的研究结果表明,当胃和十二指肠黏膜部位的攻击性因子(胃酸、胃蛋白酶、幽门螺杆菌)作用加强,和(或)保护性因子(黏液-碳酸氢盐屏障、前列腺素等)作用减弱时,就会发生消化性溃疡。消化性溃疡在确诊后一般采取综合性治疗,目的是缓解症状,促进溃疡愈合,防止复发,减少并发症。无并发症的患者首先采用内科治疗,包括休息、减少精神应激、消除有害因素、药物治疗等。目前临床上治疗消化性溃疡的药物主要包括抗酸药、减少胃酸分泌的药物、保护胃黏膜的药物和抗幽门螺杆菌(*Helicobacter pylori*,Hp)感染的药物。

由于十二指肠溃疡和胃溃疡在病理、生理学上存在一定差异,因此在药物治疗上应有所区别:十二指肠溃疡应主要选择降低胃内酸度的药物,胃溃疡除抑酸外还应选择保护胃黏膜的药物。抑酸药首选质子泵抑制药。

除非甾体抗炎药(NSAID)相关的消化性溃疡外,几乎所有的十二指肠溃疡和大部分胃溃疡都与 Hp 感染有关,及时根除 Hp 对促进溃疡愈合、预防溃疡复发十分重要。因此控制 Hp 的感染成为消化性溃疡的主要治疗手段之一。

一、抗　酸　药

(一) 药理作用与作用机制

抗酸药(antacids)为弱碱性化合物,口服后在胃内直接中和胃酸而达到降低胃酸的目的,升高 pH,使胃蛋白酶活性降低,从而起到解除胃酸对黏膜的侵蚀及对溃疡面的刺激,缓解溃疡病的疼痛等作用。有些抗酸药如氢氧化铝、三硅酸镁等还能形成胶状保护膜,覆盖于溃疡面和胃黏膜,起到保护溃疡面和胃黏膜的作用。

抗酸药通常为铝、镁制剂,能够有效缓解溃疡性消化不良和胃食管反流病患者的症状,有时也用于功能性消化不良。

(二) 常用的抗酸药及其作用特点

1. 氢氧化铝(aluminum hydroxide) 抗酸作用较强而持久,但起效缓慢。作用后产生的氧化铝有收敛、止血和致便秘作用。长期服用可由于影响肠道对磷酸盐的吸收,引起低磷血症,导致骨软化、骨质疏松。因此长期便秘、低磷血症的患者慎用。

2. 碳酸钙(calcium carbonate) 抗酸作用较强而持久,起效快。可产生 CO_2 气体,可引起便秘、高血钙。

3. 氢氧化镁(magnesium hydroxide) 抗酸作用较强,较快,较久。Mg^{2+} 有导泻作用,可引起腹泻。少量吸收后经肾排出,如肾功能不良可引起血镁过高。

4. 三硅酸镁(magnesium trisilicate) 抗酸作用较弱,作用缓慢而持久,在胃内生成的胶状二氧化硅对溃疡面有保护作用。本品有轻泻作用,骨折患者不宜服用。低磷血症患者不宜服用,否则易导致骨质疏松。

5. 碳酸氢钠(sodium bicarbonate) 俗称小苏打,作用强而短暂,起效快。中和胃酸时产生 CO_2,可引起嗳气、腹胀,继发性胃酸分泌增加。口服后可被肠道吸收,导致碱血症。

由于抗酸药物仅仅是直接中和胃酸,而不能调节胃酸的分泌,有些甚至可能引起反跳性的胃酸分泌增加,并且具有各自的不良反应,因此抗酸药物并不是治疗消化性溃疡的首选药物。通常用于缓解疼痛、反酸等不适症状的对症治疗,主要可治疗消化性溃疡、反流性食管炎。抗酸药物较少单独使用,目前通常使用其复方制剂以增强抗酸作用,减少不良反应,如复方氢氧化铝片等。抗酸药通常应在餐后 1~1.5 h 后和晚上临睡前服用,充分发挥其抗酸作用。

二、胃酸分泌抑制药(抑酸药)

由于壁细胞分泌胃酸受神经分泌(Ach)、内分泌(促胃泌素)和旁分泌(组胺、生长抑素)等体内多种内源性因素调节,通过壁细胞相应的特异性受体,增加 cAMP 和 Ca^{2+} 浓度,最终影响壁细胞顶端分泌小管膜内的质子泵(即 H^+,K^+-ATP 酶)而影响胃酸分泌,因而常用的抑制胃酸分泌的药物可分 4 类:H_2 受体阻断药、H^+,K^+-ATP 酶抑制药、M 胆碱受体阻断药和胃泌素受体阻断药。抑酸药是目前治疗消化性溃疡的首选药物。

(一) H_2 受体阻断药(H_2-receptor antagonists)

该类药物竞争性地阻断壁细胞基底膜的 H_2 受体,对基础胃酸分泌的抑制作用最强,因此对以基础胃酸分泌为主的夜间胃酸分泌有良好的抑制作用。对进食、胃泌素及迷走神经兴奋等诱导的胃酸分泌抑制作用虽然较弱,但仍然有效。本类药品在晚餐后入睡前服用,是治疗消化性溃疡的首选药物之一。

此类药物口服后吸收迅速,一般在 1~3 h 后血浆药物浓度达到峰值。与血浆蛋白结合率较低。仅小部分药物被肝代谢,所以肝功能不全者一般无需减量。以代谢产物或原形药物从肾排出,肾功能不良时可引起药物在体内堆积,故肾功能不全者需酌情减量。

H_2 受体阻断药物主要应用于消化性溃疡的治疗,能够促进 NSAID 相关性溃疡的愈合,尤其是十二指肠溃疡,可能降低产科分娩患者酸误吸的风险。高剂量 H_2 受体拮抗药可用于治疗卓-艾综合征,但更倾向于使用质子泵抑制药。此外,亦可用于无并发症的反流性食管炎的治疗,可减轻症状,治疗功能性消化不良,也可用于预防应激性溃疡的发生。

本类药物不良反应发生率较低,以轻微的腹泻、眩晕、乏力、便秘、肌肉痛为主。较少见的中枢神经系统反应(头痛、意识混乱、幻觉、谵妄等)可能发生于静脉注射给药之后,血细胞减少亦有报道。长期大剂量使用西咪替丁,因其可与雄激素受体结合,具有拮抗作用,所以偶尔可能出现男性患者乳腺发育,女性患者溢乳。西咪替丁可降低肝药酶的活性,抑制苯二氮䓬类、华法林、苯妥英钠、普萘洛尔、茶碱、奎尼丁等药物的代谢,使它们的血药浓度升高。常用制剂如下。

西咪替丁(cimetidine,甲氰咪胍):十二指肠溃疡或病理性高分泌状态患者口服每次 200~400 mg,每天 3 或 4 次,饭后和睡前各服一次;或 800 mg 睡前一次服用,疗程 4~6 周。治疗卓-艾综合征时一次 400 mg,一日 4 次。

雷尼替丁(ranitidine):成人常规剂量为口服每次 150 mg,每天 2 次;或睡前一次服用。4 周为一个疗程。严重肾功能损坏患者(肌酐清除率小于 50 ml/min),口服剂量一次 75 mg,一日 2 次;注射推荐剂量 25 mg。肝功能不全者剂量应减少。老年人的肝肾功能降低,为保证用药安全,剂量应进行调整。长期非卧床腹透或长期血透的患者,于透析后应立即口服 150 mg。

法莫替丁(famotidine):作用与西咪替丁相似,但抑制胃酸分泌作用较强,约为西咪替丁的 40 倍。活动性胃十二指肠溃疡一次 20 mg,一日 2 次,早晚服用,或睡前一次服用 40 mg,4~6 周为一个疗程。

(二) H^+、K^+-ATP 酶(质子泵)抑制药

H^+、K^+-ATP 酶位于胃壁细胞的胃黏膜腔侧,其功能是泵出 H^+(质子),使之进入胃黏膜腔,提高胃内酸度,作为交换,将 K^+ 泵入胃壁细胞。壁细胞还存在另外的离子转运系统,将 K^+ 和 Cl^- 同时排到胃黏膜腔内,总的结果是保持胃内的 HCl 水平。因此,抑制 H^+、K^+-ATP 酶是最直接和有效的抑制胃酸分泌的手段。

目前临床使用的质子泵抑制药(proton pump inhibitor,PPI)都属于弱碱性的苯并咪唑类化合物,pK_a 大约为 4。在酸性的胃壁细胞分泌小管内转化为次磺酸和亚磺酰胺,后者与 H^+、K^+-ATP 酶 α 亚单位的巯基以共价键结合使酶失活,进而减少胃酸分泌。由于药物与酶的结合不可逆,因此其抑制胃酸分泌的作用强大而持久,同时也使胃蛋白酶的分泌减少。此外,体内外实验证明此类药物对幽门螺杆菌有抑制作用,可与抗菌药物联合应用于 Hp 的根除治疗。由于其疗效显著,此类药物已经超过 H_2 受体阻断药,成为目前世界上应用最广泛的抑制胃酸分泌的药物。

质子泵抑制药(PPI)用于治疗消化不良和胃食管反流病,预防、治疗 NSAID 相关性溃疡。对于溃疡治愈后需要继续 NSAID 治疗的患者,PPI 不能减量,以防无症状性溃疡的发生、加重。PPI 可用于控制卓-艾综合征患者胃酸的过度分泌,而且通常需要较大剂量。

PPI 应在餐前立即服用。PPI 很少发生耐药现象,但停药后引起的基础胃酸和最大胃酸分泌反弹持续时间较长,可达 2 个月。

常用制剂有:有奥美拉唑(omeprazole)、兰索拉唑(lansoprazole)、雷贝拉唑(rabeprazole)等。

奥美拉唑:有强大而持久的抑制胃酸分泌作用。一次口服 40 mg,3d 后胃酸分泌仍部分受抑制。连续服用的效果优于单次服用。每天口服 40 mg,连服 8 d,24 h 胃内 pH 平均升高至 5.3。由于胃内 pH 升高,反馈性地使胃黏膜中的 G 细胞分泌胃泌素,从而使血中胃泌素水平升高。但由于本药对组胺、五肽胃泌素等刺激引起的胃酸分泌亦有明显抑制作用,因此并不影响其抑制胃酸分秘作用。动物实验证明奥美拉唑对阿司匹林、乙醇、应激所致的胃黏膜损伤有预防保护作用。体外试验证明奥美拉唑有抗幽门螺杆菌作用。

该药口服易吸收,胃内食物充盈时,可减少吸收,故应餐前空腹口服。首先排除癌症的可能后才能使用本品。用于胃、十二指肠溃疡,一次 20 mg,清晨顿服,十二指肠溃疡疗程2~4 周,胃溃疡疗程 4~8 周;用于难治性消化性溃疡,一次 20 mg,一日 2 次,或一次 40 mg,一日一次;反流性食管炎一日 20~60 mg,晨起顿服或早晚各一次,疗程 4~8 周。用于卓-艾综合征,初始剂量为一次 60 mg,一日一次,以后酌情调整为一日 20~120 mg,如剂量大于一日 80 mg,则应分两次给药,其疗程视临床情况而定。消化性溃疡出血者可静脉给药。不良反应发生率较低,可有头痛、头晕、失眠、外周神经炎等神经系统症状;可出现口干、轻度恶心、呕吐、腹胀、便秘、腹泻、腹痛;其他可见皮疹、男性乳腺发育、溶血性贫血等。用药时应注意:①与华法林、地西泮、苯妥英钠等药合用,可使上述药物体内代谢减慢;②慢性肝病有肝功能减退者,用量宜酌减;③长期服用者,应定期检查胃黏膜有无肿瘤样增生。

兰索拉唑:第二代质子泵抑制药。抑制胃酸分泌作用及抗幽门螺杆菌作用较奥美拉唑强,升高血胃液泌素、胃黏膜保护作用与奥美拉唑相似。口服易吸收,但对胃酸不稳定,生物利用度约 85%。

泮托拉唑(pantoprazole,泮他拉唑,喷妥拉唑)与雷贝拉唑(rabeprazole)属于第三代质子泵抑制药。用前需排除胃与食管的恶性病变,以免因症状缓解而延误诊断。泮托拉唑口服后吸收迅速,尽管半衰期较短,但一旦胃酸分泌抑制作用完成,可持续很长时间。泮托拉唑和雷贝拉唑的抗溃疡病作用与奥美拉唑相似,但泮托拉唑在 pH 为 3.5~7.0 条件下较稳定。研究显示,雷贝拉唑在抗胃酸分泌能力和缓解症状、治愈黏膜损害的临床效果方面远优于其他抗酸药物。雷贝拉唑和泮托拉唑对肝 CYP450 酶系统的亲和力较奥美拉唑和兰索拉唑弱,对其他药物代谢的影响较小,使药物治疗变得更加安全。不良反应轻微,发生率约 2.5%。

(三) M 胆碱受体阻断药

抗胆碱药物哌仑西平(pirenzepine)选择性阻断胃壁细胞上的 M_1 受体,抑制胃酸分泌;也阻断乙酰胆碱对胃黏膜中的嗜铬细胞和胃窦 G 细胞 M 受体的激动作用,减少组胺和胃泌素等物质释放,间接减少胃酸的分泌。此外,它还可以抑制胃蛋白酶分泌,更有意义的是其可以降低胃蠕动,减慢胃的排空,尚有解痉作用,因而适于治疗十二指肠溃疡,以减轻疼痛并增加抗酸药的中和效能,但不宜用于治疗胃溃疡。在 H_2 受体阻断药和 H^+,K^+-ATP 酶抑制药出现之前,曾广泛用于治疗消化性溃疡。但由于其主要并不直接作用于分泌胃酸的胃壁细胞并且对促进胃酸分泌的 M 受体选择性较低,因此抑制胃酸分泌的作用较弱,与 M 受体阻断相关的不良反应也较多。目前在溃疡的治疗应用中已较少见。

(四) 胃泌素受体阻断药

胃泌素受体阻断药丙谷胺(proglumide)与胃泌素竞争胃泌素受体,抑制胃酸分泌;同时也促进胃黏膜黏液合成,增强胃黏膜的黏液-HCO_3^-盐屏障,从而发挥抗溃疡病作用。

三、增强胃黏膜屏障功能的药物

胃黏膜屏障包括细胞屏障和黏液-HCO_3^-盐屏障。细胞屏障由胃黏膜细胞顶部的细胞膜和细胞间的紧密连接组成,具有抵御胃酸和胃蛋白酶的作用。黏液-HCO_3^-盐屏障是双层黏稠的胶冻状黏液,内含 HCO_3^-盐和不同分子质量的糖蛋白,疏水层位于黏液下层,主要由磷脂组成。存在于胃液中的黏液称可溶性黏液,位于黏膜细胞表面的称可见性黏液。可见性黏液厚度 0.2~0.6 mm,覆盖于黏膜细胞表面,对黏膜细胞起保护作用。HCO_3^- 与可见性黏液相混合,在胃黏膜表面形成黏液不动层,形成 pH 梯度,接近腔面的 pH 为 1.0~2.0,而接近黏膜细胞面的 pH 为 7.0,故能防止胃酸、胃蛋白酶损伤胃黏膜细胞,构成黏液-HCO_3^-盐屏障。黏液和 HCO_3^-盐均由胃黏膜层的表浅上皮细胞分泌。在这些细胞的基底侧有前列腺素(PGE_2 和 PGI_2)受体,存在于胃黏膜中的前列腺素激活这些受体能促进黏液和 HCO_3^- 的分泌。前列腺素还能增加胃黏膜的血流量,促进其损伤的愈合。当胃黏膜屏障功能受损时,可导致溃疡病发作。增强胃黏膜屏障的药物,就是通过增强胃黏膜的细胞屏障、黏液-HCO_3^-盐屏障或两者均增强而发挥抗溃疡病作用,也称胃黏膜保护药。该类药品种繁多,有的胃黏膜保护剂还同时兼有抗酸作用,如碱式碳酸铋;有的兼有杀灭 Hp(幽门螺杆菌)的作用,如胶体铋剂。

米索前列醇(misoprostol)是一种合成的前列腺素衍生物。它进入血液后与胃壁细胞和胃黏膜浅表细胞基底侧的前列腺素受体结合。主要抑制胃壁细胞的胃酸分泌。对基础胃酸分泌,组胺、胃泌素等刺激引起的胃酸分泌均有抑制作用,还可抑制胃蛋白酶分泌。另外,它能增加浅表细胞的黏液和 HCO_3^- 分泌,增加胃黏膜血流,促进胃黏膜受损上皮细胞的重建和增殖,增强黏膜细胞对损伤因子的抵抗力。临床用于预防、治疗胃和十二指肠溃疡,还可用于急慢性胃炎、空肠溃疡及痉挛、胃酸过多、胃灼热、腹胀、消化不良。在需要非甾体类抗炎药治疗的关节炎患者和有高度并发胃溃疡危险的患者中,它作为黏膜保护药有特殊的价值。口服用于胃及十二指肠溃疡时,一次 200 μg,一日 4 次,分别于餐前和睡前服用,疗程 4~8 周,如溃疡复发可继续延长疗程;预防非甾体抗炎药相关的消化性溃疡,一次 200 μg,一日 2~4 次。不良反应主要为腹痛、腹泻、恶心、头痛、头晕、皮肤瘙痒、月经过多、阴道出血、经期前后阴道出血等。对前列腺素类过敏者禁用;青光眼、哮喘、过敏性结肠炎及过敏体质等禁用;有心脏、肝、肾或肾上腺皮质功能不全者禁用;妊娠及哺乳期妇女禁用。

硫糖铝(sucralfate)能黏附于胃、十二指肠黏膜表面,增加黏膜表面不动层厚度和黏性、疏水性,与溃疡面的亲和力为正常黏膜的 6 倍,有利于在溃疡面形成保护屏障。促进胃、十二指肠黏膜合成前列腺素 E_2,从而增强胃、十二指肠黏膜的细胞屏障和黏液-HCO_3^-盐屏障。能抑制幽门螺杆菌的繁殖,降低黏膜中的幽门螺杆菌密度,可阻止幽门螺杆菌的蛋白酶、脂酶对黏膜的破坏。由于硫糖铝需在酸中活化,故应在饭前 1 h 空腹服用,服药后 30 min 内禁用抗酸药。该药不被胃肠道吸收,不良反应较轻,可有便秘、口干、皮疹及头晕等。

四、抗幽门螺杆菌药

1983 年,巴里·马歇尔(Barry J. Marshall)和罗宾·沃伦(J. Robin Warren)从人的胃黏膜中分离出幽门螺杆菌(*Helicobacter pylori*,Hp),并且证明其感染与消化性溃疡的发生有关。1994 年,世界卫生组织/国际癌症研究机构(WHO/IARC)将幽门螺杆菌定为 I 类致癌原。Marshall 和 Warren 关于它的研究获得了 2005 年诺贝尔生理学或医学奖,表彰他们发现了幽门螺杆菌,以及这种细菌在胃炎和胃溃疡等疾病中的作用。调查表明,十二指肠溃疡患者的幽门螺杆菌感染阳性率占 93%～97%,胃溃疡患者的阳性率为 70%,且幽门螺杆菌阳性与溃疡的复发有密切关系。多年来的临床和基础研究都表明,在抗酸治疗的同时,必须根除幽门螺杆菌感染才能真正达到临床治愈消化性溃疡的目的。

体外试验表明,幽门螺杆菌对多种抗生素都非常敏感。但实际上使用单一的抗生素很难在体内根除幽门螺杆菌感染,因此临床使用多种药物合用的治疗方案,抗生素或其他抗菌药物应与抗胃酸分泌药联合应用才能获得理想的疗效。

临床常用奥美拉唑、阿莫西林和甲硝唑三药联合,也可采用奥美拉唑、克拉霉素和阿莫西林或四环素、甲硝唑和柠檬酸铋钾联合治疗,疗程一般为 2 周,其根治率能达 90%。如果患者因为其他原因的感染使用过甲硝唑,初始方案中最好不再用甲硝唑。通常情况下疗程结束后无需使用质子泵抑制药或 H_2 受体拮抗药继续抑酸治疗,除非溃疡较大,或伴发出血、穿孔。治疗失败常常是因为抗生素耐药或依从性差。阿莫西林耐药很罕见,但是克拉霉素和甲硝唑耐药则很常见,而且可以发生在治疗过程中。为期 2 周的三联疗法与 1 周的三联疗法相比可能有更高的根除率,但是不良反应更常见,而且较差的依从性将会抵消所有的优势。我国当前推荐 10 日疗程。

推荐的根除 Hp 的一线方案:①三联疗法:根除率为 70%～84%。PPI(常规剂量)+Amo(1.0 g)或 Met(0.5 g)+Cla(0.5 g),一日 2 次,疗程 7～14 日(Amo 过敏者可以换用 Lev,一日 0.5 g)。②四联疗法:根除率为 80%～90%。a. PPI(常规剂量)+Bis(常规剂量)+Met(0.5 g,3 次/日)+Tet(0.75～1.0 g),2 次/日,疗程 10～14 日;b. PPI(常规剂量)+Bis(常规剂量)+Fur(0.1 g)+Tet(0.75～1.0 g),2 次/日,疗程 10～14 日。注:Amo 为阿莫西林;Bis 为铋剂;Cla 为克拉霉素;Fur 为呋喃唑酮;Lev 为左氧氟沙星;Met 为甲硝唑;PPI 为质子泵抑制药;Tet 为四环素。

第二节　消化功能调节药

本部分内容包括助消化药物、止吐药、增强胃动力药、止泻药与吸附药、泻药、利胆药等。

一、助 消 化 药

助消化药多为消化液中成分或促进消化液分泌的药物,能促进食物消化。

胃蛋白酶(pepsin)取自动物胃黏膜。常与稀盐酸同服,辅助治疗胃酸和消化酶分泌不足引起的消化不良和其他胃肠疾病。本品易吸潮,使蛋白质消化力降低,如已吸潮或变性者不宜服用。注意不能与碱性药物配伍使用。

胰酶(pancreatin)含蛋白酶、淀粉酶、胰脂酶。口服用于各种原因引起的胰腺外分泌功能不足(如囊性纤维化、慢性胰腺炎、胰腺切除术后、胃切除术后、肿瘤引起的胰管或胆总管阻塞、慢性胰腺炎性疼痛、老年人、胃肠疾病、肝胆疾病)引起的消化不良,还可促进食欲。为防止胃酸破坏可制成肠溶片。

乳酶生(lactasin)是干燥活的乳酸杆菌制剂,可分解糖类产生乳酸,提高肠内容物的酸性,抑制肠内腐败菌繁殖,减少发酵和产气。主要用于"乳糖不耐受症"患者,此类患者不能消化乳糖,伴有腹泻、消化不良、灼热及肠易激综合征等症状。使用后症状无明显改善者应停止使用并咨询医师。妊娠期妇女慎用。不宜与抗菌药或吸附药同时服用,以免降低疗效。

二、止吐药及增强胃动力药

呕吐是一种可由多种因素引起的复杂的反射活动,同时,又是机体的一种保护反应。参与呕吐反射的中枢部位包括呕吐中枢和化学催吐感受区。放射病、一些化学药物及尿毒症时体内蓄积的有毒物质,可直接刺激化学催吐感受区,产生呕吐。此外,一些外周刺激也能通过反射导致呕吐,如胃十二指肠等内脏感受神经刺激、咽部迷走神经的感觉神经末梢受刺激及内耳前庭的位置感觉改变等。处理呕吐时,应该针对其原因,选用不同的药物。

(一)H₁受体阻断药

苯海拉明(diphenhydramine)、茶苯海明(dimenhydrinate)、美克洛嗪(meclozine)和异丙嗪(promethazine)等有中枢镇静作用和止吐作用。可用于预防和治疗晕动病、内耳性眩晕病等。

(二)M胆碱能受体阻断药

东莨菪碱(scopolamine)等通过阻断呕吐中枢和外周反射途径中的M受体,降低迷路感受器的敏感性和抑制前庭小脑通路的传导,产生抗晕动病和预防恶心、呕吐的作用。

(三)多巴胺受体阻断药

氯丙嗪(chlorpromazine)具有阻断中枢化学感受区(CTZ)的多巴胺(D₂)受体的作用,可减少呕吐中枢的神经活动,能有效地减轻化学治疗引起的恶心、呕吐,但不能有效地控制强致吐化疗药物(如顺铂、阿霉素、氮芥等)引起的恶心、呕吐。使用时应注意其他中枢神经系统作用。

甲氧氯普胺(metoclopramide)具有中枢及外周双重作用。它可阻断中枢CTZ多巴胺(D₂)受体发挥止吐作用,较大剂量时也作用于5-HT₃受体产生止吐作用。也可阻断外周的胃肠多巴胺受体,增加胃肠运动,可引起从食管到近端小肠平滑肌运动,增加贲门括约肌张力,松弛幽门,加速胃的排空。临床用于治疗慢性功能性消化不良引起的胃肠运动障碍,如恶心、呕吐等症。包括:①慢性胃炎,胃下垂伴胃动力低下、功能性消化不良、胆胰疾病等引起的腹胀、腹痛、嗳气、胃灼热及食欲缺乏等;②迷走神经切除后胃潴留,糖尿病性胃排空功能障碍,胃食管反流病;③各种原因引起的恶心、呕吐;④硬皮病等引起的消化不良。由于静脉注射高剂量药物患者仍能很好耐受,故广泛用于化疗时止吐。不良反应多为嗜睡、疲倦等轻微反应,偶有锥体外系反应、男性乳房发育等。

多潘立酮(domperidone),又称吗丁啉,属于多巴胺受体阻断剂,但它不易通过血脑屏障,主要作用于外周,阻断胃肠D₂受体,具有胃肠推动和止吐的作用。它能加强胃肠蠕动,促进胃的排空,防止食物反流。它对胃肠运动的作用类似甲氧氯普胺,但不能被M胆碱受体阻断药降低。本品用于治疗慢性食后消化不良、恶心、呕吐和胃潴留;对偏头痛、颅外伤、放射治疗及可致轻中度致吐的肿瘤化疗药治疗引起的恶心、呕吐有效。不良反应有头痛、促进催乳激素释放及胃酸分泌等。肝功能损害者慎用;严重肾功能不全者应调整剂量;妊娠慎用;心脏病患者(心律失常)、低钾血症及接受化疗的肿瘤患者使用本品时,有可能加重心律失常。对本品过敏者、嗜铬细胞瘤、乳腺癌、分泌催乳素的垂体肿瘤(催乳素瘤)、机械性肠梗阻、胃肠道出血、穿孔者禁用。禁与酮康唑（口服制剂）、氟康唑、伏立康唑、红霉素、克拉霉素、胺碘酮合用。

（四）5-HT₃受体阻断药

昂丹司琼（ondansetron）和格拉司琼（granisetron）等对肿瘤放疗和化疗导致的呕吐有较好的作用。抗肿瘤化疗药物或放射治疗可能诱发小肠嗜铬细胞释放 5-HT，引起恶心呕吐。该类药可选择性抑制外周神经系统突触的 5-HT₃受体，阻断呕吐反射，起到止吐作用。

西沙比利（cisapride）属苯甲酰类药物，是 5-HT₄ 受体激动剂。对胃和小肠作用类似甲氧氯普胺，但它也增加结肠运动，可引起腹泻。其作用机制主要是选择性地促进肠肌层神经丛节后处乙酰胆碱的释放（在时间上和数量上），从而增强并协调胃肠运动，防止食物滞留与反流；但不影响黏膜下神经丛，因此不改变黏膜的分泌。无锥体外系、催乳素释放和胃酸分泌的不良反应。口服生物利用度为 30% ~40% 。本品可用于由神经切断术或部分胃切除术引起的胃轻瘫，也用于 X 线、内镜检查呈阴性的上消化道不适；对胃-食管反流和食管炎也有良好作用，其疗效与雷尼替丁相同，与后者合用时其疗效可能得到加强；还可用于假性肠梗阻导致的推进性蠕动不足和胃肠内容物滞留及慢性便秘；对于采取体位和饮食措施仍不能控制的幼儿慢性、过多性反胃及呕吐也可试用本品治疗。

替加色罗（tegaserod）同属此类药物，与西沙比利相同，它能促进结肠运动，促使近端结肠排空。

促胃动素是一种与胃和小肠快速运动相关的胃肠激素。红霉素及其类似物能与胃肠道神经和平滑肌上的促胃动素受体结合，增强胃肠道收缩，促进胃排空，该作用与红霉素的抗菌作用无关。

三、止泻药与吸附药

腹泻是常见的消化系统疾病症状，应以对因治疗为主，如应用抗菌药物治疗细菌感染性腹泻等。但对腹泻剧烈而持久的患者，可适当给予止泻药物。

阿片制剂用于较严重的非细菌感染性腹泻，其作用和机制参见神经系统药理。临床使用的制剂有：阿片酊（opium tincture）；复方樟脑酊（tinctura camphorae composita），即阿片酊的复方制剂。

地芬诺酯（diphenoxylate，苯乙哌啶）是人工合成的哌替啶衍生物，具有阿片样的作用，长期应用可产生药物依赖性。主要作用于外周，较少引起中枢神经系统作用。对肠道运动的影响与阿片类相似，具有收敛和减少胃肠运动的作用，减少排便的频率。临床用于急、慢性功能性腹泻。本品不能用作细菌性痢疾的基本治疗药物。可与抗菌药物合用治疗菌痢，以帮助控制腹泻症状。不良反应轻而少见，可能有嗜睡、恶心、呕吐、腹胀和腹部不适。过量时可导致严重中枢抑制和昏迷。儿童服用本品一定要十分慎重，因易出现迟发性地芬诺酯中毒，且儿童对本品的反应也有很大的变异性。使用本品时，必须考虑患儿营养状况和药物的水解度。2~13 岁儿童应使用本品溶液剂而不使用片剂。慢性肝病患者（可诱发肝性脑病）、正在服用成瘾性药物者、腹泻早期或腹胀者、哺乳期妇女均应慎用。

洛哌丁胺（loperamide）有类似哌啶的结构，是氟哌啶醇衍生物。主要作用于胃肠道的阿片受体，止泻作用比吗啡强 40 ~50 倍。洛哌丁胺还可阻止乙酰胆碱和前列腺素释放，拮抗平滑肌收缩而抑制肠蠕动和分泌，止泻作用快、强、持久。用于控制急、慢性腹泻的症状，也用于回肠造瘘术者,可减少排便量和次数,增加大便稠硬度。不良反应较少,类似地芬诺酯。儿童对该药更敏感,5岁以下的儿童不宜使用本品的胶囊剂治疗。5岁以上的儿童量减半。腹泻患者常伴有水和电解质丧失,尤其是儿童,用本品治疗时应注意同时采取补充水和电解质的治疗措施。若有过量时,可能出现中枢神经抑制症状,如木僵、调节功能紊乱、嗜睡、缩瞳、肌张力过高、呼吸抑制等,以及肠梗阻。可用纳洛酮作为解毒剂,由于本品的作用时间长于纳洛酮1~2 h,须至少监察48 h。

鞣酸蛋白(tannalbin)是收敛药,含鞣酸约50%,口服后在肠内分解释放鞣酸使肠黏膜表面蛋白质凝固、沉淀,从而减轻刺激,降低炎性渗出物,发挥收敛、止泻作用。临床上用于各种非细菌性腹泻的治疗。对急性腹泻者,如在服用本品48h后临床症状无改善,应及时停用,改换其他治疗。有发热、便血的细菌性痢疾者、肠梗阻、便秘及胃肠胀气或严重脱水者、溃疡性结肠炎的急性发作期及由广谱抗菌药物所引起假膜性肠炎患者应禁用。

药用炭(medicinal charcoal)或称活性炭、白陶土(kaolin),以及复方的矽炭银(agysical)均是吸附药(adsorbents),能吸附肠道内气体、毒物等,起止泻和阻止毒物吸收的作用。药用炭可用于食物、生物碱等中毒及腹泻、腹胀气等,亦可作为腹部X线平片摄片前和腹部B超检查前用药。因服用药用炭可影响儿童营养,故3岁以下儿童如患长期的腹泻或腹胀禁用本品。长期或大量服用可引起便秘。

四、泻 药

泻药是针对便秘症状,刺激肠蠕动和软化粪便、润滑肠道,促进排便的药物。

便秘(constipation)是指排便次数减少(量化指标为便次<3次/周,更有意义的是排便次数比以前减少)、排便困难及粪便干结等症状。便秘多是功能性的,少数是器质性疾病所继发的。

便秘治疗的目的是改善症状,消除病因,恢复正常肠动力和排便的生理功能。

对于器质性疾病继发的便秘,应重视器质性疾病的诊断及治疗,可同时对便秘症状给予相应处理。对于无报警症状(如消瘦、贫血、便血、腹痛、腹部包块等)及全身其他器质性疾病存在的证据或经过检查除外相关器质性疾病而诊断为功能性便秘者,治疗原则首先是对患者进行科学的生理管理,培养良好的精神、心理状态,合理的饮食结构和良好的排便习惯。除特殊情况外,如冠心病不能用力排便者或有痔出血风险者,一般不首先使用泻药,更不能滥用泻药。对于以上科学的生理管理仍不能解除便秘的患者,可选择药物治疗。

治疗便秘的药物包括容积性泻药、渗透性泻药、刺激性泻药、润滑性泻药(粪便软化剂)、肠道清洗剂及胃肠动力药。有的药物不只属于一种类型,而为混合型。药物的选择要强调个体化,可单一用药,也可联合用药。

(一)容积性泻药

容积性泻药包括天然的和来自谷物、种子外皮或海草的纤维素及纤维素类衍生物如甲基纤维素(methyl cellulose)等。口服后不被肠道吸收,增加肠腔内容积,扩张肠道而刺激肠壁,并保持粪便湿度,产生较好的通便作用,从而缓解便秘症状,对于以粪便干结为主者效果较好,但是药物一般需要几天才能发挥作用。无严重不良反应。容积性泻药可用于结肠造口术、回肠造口术、痔疮、肛裂、便秘型肠易激综合征。但必须保证充分的水分摄入,以防肠梗阻的发生。粗加工的麸皮是最好的容积性泻药,可以配合食物或果汁使用。精加工的麦麸虽然口感好,但是吸水性比较差。燕麦麦麸也可以作为容积性泻药。

（二）渗透性泻药

口服后肠道很少吸收,主要通过将身体的水分吸到肠道或防止大便中的水分被吸收来增加肠道中的水分,增加肠容积而促进肠道推进性蠕动,产生泻下作用。在使用时需补充水分,以减少渗透性泻药使人体脱水的不良反应。

乳果糖是半合成双糖,在胃肠道中不被吸收,导致渗透性腹泻。它可以降低粪便 pH,抑制产氨细菌的增殖,因而可用于慢性或习惯性便秘,并预防和治疗各种肝病引起的高氨血症及高血氨所致的肝性脑病。

硫酸镁(magnesium sulfate)和磷酸钠(sodium phosphate)均为盐类泻药。大量口服后产生的肠内容物高渗而抑制肠内水分的吸收,增加肠腔容积,扩张肠道,刺激肠道蠕动。此外,硫酸镁还有利胆作用。主要用于外科术前或结肠镜检查前需快速清洁肠道的患者,也可辅助排出一些肠道寄生虫或肠内毒物。需保证液体摄入,一般空腹服用并大量饮水,1 ~ 3 h 发生较剧烈的泻下作用。偶尔使用效果比较好,防止滥用。禁止使用钠盐,因为其可能引起某些敏感患者的钠、水潴留。不良反应可能引起嗳气、腹痛、食欲减退等。连续服用硫酸镁可引起便秘,部分患者可出现麻痹性肠梗阻,停药后好转。急腹症、肠道失血、妊娠及经期妇女应禁用。

（三）刺激性泻药(contact cathartics,也称接触性泻药)

此类药物或代谢产物直接刺激肠壁,使肠道蠕动加强,同时刺激水和电解质在肠道蓄积,间接刺激结肠推进性蠕动产生作用。刺激性泻药因能够增加肠道蠕动,常引起腹痛,故肠梗阻患者应禁用。过度使用刺激性泻药会引起腹泻及相关不良反应,如低钾血症。

刺激性泻药包括比沙可啶、蒽醌类、番泻叶、丹蒽醌。由于在动物肿瘤研究中发现丹蒽醌具有致癌性和遗传毒性,因此其适应证比较局限。有些刺激性比较强的泻药如鼠李、蓖麻油已基本不用。

酚酞(phenolphthalein)口服后酚酞与碱性肠液形成可溶性钠盐,刺激结肠肠壁蠕动,同时有抑制肠内水分吸收作用,作用强弱依赖于肠道中碱度的大小。主要作用于结肠,服药后 6~8 h 排出软便,作用温和,适用于慢性便秘,也可在结肠镜检查或 X 线检查时用作肠道清洁剂。偶见肠绞痛,产生肠炎、皮炎及出血倾向;罕见过敏反应。幼儿及妊娠期妇女慎用;避免过量或长期应用;药物过量处理应马上洗胃,并给予药用炭;禁用导泻药。

比沙可啶(bisacodyl)与酚酞结构相似,口服或直肠给药后,在肠道被酶转换成有活性的代谢物,对结肠产生较强刺激而起作用。用于便秘的治疗,腹部 X 线检查或内镜检查前及手术前后清洁肠道。一般口服 6~8 h,直肠给药后 15~60 min 起效。本品有较强刺激性,可致腹痉挛、直肠炎等;应避免将本品吸入或与眼睛、皮肤黏膜接触。为避免胃肠道刺激,应用肠溶片在服药时不得咀嚼或压碎;进餐 1 h 内不宜服用本品,服药前 2 h 不得服用牛奶或抗酸药;不宜长期使用(不超过 7 d);妊娠期妇女慎用,哺乳期妇女在用药期间应停止哺乳。

番泻叶(folium sennae)、大黄(rhubarb)等中药含有蒽醌苷类物质,可在肠道内分解释出总醌,刺激结肠推进性蠕动,4~8 h 可排软便或引起腹泻。

（四）润滑性泻药

直肠塞入本类药物后,通过局部润滑并软化粪便发挥作用,如液状石蜡(liquid paraffin)

有明显润滑作用。此外,甘油(开塞露)、纤维素类等也有此作用。

五、利 胆 药

利胆药是具有促进胆汁分泌或胆囊排空作用的药物。胆汁的基本成分是胆汁酸,胆汁酸中鹅脱氧胆酸和脱氧胆酸占95%,其他成分有石胆酸和熊脱氧胆酸。常用的许多利胆药的作用涉及胆汁酸。胆汁酸具有多项生理功能,如反馈性抑制胆汁酸合成、引起胆汁流动、调节胆固醇合成与消除、促进脂质和脂溶性维生素吸收等。

熊脱氧胆酸(ursodeoxycholic acid):熊脱氧胆酸能抑制HMG-CoA还原酶,使胆固醇合成减少,降低胆汁中胆固醇含量,即降低胆固醇饱和指数(胆固醇在胆汁中的相对浓度),通过在结石表面形成卵磷脂-胆固醇液态层,促进胆固醇从结石表面溶解;还可抑制肠道吸收食物和胆汁中的胆固醇。本品临床用于胆固醇型胆结石、胆汁淤积性疾病、胆汁反流性胃炎及胆汁缺乏性脂肪泻,也可用于预防药物性结石形成及治疗脂肪痢(回肠切除术后)。不良反应较少且不严重,可发生腹泻、便秘及心动过缓等。长期使用本品可增加外周血小板的数量。例如,治疗胆固醇结石中出现反复胆绞痛发作,症状无改善甚至加重,或出现明显结石钙化时,则宜中止治疗,并进行外科手术。本品不能溶解胆色素结石、混合结石及不透X线的结石。

脱氢胆酸(dehydrocholic acid)为半合成的胆酸氧化衍生物,能增加胆汁中的水分,使胆汁稀释,流动性提高,发挥胆道内冲洗作用。适用于胆石症、急慢性胆道感染、胆囊术后促进引流管清洗。禁用于胆道完全梗阻和严重肝肾功能减退者。

鹅去氧胆酸(chenodeoxycholic acid)为天然的二羟胆汁酸,可通过抑制HMG-CoA还原酶降低胆固醇合成与分泌,进而降低胆汁中胆固醇含量和促进胆固醇结石溶解。治疗剂量常引起腹泻,可减半量使用。部分患者可引起可逆的转氨酶活性升高。该药禁用于胆管或肠炎症性疾病、梗阻性肝胆疾病。可能有致畸性,故禁用于妊娠和哺乳期妇女。

硫酸镁口服或将硫酸镁溶液灌入十二指肠后,药物刺激十二指肠及空肠黏膜,分泌缩胆囊素,引起胆囊收缩、胆总管括约肌松弛,有利于促进胆囊排空及胆道小结石排出。临床可用于治疗胆囊炎、胆石症、十二指肠引流检查。梗阻性黄疸患者禁用。

茴三硫(anethol trithione)能增加胆酸、胆色素及胆固醇等固体成分的分泌,特别是增加胆色素分泌,还能直接兴奋肝细胞,改善肝解毒功能。此外,能促进尿素的生成和排泄,有明显的利尿作用。用于胆囊炎、胆结石及消化不适,也用于急、慢性肝炎的辅助治疗等,可引起尿变色,有时发生过敏反应,有腹胀、腹泻、皮疹、发热等,大剂量长期应用可引起甲状腺功能抗进症,甲状腺功能亢进者慎用。胆道完全阻塞者禁用。

(刘晓健)

第二篇　内分泌系统

第八章　内分泌器官的形态结构与发生

内分泌系统(endocrine system)包括独立的内分泌腺如甲状腺、甲状旁腺、肾上腺和脑垂体等,以及分布于其他器官中的内分泌细胞,如胰腺中的胰岛、睾丸的间质细胞、卵巢中的卵泡和黄体、消化管壁内的内分泌细胞等。

内分泌腺的结构特点是:腺细胞排列成索状、团状或围成滤泡状,腺细胞间有丰富的毛细血管,无导管。

内分泌细胞的分泌物称激素(hormone)。激素按其化学性质分为含氮激素(包括氨基酸衍生物、胺类、肽类和蛋白质类激素)和类固醇激素。机体内绝大部分内分泌细胞为含氮激素分泌细胞,其超微结构特点与蛋白质分泌细胞相似,即胞质内含有丰富的粗面内质网、发达的高尔基复合体,以及膜包被的分泌颗粒等。类固醇激素分泌细胞仅包括肾上腺皮质和性腺的内分泌细胞,其超微结构特点是,胞质内含有丰富的滑面内质网、管状嵴线粒体和较多的脂滴。

第一节　下丘脑与垂体

一、下　丘　脑

(一) 下丘脑的形态结构

1. 下丘脑的位置和外形　下丘脑(hypothalamus)位于背侧丘脑下方,构成第三脑室侧壁的下份和底壁,上方借下丘脑沟与背侧丘脑为界,其前端达室间孔,后端与中脑被盖相续。从脑的底面看,下丘脑从前向后包括:视交叉(optic chiasma)、灰结节(tuber cinereum)和乳头体(mammillary body)。视交叉向后延伸为视束(optic tract),灰结节向前下方形成中空的圆锥状部分称漏斗(infundibulum),灰结节与漏斗移行部的上端膨大处称正中隆起(median eminence),漏斗下端与垂体相连(图8-1,图8-2)。

2. 下丘脑的分区及主要核团　下丘脑从前向后分为4区,其中视前区(preoptic region)位于视交叉前缘;视上区(supraoptic region)位于视交叉上方;结节区(tuberal region)位于灰结节内及其上方;乳头区(mamillary region)位于乳头体内及其上方。由内向外分为3带:室周带(periventricular zone)位于第三脑室室管膜下的薄层灰质;内侧带(medial zone)和外侧带(lateral zone)以穹窿柱和乳头丘脑束分界。

下丘脑的主要核团有(图8-3)位于视上区的视交叉上核(suprachiasmatic nucleus)、室旁核(paraventricular nucleus)、视上核(supraoptic nucleus)和前核(anterior nucleus),位于结节区的漏斗核,又称弓状核(infundibular nucleus)、背内侧核(dorsomedial nucleus)和腹内侧核(ventromedial nucleus)，位于乳头体区的乳头体核(mamillary nucleus)和后核(posterior nucleus)。

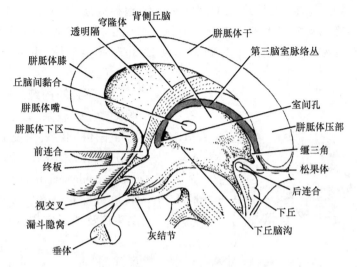

图 8-1 间脑矢状切面

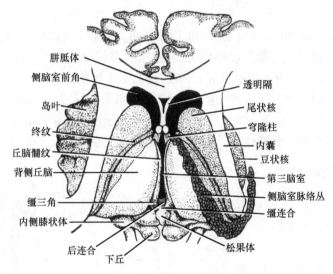

图 8-2 脑底示下丘脑

下丘脑的神经元可分为非神经分泌型和神经分泌型两种类型。非神经分泌型细胞与体温调节、摄食、心血管活动和行为有关。神经分泌型细胞又可分为大神经内分泌细胞(magnocellular neuroendocrine cell)与小神经内分泌细胞(parvocellular neuroendocrine cell)两种。小神经内分泌细胞散在分布于下丘脑，主要位于室旁核小细胞部和弓状核，细胞所分布的区域称为促垂体区(hypophysiotrophic area，HTA)。小神经内分泌细胞的轴突构成无髓神经纤维，通向正中隆

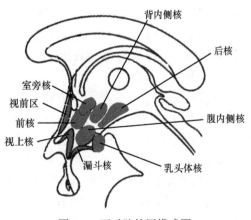

图 8-3 下丘脑核团模式图

起的外层,终止于此处的垂体门脉系统的毛细血管附近。该类神经元分泌的肽类激素,经垂体门脉系统到达腺垂体,促进或抑制腺垂体细胞释放激素,而这些神经内分泌细胞又受高级中枢神经的支配。大神经内分泌细胞主要位于视上核和室旁核大细胞部,其轴突形成无髓神经纤维。主干组成下丘脑垂体束,终止于神经垂体,由主干发出的侧支终止于正中隆起。

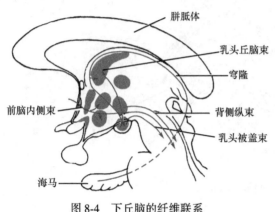

图 8-4　下丘脑的纤维联系

3. 下丘脑的纤维联系　下丘脑有复杂的纤维联系(图 8-4),主要包括:①与垂体的联系,由视上核和室旁核合成分泌的激素经下丘脑垂体束(supraopticohypophyseal tract)运送到神经垂体,在此储存并在需要时释放入血;由漏斗核及邻近室周区合成分泌的多种激素释放因子或抑制因子经结节漏斗束(tuberohypophyseal tract)和垂体门脉系统到达腺垂体,调控其内分泌功能。②与边缘系统的联系,借穹隆将海马结构和乳头体核相联系;借前脑内侧束(medial forebrain bundle)将隔区、下丘脑(横贯下丘脑外侧区)和中脑被盖相联系;借终纹将隔区、下丘脑和杏仁体相联系。③与丘脑、脑干和脊髓的联系,借乳头丘脑束(mamillothalamic tract)将乳头体和丘脑前核相联系;借乳头被盖束(mamillotegmental tract)将乳头体和中脑被盖相联系;借背侧纵束(dorsal longitudinal fasciculus)将下丘脑与脑干的副交感节前神经元相联系;借下丘脑脊髓束(hypothalamospinal tract)将下丘脑和脊髓的交感节前神经元、骶髓的副交感神经节前神经元相联系。

(二) 下丘脑的发生

人胚胎发育第 4 周末,神经管的头端形成 3 个膨大的脑泡(图 8-5),从前向后依次是前脑(prosencephalon)、中脑(mesencephalon)及菱脑(rhombencephalon)。第 5 周,前脑的头端向两侧膨大,形成左右两个端脑(telencephalon),以后演变为两个大脑半球,而前脑的尾端则形成间脑(diencephalon)。间脑发育为丘脑、丘脑上部、丘脑下部和底部。

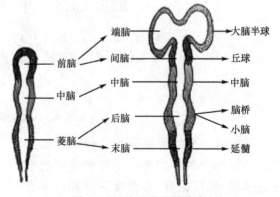

图 8-5　脑泡的发生及演变

早期神经管的上皮为单层立方或矮柱状,之后,由于细胞的分裂增殖而变成假复层柱状上皮,称为神经上皮(neuroepithelium)。神经上皮细胞不断分裂增殖,部分细胞迁移至神经上皮的外周,形成一个新的细胞层,称套层(mantle layer)。套层在增厚的同时,也分为翼板和基板。

下丘脑来源于间脑的基板。此层细胞不断进行细胞分裂并向外迁移构成许多纵区,即为下丘脑。该区域的一些神经元集中在一起,形成下丘脑的核团,如视上核、室旁核与弓状核等。

二、脑 垂 体

(一) 脑垂体的位置、组成及形态

脑垂体(pituitary gland,hypophysis)位于颅底蝶鞍垂体窝内,椭圆形,灰红色,体积为 0.5 cm×1 cm×1.5 cm,重约 0.5 g,外包结缔组织被膜。脑垂体分腺垂体(adenohypophysis)和神经垂体(neurohypophysis)两部分。腺垂体包括远侧部、中间部和结节部;神经垂体分为神经部和漏斗。垂体借漏斗与下丘脑相连。远侧部又称前叶,神经部和中间部合称后叶(图 8-6)。

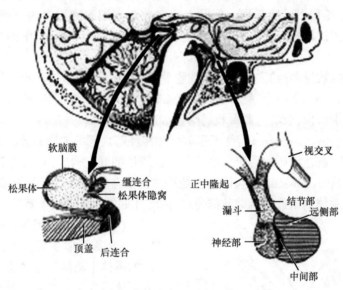

图 8-6　脑垂体

(二) 脑垂体的微细结构

1. 腺垂体　腺细胞大多排列成团索状,少数围成小滤泡。腺细胞间有丰富的窦状毛细血管和少量结缔组织。

(1) 远侧部(pars distalis):腺垂体的主要组成部分。在 HE 染色的标本中,根据对染料的亲和力不同,腺细胞被分为嗜色细胞(chromophil cell)和嫌色细胞(chromophobe cell)两大类。嗜色细胞又分为嗜酸性细胞和嗜碱性细胞两种(图 8-7)。电镜下腺细胞均具有含氮激素分泌细胞的超微结构特征。

1) 嗜酸性细胞(acidophil):数量较多,约占远侧部腺细胞总数的 40%,细胞呈圆形或卵圆形,胞质内含大量嗜酸性颗粒。嗜酸性细胞又可分为两种:生长激素细胞(somatotroph,STH cell)和促乳激素细胞

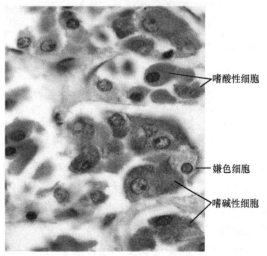

图 8-7　腺垂体远侧部

(mammotroph,prolactin cell)。生长激素细胞数量较多,常聚集成群。电镜下,可见胞质内含大量电子密度高的分泌颗粒。该细胞分泌生长激素。催乳激素细胞在妊娠和哺乳期数量增加,体积增大,其分泌颗粒也较大。而在非妊娠或哺乳期及男性的垂体内此种细胞较少。该细胞分泌催乳素。

2) 嗜碱性细胞(basophil):数量少,约占远侧部腺细胞总数的10%,细胞大小不等,呈椭圆形或多边形,胞质内含有嗜碱性颗粒。嗜碱性细胞又可分3种:促甲状腺激素细胞(thyrotroph,thyroid stimulating hormone cell,TSH cell)、促肾上腺皮质激素细胞(corticotroph, ACTH cell)和促性腺激素细胞(gonadotroph)。促甲状腺激素细胞胞质内颗粒较小,多分布在细胞的边缘,该细胞分泌促甲状腺激素。促肾上腺皮质激素细胞胞质内的分泌颗粒较大,该细胞分泌促肾上腺皮质激素。促性腺激素细胞胞质内颗粒大小中等,该细胞分泌促卵泡激素和黄体生成素。

3) 嫌色细胞:数量多,约占远侧部腺细胞总数的50%。细胞体积小,呈圆形或多角形,胞质少,着色浅,故其外形不清楚。电镜下,胞质内含少量分泌颗粒,故认为可能是处于形成嗜色细胞的初期阶段,或者是脱颗粒的嗜色细胞。

(2) 中间部(pars intermedia):位于远侧部和神经部之间的狭窄部分。人垂体中间部退化,由嗜碱性细胞、嫌色细胞和若干大小不等内含胶质的滤泡构成,其功能不明。

(3) 结节部(pars tuberalis):包围在神经垂体的漏斗柄周围。此部的腺细胞小,主要为嫌色细胞。由于垂体门微静脉从结节部通过,因此此处的血管相当丰富。

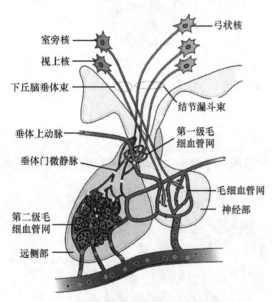

图 8-8　垂体的血管分布及与下丘脑的关系

(4) 垂体门脉系统(hypophyseal portal system):腺垂体主要由大脑基底动脉环发出的垂体上动脉供应血液。垂体上动脉进入垂体后在正中隆起和漏斗柄处分支并吻合形成毛细血管网,称为第一级毛细血管网。毛细血管网下行,在结节部汇集成数条垂体门微静脉,并继续下行到远侧部,再次形成第二级毛细血管网。垂体门微静脉加上两端毛细血管网共同构成垂体门脉系统。远侧部的毛细血管最后汇集成小静脉注入垂体周围的静脉窦(图 8-8)。

2. 神经垂体　主要由大量无髓纤维和神经胶质细胞组成,含有丰富的窦状毛细血管。

(1) 神经部:有大量无髓神经纤维、轴突终末和胶质细胞,并含有丰富的毛细血管。下丘脑视上核和室旁核的神经内分泌细胞的轴突组成下丘脑垂体束,下行进入神经垂体的神经部,是神经部神经纤维的主要来源。这些神经内分泌细胞内的分泌颗粒沿轴突运输下行,途中分泌颗粒局部聚集,呈串珠状膨大,在光镜下呈现为大小不等的嗜酸性团块,称为赫林体(Herring body)。

神经部的胶质细胞又称垂体细胞(pituicyte),是神经部的主要细胞成分,分布于无髓神经纤维之间(图 8-9)。电镜下,垂体细胞常分布在含分泌颗粒的无髓神经纤维周围,并有突起附于毛细血管壁上。垂体细胞有多种功能，除了支持、营养、吞噬、保护外，还可能释放一些物质，促进新生神经纤维的生长，并引导神经纤维的再生。另外，垂体细胞还参与调节神经纤维的活动和激素的释放。

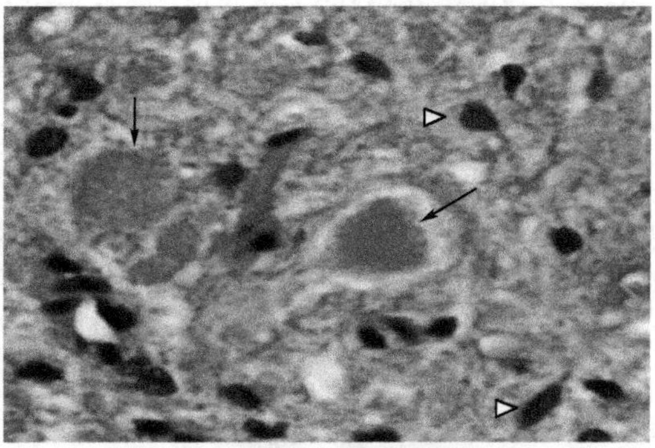

神经部内毛细血管丰富，主要为窦状毛细血管，内皮外有基膜，血管周有明显的间隙。轴突终末释放的激素以分子扩散方式通过血管周隙和内皮入血。

图 8-9 脑垂体神经部
↑赫林体；△垂体细胞

（2）漏斗：连接于垂体和下丘脑之间，实际上漏斗是由来自于下丘脑室旁核和视上核神经内分泌细胞的轴突构成的。

（三）脑垂体的发生

脑垂体来源于胚胎时期口凹的表面外胚层和脑泡的神经外胚层。胚胎第3周，口凹背侧顶部的外胚层上皮向深部凹陷，形成一囊状突起，叫拉特克囊（Rathke pouch）。稍后，间脑底部的神经外胚层向腹侧朝拉特克囊方向形成一漏斗状突起，即神经垂体芽。拉特克囊和神经垂体芽逐渐增大并相互靠近。至第2月末，拉特克囊的根部退化消失，其远端长大并与神经垂体芽相贴。神经垂体芽的远端膨大，形成神经垂体，其起始部变细演变成漏斗柄。之后，拉特克囊的前壁迅速增厚，形成垂体的远侧部。由远侧部再向上长出一结节状突起包绕漏斗柄，

形成结节部。拉特克囊的后壁生长缓慢，演变成中间部。拉特克囊的囊腔大部消失，只残留小的裂隙。腺垂体上皮分化为内分泌腺细胞，如嗜酸性细胞和嗜碱性细胞等。神经垂体则主要由下丘脑来的神经纤维和神经胶质细胞组成（图 8-10）。

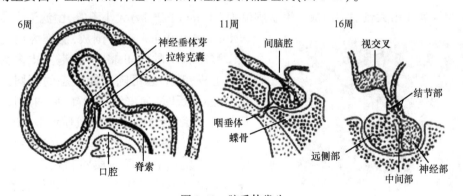

图 8-10 脑垂体发生

第二节 甲 状 腺

一、甲状腺的解剖结构

甲状腺（thyroid gland）位于颈前部（图 8-11，图 8-12），红褐色，呈"H"形，分为左、右两

个侧叶,中间以甲状腺峡相连。成人甲状腺重约25 g,老年人的甲状腺逐渐萎缩。甲状腺侧叶位于喉下部和气管上部的侧面,上至甲状软骨中部,下达第6气管软骨环,后方平对第5~7颈椎高度。甲状腺峡位于第2~4气管软骨环前方,少数人甲状腺峡缺如。约有半数人自甲状腺峡向上伸出一锥状叶,长者可达舌骨平面。甲状腺的外面包有两层被膜,外层为甲状腺鞘,在甲状腺侧叶与甲状软骨、环状软骨之间有韧带相连,吞咽时甲状腺可随喉上下移动;甲状腺的内层为纤维囊,包裹甲状腺表面,伸入腺实质,将其分成许多大小不等的小叶。

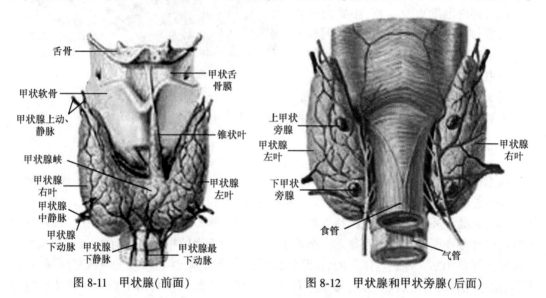

图 8-11　甲状腺(前面)　　　　　图 8-12　甲状腺和甲状旁腺(后面)

二、甲状腺的微细结构

(一) 甲状腺滤泡

甲状腺实质由大量滤泡组成。甲状腺滤泡(thyroid follicle)大小不等,由滤泡上皮细胞(follicular epithelial cell)围成,滤泡腔内充满均质嗜酸性的胶质(colloid)。滤泡上皮多为单层立方上皮,其形态可随功能状态的不同发生变化,功能活跃时,上皮细胞增高,腔内胶质减少;反之,上皮细胞变扁平,腔内胶质增多(图8-13)。

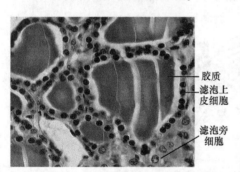

图 8-13　甲状腺光镜结构

电镜下,滤泡上皮细胞游离面有微绒毛,胞质内有较发达的粗面内质网和较多的线粒体,高尔基复合体位于核上区,溶酶体散在胞质中。细胞顶部胞质内有大小和电子密度都不同的小泡,有的是含甲状腺球蛋白的分泌颗粒,有的是从滤泡腔重吸收的胶质小泡。滤泡上皮细胞基底面有完整的基膜,邻近的结缔组织内富含有孔毛细血管和毛细淋巴管(图8-14)。

(二) 滤泡旁细胞

滤泡旁细胞(parafollicular cell)单个或成群地分布于滤泡之间,或者散在分布于滤泡上皮细胞之间(图 8-13,图 8-14)。胞体稍大,在 HE 染色标本上胞质着色略淡,银染法可见胞质内有嗜银分泌颗粒(图 8-15)。

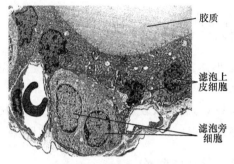

图 8-14　甲状腺电镜结构

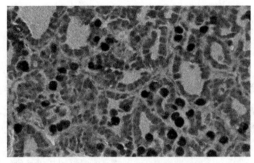

图 8-15　甲状腺滤泡旁细胞(银染色)

胶质
滤泡上皮细胞
滤泡旁细胞

三、甲状腺的发生

人胚胎第 4 周,在原始咽底壁正中线,相当于第一对咽囊的平面上,上皮细胞增生,形成一伸向尾侧的盲管,即甲状腺原基,称为甲状舌管(thyroglossal duct)。甲状舌管沿胚颈部正中向下延伸至未来的气管前方,末端向两侧逐渐膨大,形成左右两个甲状腺侧叶和峡部(图 8-16)。第 7 周时,甲状舌管的上段则退化消失,其起始段的开口仍残留一浅凹,称盲孔(foramen coecum)。第 11 周时,甲状腺原基中开始出现甲状腺滤泡。第 5 对咽囊很小,只形成一细胞团,称后鳃体(ultimobranchial body)。后鳃体的部分细胞迁移至甲状腺原基,逐渐分化为甲状腺内的滤泡旁细胞。第 13 周,甲状腺即开始有内分泌功能。

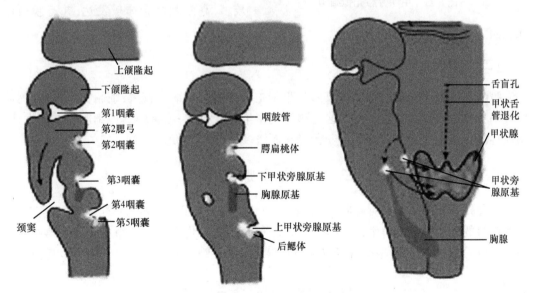

上颌隆起
下颌隆起
第 1 咽囊
第 2 腮弓
第 2 咽囊
第 3 咽囊
第 4 咽囊
第 5 咽囊
颈窦
咽鼓管
腭扁桃体
下甲状旁腺原基
胸腺原基
上甲状旁腺原基
后鳃体
舌盲孔
甲状舌管退化
甲状腺
甲状旁腺原基
胸腺

图 8-16　咽囊的演化及甲状腺的发生

第三节　甲状旁腺

一、甲状旁腺的解剖结构

甲状旁腺(parathyroid gland)是两对扁椭圆形小体,棕黄色,形状及大小略似黄豆,位于甲状腺背面,纤维囊外,通常有上、下两对(图 8-12)。每个甲状旁腺的重约为 50 mg。上甲状旁腺位置恒定,在甲状腺侧叶后缘上、中 1/3 交界处;下甲状旁腺的位置变异较大,多位于甲状腺侧叶后缘近下端甲状腺下动脉附近。甲状旁腺也可位于鞘外或埋入腺实质中。

二、甲状旁腺的微细结构

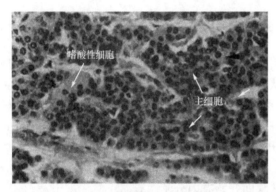

图 8-17　甲状旁腺光镜结构

甲状旁腺表面包有薄层结缔组织被膜,实质内腺细胞排列成团索状,间质中富含有孔毛细血管及少量结缔组织。腺细胞有主细胞和嗜酸性细胞两种(图 8-17)。

(一) 主细胞

主细胞(chief cell)呈圆形或多边形,细胞核圆,位于细胞中央,HE 染色标本中胞质着色浅。电镜下,胞质内粗面内质网较多,高尔基复合体较发达,并有膜被颗粒,还有一些糖原和脂滴。

(二) 嗜酸性细胞

嗜酸性细胞(oxyphil)单个或成群分布于主细胞之间。细胞较大,细胞核小深染,胞质中充满嗜酸性颗粒。电镜观察到这些颗粒是密集的线粒体,细胞内其他细胞器并不发达。嗜酸性细胞在 7~10 岁时出现,随年龄增长而增多,但其功能仍不清楚。

三、甲状旁腺的发生

在原始咽的侧壁有 5 对囊状的突起,称咽囊(pharyngeal pouches)(图 8-16)。其中,第三对咽囊的背侧份上皮增生,下移至甲状腺原基背侧,分化为下一对甲状旁腺。第四对咽囊的腹侧份退化,背侧份增生并迁移至甲状腺原基的背侧上部,分化为上一对甲状旁腺。

第四节　肾　上　腺

一、肾上腺的解剖结构

肾上腺(suprarenal gland)位于腹膜后间隙内,脊柱的两侧,左、右肾的上内方,与肾共同包被在肾筋膜内(图 8-18)。左肾上腺近似半月形,重约 7.17 g(男)和 7.20 g(女);右肾上

腺呈三角形,重约7.11 g(男)和6.86 g
(女)。肾上腺的前面有不太明显的肾
上腺门,是血管、神经和淋巴管进出
之处。

二、肾上腺的微细结构

肾上腺表面包以结缔组织被膜,
少量结缔组织伴随血管和神经伸入腺
实质内。肾上腺实质由皮质和髓质
构成。

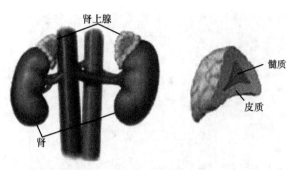

图 8-18　肾上腺

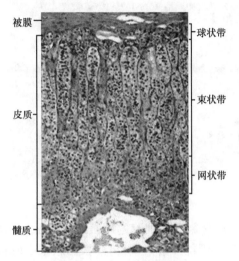

图 8-19　肾上腺光镜结构

(一) 肾上腺皮质

皮质占肾上腺体积的80%~90%,由皮质细
胞、窦状毛细血管和少量结缔组织构成。根据皮
质细胞的排列特征,可将皮质分为3个带,从外
向内是球状带、束状带和网状带,3个带之间无
明显界限(图8-19)。

1. 球状带(zona glomerulosa)　紧靠被膜下,
较薄,约占皮质的15%。细胞较小,排列呈球、团
状,细胞核小而深染,胞质较少,含少量脂滴。细
胞团之间为窦状毛细血管和少量结缔组织(图8-
20)。

2. 束状带(zona fasciculate)　在皮质最厚,
约占皮质的78%。束状带细胞排列成单行或双
行细胞索,索间为窦状毛细血管和少量结缔组织。细胞较大,呈多边形,细胞核圆,较大,着
色浅,胞质丰富,由于胞质中脂滴多,在 HE 染色标本中,脂滴被溶解,故胞质染色浅而呈空
泡状(图8-21)。

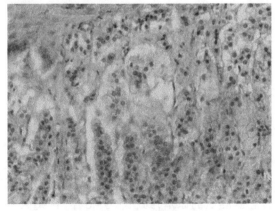

图 8-20　肾上腺皮质球状带

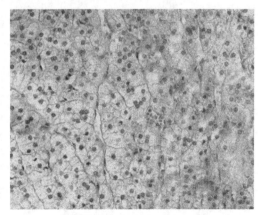

图 8-21　肾上腺皮质束状带

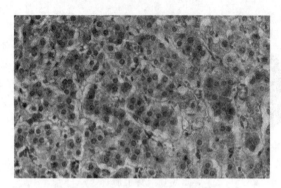

图 8-22 肾上腺皮质网状带

(二) 肾上腺髓质

髓质位于肾上腺的中央,主要由排列成索或团的髓质细胞组成,细胞间为窦状毛细血管和少量结缔组织,髓质中央有中央静脉,有少量交感神经节细胞分散地分布于髓质内(图 8-23)。

髓质细胞较大,呈多边形,在用含铬盐的固定液固定的标本中,其胞质内呈现出黄褐色的嗜铬颗粒,是由颗粒中的儿茶酚胺经氧化聚合所致,故髓质细胞又称为嗜

3. 网状带(zona reticularis) 位于皮质最内层,紧靠髓质,约占皮质的 7%。细胞排列成索状,并相互吻合成网,网间为窦状毛细血管和少量结缔组织。网状带细胞较小,形态不规则。细胞核亦小,染色深,胞质嗜酸性,内含少量脂滴和较多脂褐素(图 8-22)。

肾上腺皮质细胞都具有类固醇激素分泌细胞(steroid secreting cell)的超微结构特点,网状带细胞含有更为典型的管状嵴线粒体。

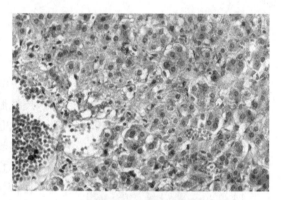

图 8-23 肾上腺髓质

铬细胞(chromaffin cell)。电镜下,嗜铬细胞具有分泌含氮激素细胞的超微结构特征,即含有粗面内质网、发达的高尔基复合体和丰富的膜被分泌颗粒(嗜铬颗粒)。根据颗粒中所含物质的不同,嗜铬细胞可分为两种:一种为肾上腺素细胞,其膜被颗粒的致密核心电子密度低。这些细胞数量较多,约占髓质细胞的 80% 以上。另一种为去甲肾上腺素细胞,其膜被颗粒中致密核心电子密度高。

三、肾上腺的发生

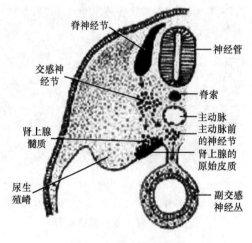

图 8-24 肾上腺的发生

肾上腺分为皮质和髓质两部分。皮质来源于侧板的脏壁中胚层,髓质由外胚层的神经嵴细胞迁移而来。胚胎第 6 周时,在肠系膜根部与发育中的生殖腺之间,间皮细胞增生,移向深部间充质内,分化成肾上腺皮质部分,此为胎儿皮质。胚胎第 3 个月时,间充质细胞在胎儿皮质外,形成永久皮质并逐步分化。出生一周岁内胎儿皮质完全退化。胚胎第 7 周时,来自神经嵴的细胞迁移侵入胎儿皮质内形成肾上腺髓质的原基,到胚胎 5~6 个月,绝大部分细胞将分化为髓质的嗜铬细胞,少数分化为交感神经节细胞(图 8-24)。

第五节　胰　　腺

胰腺的形态结构及发生见第一篇第一章和第一篇第三章。

第六节　弥散神经内分泌系统

除上述内分泌器官和内分泌细胞外,机体其他器官还存在大量散在的内分泌细胞。它们分泌的多种激素在调节机体生理活动中起着十分重要的作用。1996年,Pearse 根据这些内分泌细胞都能合成和分泌胺,而且细胞是通过摄取胺前体(氨基酸)经脱羧后产生胺的特点,将它们统称为摄取胺前体脱羧细胞(amine precursor uptake and decarboxylation cell),简称 APUD 细胞。

随着对 APUD 细胞研究的不断深入,后来发现许多 APUD 细胞不仅产生胺,而且还产生肽,有些细胞则只产生肽;并且发现神经系统内的许多神经元也合成和分泌与 APUD 细胞相同的胺类和肽类物质。因此,人们提出将这些具有分泌功能的神经元(如下丘脑室旁核和视上核的神经内分泌细胞)和 APUD 细胞(如消化管、呼吸道的内分泌细胞)统称为弥散神经内分泌系统(diffuse neuroendocrine system,DNES)。因此,DNES 是 APUD 细胞基础上的进一步发展和扩充。至今已知 DNES 有 40 多种细胞。DNES 把神经系统和内分泌系统两大调节系统统一起来构成一个整体,共同调节和控制机体的生理活动。

(田　娟)

第九章　内分泌系统的功能

第一节　内分泌与激素

一、内分泌与内分泌系统

分泌是指生物体内的腺体或细胞产生并释放某种物质的过程。其分泌方式可分为外分泌和内分泌两种。①外分泌(exocrine)是指腺体或细胞产生的分泌物经导管排入体内管腔或体表的分泌方式,如胰腺、胃腺等消化腺将消化液排入消化道管腔及汗腺将汗液分泌至皮肤表面等,这些具有外分泌功能的腺体统称为外分泌腺。②内分泌(endocrine)是指腺体或细胞将所产生的化学物质不经导管而直接分泌到体液中,并通过体液传递发挥调节作用的一种分泌方式,具有这种分泌方式的细胞称为内分泌细胞(endocrine cell)。由内分泌细胞组成、主要完成内分泌功能的细胞群形成的器官称为内分泌腺(endocrine gland),人体内重要的内分泌腺有脑垂体、甲状腺、甲状旁腺、肾上腺、松果体和性腺等。

内分泌系统是由内分泌腺和分散存在于某些器官组织中的内分泌细胞组成。散在体内组织器官中的内分泌细胞分布比较广泛,如消化道黏膜、心脏、肝、肾、和胎盘等部位均存在具有与内分泌腺类似功能的内分泌细胞;此外,在中枢神经系统内,特别是下丘脑还存在兼有内分泌功能的神经细胞。

二、激素的作用及信息传递方式

在整体情况下,许多内分泌腺都直接或间接地接受神经系统的控制,同时其分泌的化学物质也能影响中枢神经系统的功能。因此,内分泌系统与神经系统之间存在着密切的联系和相互作用,二者的协调活动,是机体内各器官、系统进行正常功能活动的重要保证。神经系统是通过其末梢释放神经递质实现其调节效应的;而内分泌系统则是由内分泌腺或内分泌细胞合成和分泌的高效生物活性物质,经体液传递而实现其调节作用的,这些生物活性物质称为激素(hormone)。激素发挥调节作用的器官、组织、腺体或细胞,分别称为激素的靶器官、靶组织、靶腺或靶细胞。

(一) 激素的作用

机体内激素的种类繁多,作用极其复杂。概括起来激素对机体的主要调节作用有:①调节机体的物质代谢和水盐代谢,为生命活动提供能量,以维持内环境的稳态;②促进细胞的分化和增殖,调控机体的生长发育、成熟和衰老过程;③参与中枢神经系统和自主神经系统的发育和活动,影响学习、记忆及行为等脑的高级活动;④与神经系统密切配合,提高机体对应激刺激的耐受力和适应能力;⑤促进生殖器官的发育和成熟,调控机体的生殖过程。总之,内分泌系统可感受机体内外环境的刺激,最终通过激素产生调节效应,整合机体的功能活动,以适应多变的内外环境。

(二) 激素的信息传递方式

激素是内分泌系统实现其调节效应的信息传递者。目前研究认为,激素由内分泌腺或内分泌细胞分泌后,主要通过以下几种方式运送至靶细胞实现其调节作用(图9-1)。

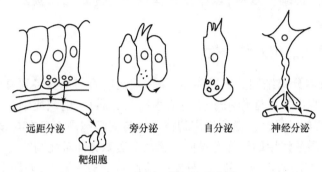

图 9-1 激素的信息传递方式

1. 远距分泌 体内大多数激素分泌后经血液运送到机体远处的靶组织或靶细胞发挥调节作用,这种作用方式称为远距分泌(telecrine),也称全身性体液调节,如生长激素、甲状腺激素及肾上腺素等均是通过远距分泌方式而发挥调节作用的。

2. 旁分泌 某些激素分泌后不经血液运输,而是通过局部组织液扩散作用于邻近或周围的靶细胞,这种方式称为旁分泌(paracrine),如胃肠黏膜 D 细胞分泌的生长抑素,可通过旁分泌方式抑制胃液分泌和胃运动。

3. 自分泌 有的激素分泌后经局部扩散又返回作用于该内分泌细胞,这种作用方式称为自分泌(autocrine),如下丘脑释放的生长激素释放激素可通过这种方式反馈调节自身的分泌,这是内分泌细胞的一种自身调控机制。

4. 神经分泌 下丘脑内某些神经细胞既能产生和传导神经冲动,又能合成分泌激素,这些细胞称为神经内分泌细胞,它们所产生的激素称为神经激素(neurohormone)。神经激素可沿轴质(轴浆)运送到神经末梢释放入血发挥作用,这种方式称为神经分泌(neurocrine),如下丘脑视上核神经元合成的血管升压素经轴质运送到神经垂体被释放入血。

此外,体内还存在有内在分泌和腔分泌等短距激素信息传递方式。可见,由内分泌腺或内分泌细胞分泌的激素,可通过上述不同的传递方式,既可调节远处和邻近的靶细胞功能,又可对自身的功能进行调节,使各器官、系统的活动协同于整体的功能状态。

三、激素作用的一般特征

尽管机体内激素的种类很多,化学结构各异,其作用及作用机制也不相同,但在参与调节机体各器官功能活动的过程中,激素具有以下共同特征。

(一) 激素的信息传递作用

内分泌系统通过激素在内分泌细胞与靶细胞之间进行信息传递。激素作为一种传递信息的化学物质,在参与功能调节过程中,只是将调节信息以化学方式传递给靶细胞,对靶细胞原有的生理生化过程起加强或减弱作用,如生长激素的促生长作用,甲状腺激素增强代谢过程等。在这些调控作用中,激素并不能使靶细胞添加新的功能,也不能提供任何营养成分和额外能量,只是作为细胞调节信息的传递者,起着"信使"的作用,从而实现激素的调节效应,以维持机体内环境的稳态。激素在完成信息传递后便被分解失活。

(二) 激素作用的相对特异性

由内分泌腺或内分泌细胞分泌的激素,经体液运输可与全身各器官、组织和细胞广泛接触。但这些激素只选择性地作用于体内某些特定的器官、组织或细胞,以调节其功能活动,这称为激素作用的特异性。激素作用的特异性与靶细胞是否存在与该激素发生特异性结合的受体有关。激素作用的特异性是内分泌系统实现有针对性调节功能的基础。

体内有些激素作用的特异性很强,只专一地作用于某一靶腺,如促甲状腺激素作用于甲状腺,促肾上腺皮质激素作用于肾上腺皮质,腺垂体促性腺激素作用于性腺。而有些激素作用的特异性较弱,作用比较广泛,如生长激素、甲状腺激素几乎对全身组织细胞的功能都有调节作用,这并非没有特异性,而是由于能与这些激素发生特异性结合的受体在体内分布广泛。

(三) 激素的高效放大作用

血液中各种激素的含量很低,一般在纳摩尔(nmol/L)或皮摩尔(pmol/L)水平,但其生物学作用非常显著。原因是激素与受体结合后,能在细胞内发生一系列酶促反应,产生逐级放大效果,形成一个效能极高的生物放大系统。据估计,1 个分子的胰高血糖素可激活 1 个分子的腺苷酸环化酶,通过 cAMP-蛋白激酶途径,逐级放大,最后可激活 10 000 个分子的磷酸化酶,从而发挥强大的激素调节效应。所以体液中激素浓度维持相对稳定,以发挥激素的正常调节作用,对维持机体内环境的稳态及各器官、组织和细胞的功能活动极为重要。如果某内分泌腺分泌的激素稍有过量或不足,血中激素浓度出现轻微变化时,便可引起机体相应器官、组织的功能异常。

(四) 激素间的相互作用

虽然激素的作用具有特异性,但多种激素在共同参与调节某一生理功能时,各种激素之间往往存在着相互影响和相互作用,主要表现为协同作用、拮抗作用和允许作用,以维持机体功能活动的协调和稳态。①协同作用:不同的激素对同一生理功能的调节有协同作用(synergistic action),如生长激素、肾上腺素、糖皮质激素及胰高血糖素,虽然各自调节物质代谢的环节和机制不同,但均能升高血糖,在升糖效应上表现为协同作用。甲状旁腺激素与 1,25-二羟维生素 D_3 对血钙的调节具有协同作用。②拮抗作用:不同激素共同参与调节某一生理功能时作用相反,称为拮抗作用(antagonistic action)。例如,胰岛素可降低血糖,与上述激素的升血糖作用产生拮抗;甲状旁腺激素可升高血钙,与降钙素的降血钙效应相互拮抗。激素之间的协同作用与拮抗作用的机制比较复杂,可以发生在受体水平、受体后信息传递过程或细胞内酶促反应的某一环节。③允许作用:是指某些激素本身对某些特定的器官、组织或细胞不能直接产生效应,但它的存在可使另一种激素的调节作用明显增强,这种现象称为激素的允许作用(permissive action)。例如,糖皮质激素本身对血管平滑肌无收缩作用,但只有在糖皮质激素存在的条件下,儿茶酚胺类激素才能更有效地发挥对血管功能的调节作用。各激素之间表现的协同、拮抗或允许作用,对调节机体功能活动、维持稳态起着重要作用。

四、激素的分类

体内激素来源复杂,可按其来源、功能及化学性质分类。按激素的化学性质不同主要可分为以下两大类(表 9-1)。

表 9-1 体内主要激素及其化学性质

产生部位	激素名称	英文缩写	化学性质
下丘脑	促甲状腺激素释放激素	TRH	肽类
	促性腺激素释放激素	GnRH	肽类
	促肾上腺皮质激素释放激素	CRH	肽类
	生长激素释放激素	GHRH	肽类
	生长激素抑制激素(生长抑素)	GHIH(SS)	肽类
	催乳素释放因子	PRF	肽类
	催乳素释放抑制因子	PIF	肽类/胺类
	血管升压素(抗利尿激素)	VP(ADH)	肽类
	缩宫素	OT	肽类
腺垂体	促肾上腺皮质激素	ACTH	肽类
	促甲状腺激素	TSH	糖蛋白
	卵泡刺激素(尿促卵泡素)	FSH	糖蛋白
	黄体生成素(间质细胞刺激素)	LH(ICSH)	糖蛋白
	生长激素	GH	蛋白质
	催乳素	PRL	蛋白质
甲状腺	甲状腺素(四碘甲腺原氨酸)	T_4	胺类
	三碘甲腺原氨酸	T_3	胺类
	降钙素	CT	肽类
甲状旁腺	甲状旁腺激素	PTH	肽类
胰岛	胰岛素		蛋白质
	胰高血糖素		肽类
肾上腺皮质	糖皮质激素(如皮质醇)	GC	类固醇
	盐皮质激素(如醛固酮)		类固醇
肾上腺髓质	肾上腺素	E	胺类
	去甲肾上腺素	NE	胺类
睾丸	睾酮	T	类固醇
	抑制素		蛋白质
卵巢、胎盘	雌二醇	E_2	类固醇
	雌三醇	E_3	类固醇
	孕酮(黄体酮)	P	类固醇
胎盘	绒毛膜促性腺激素	CG	糖蛋白
	绒毛膜生长激素	CS	肽类

产生部位	激素名称	英文缩写	化学性质
消化道	促胃液素		肽类
	促胰液素		肽类
	缩胆囊素	CCK	肽类
心房	心房钠尿肽	ANP	肽类
各种组织	前列腺素	PG	脂肪酸衍生物
肾	1,25-二羟维生素 D_3	$1,25(OH)_2D_3$	固醇类
脂肪组织	瘦素	LP	蛋白质
松果体	褪黑素	MT	胺类
胸腺	胸腺素		肽类

（一）含氮激素

体内含氮激素种类繁多,分布广泛,主要包括蛋白质、肽类和胺类激素。由于此类激素的水溶性较强(甲状腺激素除外),分子质量大,不易通过靶细胞膜,因此该类激素主要与靶细胞的膜受体结合,通过启动细胞内的信号转导途经发挥其调节效应。

1. 蛋白质和肽类激素 体内的蛋白质激素主要有胰岛素、甲状旁腺激素和腺垂体分泌的多种激素。肽类激素有下丘脑调节肽、神经垂体激素、降钙素和胃肠激素等。

2. 胺类激素 胺类激素多为氨基酸的衍生物,主要有肾上腺素、去甲肾上腺素和甲状腺激素等。

含氮激素易被消化酶分解而失活,故临床药用该类激素(甲状腺激素除外)时不宜口服,一般需注射给药。

（二）类固醇激素

类固醇激素主要由肾上腺皮质和性腺合成与分泌。由于该类激素都具有甾体环结构因而也被称为甾体类激素,如皮质醇、醛固酮、雌激素、孕激素及雄激素等。这类激素的脂溶性较强,分子质量小,可直接穿越靶细胞膜,经细胞内受体介导发挥其调节效应。这类激素不易被消化酶破坏,用药时可以口服。

此外,还有胆固醇的衍生物——1,25-二羟维生素 D_3(钙三醇)和脂肪酸的衍生物——前列腺素等也被作为激素对待。

五、激素的作用机制

随着分子生物学技术的应用和发展,激素作用机制的研究更加深入,不断丰富和完善了激素作用机制的理论学说。激素的化学性质不同,其作用机制也不同,激素对靶细胞发挥调节作用的本质是激素受体介导的细胞信号转导过程。下面简单介绍含氮激素和类固醇激素的作用机制。

（一）激素的受体

研究认为,激素作为化学信使必须首先和靶细胞中的相应激素受体相互识别并结合,继而启动靶细胞内一系列的信号转导过程,最终使该细胞产生固有的生物学效应。激素受体是指存在于靶细胞中能与某种激素特异性结合,并引起相应生物学效应的蛋白质。根据靶细胞中受体存在的部位不同,可将激素受体分为细胞膜受体和细胞内受体两种,而细胞内受体又可分为胞质受体和核受体。由于激素的化学结构和性质不同,它们可分别通过不同的途径完成信号转导过程,从而产生其调节效应。

(二) 细胞膜受体介导的激素作用机制——第二信使学说

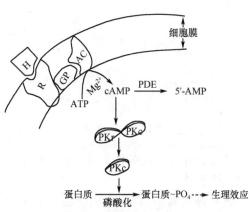

图9-2　细胞膜受体介导的激素作用机制示意图
H. 激素;R. 受体;GP. G 蛋白;AC. 腺苷酸环化酶;PDE. 磷酸二酯酶;PKr. 蛋白激酶调节亚单位;PKc. 蛋白激酶催化亚单位

细胞膜受体是镶嵌在细胞膜上的一类蛋白质,主要有 G 蛋白偶联受体、酪氨酸激酶受体、酪氨酸激酶结合型受体和鸟苷酸环化酶受体等。体内水溶性较强或分子质量大的激素(如含氮激素)不易通过靶细胞膜,只能与膜上激素受体特异结合而发挥其调节效应。1965 年,Sutherland 等提出第二信使学说(second messenger hypothesis),该学说认为:携带调节信息的激素作为第一信使,与靶细胞膜上的特异性受体结合后,经细胞膜上的鸟苷酸结合蛋白(G 蛋白)偶联,激活细胞膜内侧面的腺苷酸环化酶(adenylyl cyclase,AC);在 Mg^{2+} 的参与下,腺苷酸环化酶催化腺苷三磷酸(ATP)转变为环磷酸腺苷(cyclic adenosine monophosphate,cAMP);作为第二信使的 cAMP 继而激活细胞内的蛋白激酶(protein kinase,PK)系统,活化后的 PK 再催化细胞内多种蛋白质发生磷酸化反应,最终引起靶细胞的各种生物学效应(图9-2),如腺细胞分泌、肌细胞收缩和神经细胞兴奋等。信息由第一信使传递给第二信使,实现了细胞内的信号转导过程,而 cAMP 在磷酸二酯酶(phosphodiesterase,PDE)的催化下可降解为 5'-AMP 失活。

第二信使学说的提出,极大地推动了激素作用机制的深入研究。研究表明,cAMP 并不是唯一的第二信使,可作为第二信使的化学物质还有 cGMP、三磷酸肌醇(inasitol triphosphate,IP_3)、二酰甘油(diacylglycerol,DG)和 Ca^{2+} 等。蛋白激酶除蛋白激酶 A(PKA)外,还有蛋白激酶 C(protein kinase C,PKc)和蛋白激酶 G(protein kinase G,PKG)等。

大部分水溶性含氮激素是通过膜 G 蛋白偶联受体介导,将信息传递给第二信使进而发挥调节作用。促肾上腺皮质激素释放激素、生长抑素、促肾上腺皮质激素、促甲状腺激素、促卵泡激素和黄体生成素等与 G 蛋白偶联受体结合后以 cAMP 作为第二信使;促甲状腺激素释放激素、促性腺激素释放激素、血管升压素和缩宫素等以 IP_3、DG 或 Ca^{2+} 作为第二信使。胰岛素、生长激素和催乳素等是由酪氨酸激酶受体介导发挥调节作用。而心房钠尿肽、一氧化氮则通过鸟苷酸环化酶受体介导发挥调节作用。

(三) 细胞内受体介导的激素作用机制——基因表达学说

细胞内受体是指存在于细胞质或细胞核中的激素受体。机体内类固醇激素分子质量较小,仅为 300Da 左右,且脂溶性高,能自由通过细胞膜进入靶细胞内,与细胞内受体结合

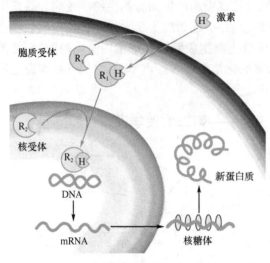

图 9-3 细胞内受体介导的激素作用机制示意图

成复合物。1968 年,Jesen 和 Gorski 提出的基因表达学说（gene expression hypothesis）认为:进入细胞内的类固醇激素可经两个步骤,通过调节基因表达而发挥调节效应:①类固醇激素进入细胞后,先与胞质受体结合,形成激素-胞质受体复合物,胞质受体与类固醇激素结合后导致受体蛋白变构,从而使激素-胞质受体复合物易通过核膜而进入细胞核内;②进入细胞核内的激素再与核受体结合形成激素-核受体复合物,此复合物作用于染色质的特定位点,进而激发 DNA 的转录过程,生成新的 mRNA,以诱导相应蛋白质的合成过程而产生特定的生物学效应（图 9-3）。此外,有的类固醇激素（如性激素）进入细胞后,可直接经胞质进入细胞核内,与核受体结合而调节基因表达。

激素种类繁多,其作用机制也非常复杂,有些激素可能通过多种作用机制而产生不同的调节效应。例如,甲状腺激素虽属胺类激素,但其作用机制与类固醇激素相似,可直接进入细胞,与甲状腺激素核受体结合,通过调控基因表达而发挥作用。属于类固醇激素的糖皮质激素也可不通过基因表达机制,而作用于细胞膜发挥调节效应。胰岛素除可以作用于细胞膜受体外,也能进入细胞内发挥作用。

六、激素分泌的调控

激素是高效能的生物活性物质,一旦血中激素浓度偏离正常生理范围,就会导致机体发生显著的功能紊乱。内分泌系统合成和分泌激素的环节多而复杂,是调节和维持机体内环境稳态的重要因素。许多激素的分泌具有明显的节律性和周期性特征,所以血液中激素的浓度呈现出以时、日或月等为周期的节律性波动,这种波动与其他刺激引起的波动毫无关系,可能受中枢下丘脑视交叉上核"生物钟"的控制。当内外环境因素改变时,激素的分泌活动在基础分泌的基础上又受到体内多种机制的严密监测及调控,通过增加或减少激素的分泌量,调节靶细胞的活动以适应内外环境的变化。体内激素分泌的调控形式主要有以下几种。

（一）下丘脑-腺垂体-靶腺轴的调节

下丘脑-腺垂体-靶腺轴（hypothalamus-pituitary-target gland axis）的调节系统是控制一些激素分泌的重要调节环路（图 9-4）,如下丘脑-腺垂体-甲状腺轴、下丘脑-腺垂体-肾上腺皮质轴和下丘脑-腺垂体-性腺轴。下丘脑合成分泌的调节肽可调控腺垂体的功能活动,而腺垂体合成分泌的促激素又可相应促进甲状腺、肾上腺和性腺等靶腺激素的合成与分泌;当靶腺分泌入血的激素达到一定浓度后,又能反馈调控靶腺自身、腺垂体和下丘脑的内分泌活动。在这些调节轴系中,激素的作用具有等级性,构成三级水平的调节系统,分别形成长反馈、短反馈和超短反馈等闭合的自动控制环路。靶腺分泌的激素对下丘脑和腺垂体的反馈调控作用称为长反馈(long-loop feedback),而腺垂体分泌的促激素对下丘脑的反馈调节称为短反馈(short-loop feedback),下丘脑分泌的某些调节肽还可反馈调节下丘脑内部与其相应的释放抑制肽的细胞称为超短反馈(ultra-short-loop feedback)。此轴系中的反馈调节通常以负反馈常见,是维持激素分泌稳态的基本调节方式。

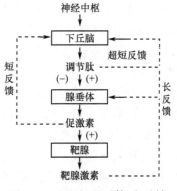

图 9-4 下丘脑-腺垂体-靶腺轴
调节示意图
(+)促进;(-)抑制
——→促进;- - - →抑制

(二) 代谢物质的反馈调节

有些激素可以通过其产生的生物学效应直接反馈性调节自身的分泌。多种激素都参与体内物质代谢过程的调节,而物质代谢引起血中某些物质含量的变化又可以反过来作用于分泌该激素的内分泌腺或内分泌细胞,以调控相应激素的合成与分泌,形成直接的反馈作用。例如,当血液中葡萄糖水平升高时,可直接刺激胰岛 B 细胞合成和分泌胰岛素,胰岛素可促进葡萄糖氧化和糖原合成,结果使血糖浓度降低;反之,血糖浓度降低时,胰岛素分泌减少,而胰高血糖素的分泌增多,从而维持血糖水平的相对稳定,使激素的分泌能保证机体的需要。此外甲状旁腺激素、降钙素和醛固酮等激素的分泌也可直接受到其自身生物学效应的反馈性调控。

(三) 神经调节

神经系统的活动对激素分泌的调节具有重要意义。下丘脑是神经系统与内分泌系统活动相互联络的重要枢纽。下丘脑的上行和下行神经通路广泛而复杂,内外环境变化可影响这些神经通路,从而影响下丘脑的神经内分泌细胞的分泌活动,实现对内分泌系统及整体功能活动的高级整合作用。另外也可通过支配内分泌腺或内分泌细胞的自主神经直接调控激素的分泌活动。例如,人体处于应激状态时,交感神经系统活动明显增强,肾上腺髓质分泌的儿茶酚胺类激素明显增加,可以配合交感神经系统广泛动员整体功能,释放能量,以适应环境的变化。

七、激素的合成与代谢

激素的合成、储存、运输及其在体内的代谢过程,有许多类似之处,下面仅简述和内分泌功能密切相关的内容。

(一) 激素的合成、储存与释放

化学结构不同的激素,其合成途径也不相同。蛋白质、肽类激素的合成底物是氨基酸,经转录、翻译及修饰等合成过程,基本与一般蛋白质的合成步骤一致。首先在内分泌细胞的核糖体上形成多肽激素链,称为前激素原;然后,由内质网蛋白水解酶裂解成较小分子的激素原;激素原在高尔基复合体内包裹形成分泌囊泡的过程中被分解为激素及其他肽,并储存于高尔基复合体。胺类和类固醇激素是在内分泌细胞内分别由酪氨酸与胆固醇经过一系列特有的酶促反应过程而合成的。

各种内分泌腺或内分泌细胞储存激素的量不同。正常情况下,甲状腺激素储存的量较大,而其他内分泌腺的激素储存量都较少,合成后即释放入血,所以在适宜的刺激下,一般依靠加速合成以供机体需要。甲状腺激素是目前知道的唯一储存于腺细胞外的激素,甲状腺激素与甲状腺球蛋白结合后大量储存于甲状腺滤泡腔的胶质中,可供机体利用50~120 d。

生理情况下,激素的释放具有周期性和阶段性,即大多数激素的释放是在短时间内突然发生的,血浆中激素的浓度仅在短时间内迅速波动。激素能否合理、有效地发挥调节效应,关键在于机体接受适宜刺激后能否及时释放或停止释放激素。当刺激信息引起内分泌细胞兴奋时,细胞膜上电压门控 Ca^{2+} 通道开放, Ca^{2+} 进入细胞内,从而触发激素的分泌和释放,储存于分泌囊泡内的激素则通过出胞的方式被释放入血。由于类固醇激素是亲脂性激素,因此在细胞内合成后,可通过扩散的方式进入血液。如果某内分泌腺的分泌细胞本身的功能下降或缺少某种特有的酶,都会使激素的合成减少,称该内分泌腺功能低下(如甲状腺功能低下);若某内分泌细胞功能过度活跃,激素的合成与分泌明显增多,称该内分泌腺功能亢进(如甲状腺功能亢进)。两者均属于非正常生理状态,临床上会出现各种相应症状。

(二) 激素的运输与代谢

体内激素运输的途径长短不一,形式多样。许多激素分泌后入血,经血液运输的激素有结合型和游离型两种形式。此类激素大部分与血浆中的特殊蛋白质结合(结合型)在血液中运输,另一部分以游离状态(游离型)在血液中运输。只有游离状态的激素才具有生物活性,可产生调节作用。结合型激素必须转变为游离型才具有生理作用,它在血液中存留的时间较游离型的长,所以结合型是激素在血液中的临时储备。结合型与游离型激素二者可相互转化,保持着动态平衡,使游离型激素的血液浓度稳定于正常水平。

激素作用的有效期长短不一,短的不到1s,长的可达若干天。所以,一般采用半衰期(即激素活性在血液中消失一半的时间)来衡量激素的更新率。大多数激素的半衰期为数十分钟,只有甲状腺激素可达数天。激素的清除主要由组织摄取,经肝代谢或肾灭活后随尿、粪便排出体外。

(焦金菊　郑　贺)

第二节　下丘脑与垂体的内分泌功能

下丘脑与垂体密切联系,两者共同组成下丘脑-垂体功能单位,包括下丘脑-腺垂体系统和下丘脑-神经垂体系统。下丘脑合成分泌多种激素,经垂体门脉系统到达腺垂体,调节腺垂体激素的合成和分泌。下丘脑的室旁核、视上核神经元合成的激素经下丘脑-垂体束的轴浆运输到达并储存于神经垂体。

一、下丘脑与腺垂体系统

(一) 下丘脑调节肽

下丘脑促垂体区的神经元胞体比较小,能分泌肽类激素,属于小细胞肽能神经元,主要产生调节腺垂体的激素(表9-2),分别为促甲状腺激素释放激素(thyrotropin-releasing hormone,TRH)、促肾上腺皮质激素释放激素(corticotropin-releasing hormone,CRH)、促性腺激素释放激素(gonadotropin-releasing hormone,GnRH)、生长激素释放激素(growth hormone-releasing hormone,GHRH)、生长抑素(somatostatin,SS)、催乳素释放因子(prolactin-releasing factor,PRF)、催乳素释放抑制因子(prolactin release-inhibiting factor,PIF)。有下丘脑促垂体区小细胞神经元分泌,能调节腺垂体活动的肽类物质,统称为下丘脑调节肽(hypothalamic regulatory peptides,HRP)。Guillemin实验室于1968年,从30万头羊的下丘脑中成功分离出几毫克促甲状腺激素释放激素,一年后证实其为3肽。在中枢神经系统其他部位及体内许多组织中也可生成下丘脑调节肽。

表 9-2 下丘脑调节肽的种类及主要作用

下丘脑调节肽	英文缩写	主要作用
促甲状腺激素释放激素	TRH	促进 TSH 分泌
促性腺激素释放激素	GnRH	促进 LH、FSH 分泌
促肾上腺皮质激素释放激素	CRH	促进 ACTH 分泌
生长激素释放激素	GHRH	促进 GH 分泌
生长激素抑制激素(生长抑素)	GHIH(SS)	抑制 GH 及其他垂体激素分泌
催乳素释放因子	PRF	促进 PRL 分泌
催乳素释放抑制因子	PIF	抑制 PRL 分泌

下丘脑调节肽与腺垂体靶细胞膜受体结合后,以 cAMP、IP_3/DG 或 Ca^{2+} 作为第二信使发挥调节作用。TRH、GnRH 及 CRH 均呈脉冲式释放,因此血液中相应的腺垂体激素也呈现脉冲式的波动。

(二) 腺垂体激素

腺垂体合成的促肾上腺皮质激素(adrenocorticotropic hormone,ACTH)、促甲状腺激素(thyroid-stimulating hormone,TSH)、黄体生成素(luteinizing hormone,LH)和卵泡刺激素(follicle stimulating hormone,FSH)均有各自靶腺,分别形成 3 个轴:即下丘脑-腺垂体-肾上腺皮质轴、下丘脑-腺垂体-甲状腺轴和下丘脑-腺垂体-性腺轴,从而通过各自靶腺发挥作用。而生长激素(growth hormone,GH)、催乳素(prolactin,PRL)则直接作用于靶组织或靶细胞,参与调节物质代谢、机体的生长发育、生殖及泌乳等。腺垂体激素的种类及主要作用归纳于表 9-3。

表 9-3 腺垂体激素的种类及主要作用

腺垂体激素	英文缩写	主要作用
生长激素	GH	促进物质代谢和机体的生长发育
催乳素	PRL	促进乳腺发育、引起并维持泌乳
卵泡刺激素	FSH	调节性腺的生殖和内分泌功能
黄体生成素	LH	调节性腺的生殖和内分泌功能
促肾上腺皮质激素	ACTH	促进肾上腺皮质激素的合成及分泌促进腺细胞增生
促甲状腺激素	TSH	促进甲状腺激素的合成及分泌促进腺细胞增生

1. 生长激素　由腺垂体生长激素细胞分泌的人生长激素（human growth hormone，HGH）属于蛋白质类激素，由 191 个氨基酸构成，相对分子质量为 22 000。正常成人血清中 HGH 的基础水平低于 3 μg/L，但一般不超过 10 μg/L，女性高于男性。且有自发性波动，即在基础分泌的水平上自发、间断地出现生长激素分泌高峰，峰值可达 20~40 μg/L。血中生长激素的半衰期为 6~20 min。主要在肝和肾降解。

生长激素具有种属特异性，不同种属动物的生长激素，其化学结构与免疫性质有较大差别。除猴外，其他动物的生长激素对人类均无效。20 世纪 80 年代中末期，科学家已经能够利用重组 DNA 技术生产人生长激素，近年来已应用于临床。

生长激素有结合型和游离型两种形式。结合型占生长激素总量的 40%~45%，与生长激素结合的蛋白质具有高度的特异性，称为生长激素结合蛋白（GH-binding protein，GHBP）。GHBP 分为高亲和力的 $GHBP_1$ 和低亲和力的 $GHBP_2$ 两种，前者与生长激素的结合量占结合型的 85%。

一方面，生长激素可通过直接与靶细胞受体结合发挥生物作用。生长激素受体（growth hormone receptor，GHR）是一个由 620 个氨基酸残基组成的跨膜糖蛋白，相对分子质量为 120 000。肝、脑、骨骼肌、软骨、脾、胃、肠、胰腺、心脏、肾、肺、睾丸、前列腺、卵巢、子宫、骨骼及脂肪细胞、成纤维细胞、淋巴细胞等都有 GHR 分布。GH 具有两个与受体结合的位点，可形成同二聚体，激活具有酪氨酸激酶活性的分子，通过多条信号转导途径引起靶细胞的生物效应。另一方面，生长激素还可通过诱导肝细胞等产生一种具有促生长作用的肽类物质，称为生长素介质（somatomedin，SM），其功能结构与胰岛素相似，又称胰岛素样生长因子（insulin-like growth factor，IGF）。已分离出 IGF-1 和 IGF-2 两种，IGF-1 通过促进氨基酸和钙、磷等进入软骨细胞，促进软骨组织增殖和骨化，长骨加长，其主要作用是促进软骨生长。IGF-2 主要在胚胎期产生，对胎儿的生长发育起重要作用。

（1）生物作用：生长激素主要作用是促进机体生长发育和物质代谢。此外，生长激素还是应激反应的重要激素之一。

1）促进生长：机体的生长受生长激素、甲状腺激素、胰岛素和性激素等调节，生长激素则是起关键性作用的调节因素。生长激素对大多数组织和器官的生长有促进作用，特别是骨骼、肌肉和内脏器官，也称为躯体刺激素。生长激素的促生长作用与其促进软骨细胞、肌肉细胞、骨细胞和其他组织细胞蛋白质合成和细胞增生有关。人幼年时生长激素若分泌过少，则出现生长缓慢，身材矮小，但比例匀称，智力发育一般正常，称为侏儒症（dwarfism）；生长激素分泌过多，在骨骺闭合之前引起巨人症（gigantism）；骨骺闭合后，导致肢端肥大症（acromegaly）。巨人症常始于幼年，身材较同龄人明显高大，身高可达 2 m 或以上。成年后若生长激素分泌过多，因长骨不能再增长，只能促进扁骨及短骨生长，以致出现手足粗大、鼻大唇厚、下颌突出和内脏器官增大等症状。

2）调节代谢：生长激素通过促进肝中葡萄糖的释放和抑制外周组织对葡萄糖的利用，升高血糖水平。当生长激素分泌过多时，可引起垂体性糖尿。生长激素促进蛋白质的合成和脂肪的分解，可促进氨基酸进入细胞，加强 DNA、RNA 的合成，使尿氮减少，呈氮的正平衡；还可激活对激素敏感的脂肪酶，促进脂肪分解，增强脂肪酸的氧化，使机体的能量来源由糖代谢向脂肪代谢转移，促进生长发育和组织修复。因此，生长激素可使机体脂肪减少而蛋白质含量增加。

（2）分泌的调节：生长激素的分泌受下丘脑分泌的 GHRH 和 SS 的双重调节。主要由下丘脑的弓状核和腹内侧核分泌的 GHRH（为 44 肽），经垂体门脉到达腺垂体，促进生长激素的分泌。而 14 肽的 SS 则抑制生长激素的分泌。正常情况下 GHRH 的调节作用占优势，是 GH 分泌的经常性调节因素。而 SS 则主要在应激刺激引起生长激素分泌过多时才发挥抑制作用。GH 和 IGF-1 均可通过下丘脑和腺垂体两个水平负反馈调节生长激素的分泌。

低血糖、血中氨基酸增多或脂肪酸含量减少均能刺激生长激素的分泌，急性低血糖是刺激生长激素分泌的有效因素。有人认为，血糖降低时，下丘脑 GHRH 神经元兴奋性增高，GHRH 分泌增多，进而引起腺垂体 GH 的分泌增多。剧烈运动可引起生长激素显著升高，在临床上快速爬楼梯运动（GH 兴奋试验）已作为筛选儿童 GH 缺乏症的标准试验。

入睡后 60 min 左右，生长激素分泌明显增加并达高峰，然后逐渐降低，所以慢波睡眠有利于生长发育和体力恢复。此外，甲状腺激素、雄激素和雌激素等均能促进生长激素的释放，导致青春期生长较快。

2. 催乳素 人催乳素是由垂体催乳素细胞分泌的含有 3 个二硫键的蛋白质，由 199 个氨基酸残基组成，相对分子质量为 22 000，成人血浆 PRL 浓度低于 20 μg/L，妊娠和哺乳期 PRL 浓度升高。半衰期约为 20 min。

（1）生物作用：催乳素作用广泛，其主要作用在乳腺和性腺。

1）泌乳作用：催乳素促进乳腺发育，发动并维持泌乳。在女性青春期，乳腺发育依靠雌激素和孕激素共同作用，前者促进乳腺导管的发育，后者促进乳腺小叶的发育。妊娠期，高水平的催乳素和雌激素、孕激素共同促进乳腺进一步发育，此时乳腺具备泌乳能力却不泌乳。待分娩后，雌激素、孕激素水平下降时催乳素才发挥其发动并维持泌乳的作用。

2）对性腺的作用：小剂量催乳素可刺激卵巢黄体生成素受体的生成，与黄体生成素协同促进卵巢排卵和黄体生成，促进孕激素与雌激素的合成和分泌，大剂量时则有抑制作用。催乳素可促进前列腺和精囊的生长，加强黄体生成素对睾丸间质细胞的作用，促进睾酮的合成。

在应激状态下，血中催乳素浓度升高，并常与 ACTH 和 GH 浓度的升高同时出现，于刺激停止后数小时才恢复正常，是应激反应中腺垂体分泌的 3 种主要激素之一。人的 B 淋巴细胞和 T 淋巴细胞等免疫细胞上有 PRL 受体分布，催乳素也参与机体免疫功能调节，催乳素的结构与生长激素相似，PRL 也参与生长发育和物质代谢的调节。

（2）分泌的调节：催乳素的分泌受 PRF 和 PIF 的双重调节。前者促进 PRL 分泌，后者则抑制其分泌，正常情况下以 PIF 的抑制作用为主。一般认为 PIF 为多巴胺（DA），多巴胺是下丘脑唯一的非肽类调节垂体激素。PRF 可能是多种激素，包括 TRH、VIP、OT 等。催乳素对其自身的分泌有负反馈调节作用，血中催乳素浓度增高可使下丘脑多巴胺能神经元兴奋，释放的多巴胺可通过下丘脑或直接抑制腺垂体催乳素分泌。

此外，婴儿吸吮乳头的刺激经神经冲动传入下丘脑，通过减少正中隆起释放多巴胺，解除多巴胺对催乳素细胞的抑制，可反射性引起催乳素的大量分泌。

二、下丘脑与神经垂体系统

神经垂体因不含腺细胞，不能合成激素。神经垂体激素是指由下丘脑视上核和室旁核合成的血管升压素（vasopressin，VP）和缩宫素（oxytocin，OT），可经下丘脑-垂体束的轴浆运输到神经垂体储存,并释放入血。血管升压素和缩宫素都是由一个六肽环和三肽侧链组成的九肽,人血管升压素的第 8 位为精氨酸,常称为精氨酸血管升压素(arginine vasopressin, AVP)。此外,神经垂体激素也存在于下丘脑正中隆起与第三脑室附近的神经元轴突中。

(一) 血管升压素

血管升压素也称抗利尿激素(antidiuretic hormone,ADH),血液中的 VP 是由神经垂体释放的,脑脊液内的 VP 则由脑内 VP 神经元释放。在生理情况下,血浆中浓度仅 1~4 ng/L,半衰期约 15 min。

1. 生物作用 血管升压素通过受体—G 蛋白—第二信使的途径发挥作用。目前研究表明,体内存在 3 种 VP 受体,分别为 V_1、V_2 和 V_3 受体,V_1 受体主要分布于肝、平滑肌、脑和肾上腺等处,V_2 受体主要分布在肾远曲小管和集合管上皮细胞。生理剂量的血管升压素主要作用于肾,产生明显的抗利尿作用。静脉注射大剂量的血管升压素可引起血管平滑肌收缩,使血压升高,但小剂量对血压和心率无明显影响。V_3 受体存于肾、心脏、肺、肠及腺垂体 ACTH 细胞。此外,VP 还可调制痛觉、增强记忆。

当血管升压素严重缺乏或部分缺乏,或肾对血管升压素不敏感,造成肾小管重吸收水的功能障碍,从而引起多尿、烦渴、多饮与低比重尿和低渗尿为特征的一组综合征,称为尿崩症。24 h 尿量可多达 5~18 L。尿比重常在 1.005 以下,尿渗透压常为 50~200 mOsm/kg H_2O,明显低于血浆渗透压,尿色如水。由于低渗性多尿,血浆渗透压常轻度升高,从而兴奋下丘脑渴中枢,患者因烦渴而大量饮水。

2. 分泌的调节 血管升压素分泌的影响因素主要有血浆晶体渗透压、循环血量和血压。当血浆晶体渗透压升高达到阈值后,每升高 1% 即可使血管升压素浓度升高 1 ng/L;当循环血量或动脉血压降低 5%~10% 甚至更多时,才能刺激血管升压素释放。血浆晶体渗透压改变对血管升压素分泌的影响,是通过渗透压感受器介导的反射活动实现的。因此,调节血管升压素分泌最重要的因素是血浆晶体渗透压。

(二) 缩宫素

1. 生物作用 缩宫素与血管升压素的化学结构相似,因此生物作用也有一定程度的交叉。OT 主要靶器官为乳腺和子宫。

(1) 促进乳腺排乳:缩宫素可使乳腺腺泡周围的肌上皮细胞收缩,腺泡内压力增高,促进乳汁的排出。缩宫素是促进乳汁排放的重要激素。

(2) 促进子宫收缩:缩宫素引起子宫收缩的作用和子宫的功能状态有关。子宫平滑肌细胞上分布有缩宫素受体,妊娠后期,缩宫素受体合成增加,分娩早期达到高峰,比非妊娠时高 200 倍,使子宫平滑肌对缩宫素的敏感性提高,因此缩宫素对非孕子宫作用较弱,而对妊娠子宫作用则较强。低剂量缩宫素可引起子宫平滑肌发生节律性收缩,大剂量缩宫素则可导致子宫出现强直性收缩。孕激素能降低子宫对缩宫素的敏感性,而雌激素增加子宫对缩宫素的敏感性(允许作用)。临床上可用缩宫素加强子宫收缩,达到促进分娩和减少产后流血。

缩宫素还参与神经内分泌、消化功能、体温调节、学习和记忆、痛觉调制等生理活动的调节。

2. 分泌的调节 缩宫素分泌的有效刺激是扩张子宫颈和吸吮乳头,其分泌的调节属于典型的神经-内分泌调节。当婴儿吸吮乳头时,信息传入到达下丘脑,兴奋室旁核分泌缩宫素的神经元,缩宫素释放增多,促进乳汁排出,称为射乳反射。哺乳期的妇女在听到婴儿的哭声时,也会引起缩宫素分泌和排乳。分娩时,子宫颈受到机械性牵拉刺激,可反射性引起缩宫素释放,使子宫收缩加强,形成正反馈调节。神经垂体激素的种类及主要作用归纳于(表9-4)。

表 9-4 神经垂体激素的种类及主要作用

神经垂体激素	英文缩写	主要作用
血管升压素	VP	生理剂量:抗利尿作用 大剂量:缩血管、升血压作用
缩宫素	OT	促进乳腺排乳 促进子宫肌收缩

(庄晓燕 郑 贺)

第三节 甲状腺的内分泌功能

甲状腺是人类正常生存必不可少的重要内分泌腺体。甲状腺激素(thyroid hormone,TH)由滤泡上皮细胞合成。TH广泛调节机体的生长发育、基础代谢等多种功能活动。滤泡旁细胞又称"C"细胞,可分泌降钙素(calcitonin,CT),参与血钙浓度和骨代谢的调节。

一、甲状腺激素的合成和代谢

甲状腺激素是酪氨酸的碘化物(图9-5),包括四碘甲腺原氨酸($3,5,3',5'$-tetraiodothyronine,T_4,或称甲状腺素)和三碘甲腺原氨酸($3,5,3'$-triiodothyronine,T_3)。甲状腺也可合成极少量无生物活性的逆三碘甲腺原氨酸($3,3',5'$-triiodothyronine,缩写为rT_3)。T_4与T_3都具有生物活性,在血液中T_4约占分泌总量的93%,但T_3的生物活性是T_4的3~5倍。血浆T_4半衰期为6~7 d,T_3半衰期不足1 d。降解部位主要在肝、肾和骨骼肌,脱碘是甲状腺激素最主要的降解方式。

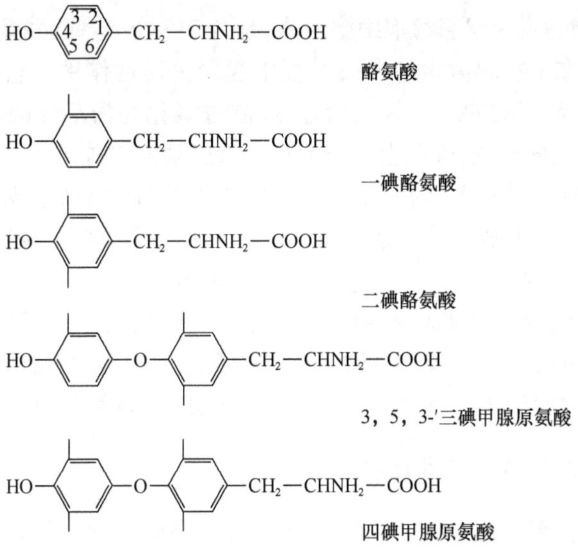

图 9-5 甲状腺激素及酪氨酸的化学结构

(一) 甲状腺激素的合成与分泌

碘和甲状腺球蛋白(thyroglobulin,TG)是甲状腺激素合成的必需原料。人体合成 TH 所需的碘 80%~90% 来源于食物,余者源自饮水和空气,碘是生物体内必需的微量元素之一。成人碘摄入量为 100~200 μg/d,若低于 50 μg/d 则影响 TH 的合成。妊娠期和哺乳期应适当增加碘的摄入,应≥200 μg/d。碘与甲状腺疾病的关系密切,碘缺乏时可引起单纯甲状腺肿、克汀病、甲状腺结节等,碘过剩时可引起甲状腺炎、碘甲亢、淋巴细胞性甲状腺炎等。

甲状腺球蛋白是一种含 5496 个氨基酸组成的同二聚体糖蛋白,其相对分子质量为 660 000,在滤泡上皮细胞粗面内质网的核糖体上合成。每个 TG 分子上有近百个酪氨酸残基,其中 20% 可被碘化。已被碘化的酪氨酸残基和 TH 在分泌前始终结合在 TG 分子上,TG 是 T_4 与 T_3 的前体。

甲状腺激素的合成过程大致分 3 步:聚碘、碘化与缩合。

1. 聚碘　滤泡聚碘是一种逆电-化学梯度进行的主动转运。甲状腺滤泡上皮细胞静息电位为 -50 mV,且甲状腺内 I^- 浓度比血液高 20~25 倍,甲状腺滤泡上皮细胞基底膜上存在钠-碘同向转运体(sodium-iodide symporter,$_N$IS),钠碘转运比为 2∶1,若用哇巴因后,则聚碘作用发生障碍,故为继发性主动转运过程。高氯酸根(ClO_4^-)、硫氰酸根(SCN^-)等阴离子能抑制甲状腺的聚碘作用,而给予 TSH 则促进聚碘。临床常用碘放射性核素示踪法检查与判断甲状腺的聚碘能力及其功能状态。$_N$IS 异常与某些甲状腺疾病有关,*NIS* 基因突变可以引起先天性甲状腺功能减退或先天性甲状腺肿,弥漫性甲状腺增生时,NIS 集中在增生的滤泡细胞。

2. 碘化　甲状腺球蛋白酪氨酸残基苯环上的氢原子被活化碘取代的过程就是碘化(iodination)。摄入滤泡上皮细胞的 I^- 在甲状腺过氧化物酶(thyroid peroxidase,TPO)的作用下被活化,活化发生在滤泡上皮细胞顶端膜微绒毛与滤泡腔交界处。同样在 TPO 的催化下,活化碘取代酪氨酸残基苯环上的氢,生成一碘酪氨酸(MIT)残基和二碘酪氨酸(DIT)残基,碘化过程完成。

甲状腺过氧化物酶由甲状腺滤泡细胞合成,是含 933 个氨基酸残基的蛋白质,相对分子质量 103 000。TPO 在甲状腺激素的合成过程中起着关键性作用。它可以促使碘活化、酪氨酸残基碘化及碘化酪氨酸的缩合等,因此能抑制过氧化物酶活性的硫脲类药物(如丙硫氧嘧啶),可阻断 T_3、T_4 的合成,临床上用于治疗甲状腺功能亢进。

3. 缩合　在 TPO 的催化下,同一 TG 分子内的两个 DIT 偶联生成四碘甲腺原氨酸,一个 MIT 与一个 DIT 偶联形成三碘甲腺原氨酸,正常成人甲状腺内有机碘化物的大致比例为:MIT 约为 23%,DIT 约为 33%,T_3 约为 7%,T_4 约为 35%。

在 TSH 刺激后,滤泡上皮细胞顶端膜的微绒毛伸出伪足,通过吞饮作用将滤泡腔内的甲状腺球蛋白吞入滤泡细胞内,与溶酶体融合形成吞噬小体,并在蛋白水解酶的作用下,释放 T_4、T_3 迅速入血。MIT 和 DIT 在脱碘酶的作用下脱碘,可重新利用。

(二) 甲状腺激素的储存和运输

1. 储存　甲状腺激素的储存有以下两个特征:一是储存于细胞外,甲状腺球蛋白上合成的 T_3、T_4,以胶质的形式储存于滤泡腔内。甲状腺激素是体内唯一储存在内分泌细胞外的激素;二是储存量大,能供机体利用 50~120 d。故临床应用抗甲状腺药物时,需较长时间才能奏效。

2. 运输 甲状腺激素以两种形式在血液中运输,一种是与血浆蛋白结合,另一种则呈游离状态,T_3为 0.3%,T_4为 0.03%,两种形式可相互转化,从而维持动态平衡。与甲状腺激素结合的血浆蛋白有甲状腺素结合球蛋白(thyroxine-binding globulin,TBG)、白蛋白和甲状腺素转运蛋白(transthyretin,TTR)。游离的甲状腺激素在血液中含量甚少,但正是这些游离的激素才能进入细胞发挥作用,结合型的甲状腺激素是没有生物活性的。临床上可通过测定血液中 T_4 与 T_3 的含量了解甲状腺的功能。以放射免疫检测法测得 T_4 浓度为 5 ~ 12 μg/dl,T_3浓度为 0.12 ~ 0.19 μg/dl。

二、甲状腺激素的生物作用

甲状腺激素是维持机体功能活动的基础性激素,生物效应比较广泛,其主要作用是调节物质与能量代谢,促进生长发育过程。甲状腺激素是亲脂性激素,进入细胞后可与核受体结合,影响转录过程,并经一定时间后产生一系列的生物效应。但在核糖体、线粒体及细胞膜上也发现了它的结合位点,可能对转录后的过程、线粒体的生物氧化作用及膜的转运功能均有影响,因此,甲状腺激素的作用机制十分复杂。

(一) 促进生长发育

在人类和哺乳动物,甲状腺激素是维持正常生长发育不可缺少的激素,特别是对骨和脑的发育尤为重要。甲状腺激素是胎儿和新生儿脑发育的关键激素。甲状腺激素和生长激素具有协同作用,调控幼年期的生长发育。TH 刺激骨化中心的发育成熟,使软骨骨化,从而促进长骨和牙齿生长。胚胎期间 T_3、T_4 能促进神经元的增殖和分化,突起和突触的形成等,若胚胎期缺碘造成甲状腺激素合成不足或出生后甲状腺功能低下的婴幼儿,出生后若不能补足甲状腺激素,则会患呆小病(cretinism)。先天性甲状腺发育不全的患儿出生时身长可基本正常,但脑发育已受累。出生后 3 ~ 4 个月后因神经系统发育障碍和长骨生长停滞,才表现出明显的智力低下,身材矮小。因此,呆小病的防治应从妊娠期开始,在缺碘地区应在妊娠期补充碘。治疗呆小病必须抓住时机,最好在生后最初 3 个月内补给甲状腺激素。

(二) 调节新陈代谢

1. 能量代谢 甲状腺激素具有"产热效应",对骨骼肌、心肌、肝和肾等作用十分显著,但对脑、脾、睾丸无明显影响。甲状腺激素可提高绝大多数组织的耗氧量,增加产热。应用哇巴因,可消除甲状腺激素的产热效应,提示甲状腺激素的产热效应与 Na^+,K^+-ATP 酶活性升高有关。甲状腺激素增多时,常同时刺激同一代谢途径的合成酶和分解酶活性,导致无益的消耗,从而增加产热量。

甲状腺功能亢进时,产热量增加,基础代谢率可提高 60% ~ 80%,患者喜凉怕热,多汗,耐热力下降;而甲状腺功能低下时,产热量减少,基础代谢率显著降低,患者喜热恶寒,耐寒力下降,以上两种情况均无法较好地适应环境温度的变化。

2. 物质代谢 甲状腺激素对物质合成代谢和分解代谢的影响比较复杂,总体来讲,生理水平的甲状腺激素对糖、蛋白质、脂肪的合成和分解代谢均有调节作用,而大剂量的甲状腺激素则对分解代谢的促进作用更为明显。

（1）糖代谢：甲状腺激素可加速小肠黏膜吸收糖，促进糖原分解，增强糖异生，升高血糖；还可加强外周组织对糖的利用，促进糖原合成，降低血糖。甲状腺功能亢进的患者餐后血糖升高，甚至出现糖尿。

（2）脂类代谢：甲状腺激素能提高脂肪组织对肾上腺素、胰高血糖素的敏感性，促进脂肪动员；诱导多种参与脂肪代谢酶的合成；诱导脂肪细胞的分化、增殖，促进脂肪蓄积。对于胆固醇代谢，甲状腺激素既促进胆固醇合成，也可加速胆固醇分解，且分解超过合成。甲状腺功能亢进的患者血浆胆固醇含量常低于正常水平，总体脂量减少。

（3）蛋白质代谢：生理剂量的甲状腺激素，可促进 DNA 转录过程，促进 mRNA 形成，加速蛋白质与各种酶的生成，从而表现出正氮平衡，有利于机体的生长发育。过量的甲状腺激素可加速蛋白质分解，特别是骨骼肌蛋白质的大量分解，尿氮含量增加，呈负氮平衡，表现为消瘦和肌肉无力。缺乏甲状腺激素时，蛋白质合成减少，但组织细胞间隙中的黏蛋白增多，使水滞留在皮下，形成黏液性水肿。

（三）影响器官系统功能

1. 心血管系统　甲状腺激素可使心肌收缩力增强，心率增快，血管平滑肌舒张。T_3 和 T_4 能增加心肌细胞膜上 β 受体的数量，提高儿茶酚胺的亲和力，促进心肌细胞 Ca^{2+} 释放，使心率加快，心肌收缩力增强，增加心输出量及心脏做功，心肌耗氧量增加。甲状腺功能亢进的患者则可出现心动过速、心脏扩大、心律失常乃至心力衰竭。甲状腺激素可以直接或间接地引起血管平滑肌舒张，外周阻力降低，舒张压降低，因此，甲状腺功能亢进的患者脉压常增大。

2. 神经系统　甲状腺激素不仅可以促进神经系统的发育成熟，还可提高成人中枢神经系统的兴奋性。甲状腺功能亢进的患者多表现出注意力不集中，喜怒无常，烦躁不安，失眠多梦及肌肉纤颤等症状。甲状腺功能低下的患者则表现出记忆力减退，表情淡漠及嗜睡，言行迟钝等症状。

3. 其他　甲状腺激素可促进消化道的运动和消化腺的分泌。甲状腺功能亢进的患者胃肠蠕动加速，胃排空速度快，可出现腹泻；甲状腺功能低下的患者则可出现腹胀和便秘。

三、甲状腺激素分泌的调节

甲状腺激素的分泌主要受下丘脑-腺垂体-甲状腺轴的调节。此外，甲状腺还存在一定程度的自身调节、神经调节机制及免疫调节。

（一）下丘脑-腺垂体-甲状腺轴的调节

1. 下丘脑对腺垂体的调节　下丘脑肽能神经元合成的 TRH 是三肽神经激素，分子质量为 360。TRH 可通过两条途径调节腺垂体 TSH 细胞的经常性活动：一条是经垂体门脉系统到达腺垂体，TRH 可直接作用于腺垂体的促甲状腺素细胞引起 TSH 的合成和释放。另一条途径是直接进入第三脑室的脑脊液中，进而刺激腺垂体 TSH 的合成与释放。下丘脑 TRH 神经元还接受神经系统其他部位传来的信息，如寒冷刺激的信息在到达脑体温中枢的同时，还能通过去甲肾上腺素增强下丘脑 TRH 神经元的活动，引起 TRH 的释放。生长激素、生长抑素、多巴胺等则具有抑制作用。

2. TSH 对甲状腺的调节　促甲状腺激素细胞分泌的促甲状腺激素是由 α 和 β 两个亚单位组成的异二聚体糖蛋白,相对分子质量为 28 000。人的血清 TSH 水平在睡眠后开始增加,至晚 23 时至凌晨 4 时之间达最大值,而后逐渐下降,上午 9 时至 12 时之间达最低值。血液中半衰期约为 30 min。TSH 是机体调节甲状腺功能活动的关键激素。

TSH 与甲状腺滤泡细胞膜上的 TSH 受体结合后,通过 G 蛋白激活全面促进甲状腺功能活动。实验表明,切除垂体之后,血液中 TSH 迅速消失,甲状腺发生萎缩,甲状腺激素合成分泌明显减少。其作用主要包括两个方面:一是促进甲状腺激素的合成与分泌;二是维持甲状腺滤泡细胞的生长发育,通过刺激滤泡上皮细胞内核酸与蛋白质的合成,刺激甲状腺滤泡细胞增生,腺体增大。

此外,雌激素可增强促甲状腺激素细胞对 TRH 的反应性;生长激素与糖皮质激素则可抑制 TSH 的分泌。

3. 甲状腺激素的反馈调节　血液中游离 T_3、T_4 浓度的改变对腺垂体 TSH 的分泌存在经常性的负反馈调节。当血液中 T_3、T_4 浓度增高时,可刺激腺垂体促甲状腺激素细胞产生一种抑制性蛋白,使 TSH 的合成与释放减少;还可抑制 TRH 受体的合成,使细胞膜 TRH 受体数量减少,降低腺垂体对 TRH 的反应性,使 TSH 的合成和释放减少,维持血中 T_3、T_4 浓度的相对恒定,这是一种典型的负反馈调节机制。

食物中缺碘导致血中 T_3、T_4 浓度长期降低时,T_3、T_4 对腺垂体 TSH 分泌的负反馈调节作用减弱,导致 TSH 分泌量增多,继而刺激甲状腺滤泡细胞增生,甲状腺肿大,临床称为地方性甲状腺肿。重度肿大的甲状腺可引起压迫症状,若挤压气管可伴有咳嗽、呼吸困难等症状,挤压喉返神经可伴有声音嘶哑。自 1979 年起,我国立法在碘缺乏病区推行食盐加碘,使地方性甲状腺肿得到有效控制。自 1996 年起,我国采用全民食盐碘化的方法防治碘缺乏病。

（二）自身调节

甲状腺可根据血碘水平而调节聚碘及合成甲状腺激素的能力,称为甲状腺功能的自身调节。在一定范围内,随血碘浓度增加,T_4 与 T_3 的合成有所增加,但当碘供应量过多时,甲状腺聚碘能力下降。若血碘浓度达 10 mmol/L 时,甲状腺聚碘作用完全消失。过量碘抑制甲状腺激素合成的作用,称为碘阻滞效应(Wolff-Chaikoff effect)。临床上常用过量碘所产生的抗甲状腺作用来处理甲状腺危象和甲状腺手术的术前准备。

（三）神经调节

甲状腺滤泡细胞膜上存在 α、β 肾上腺素能受体和 M 胆碱能受体。电刺激交感神经可促进 TH 合成和释放;而副交感神经则相反。自主神经还可通过调节甲状腺血流量,进而影响其功能活动。

甲状腺功能活动的调节是多层次、多水平的。目前认为,甲状腺激素的稳态主要依赖下丘脑-腺垂体-甲状腺轴的调节,而在内、外环境急剧变化时,自主神经则发挥作用,确保机体在此状态下所需激素的水平。

（庄晓燕　郑　贺）

第四节　甲状旁腺、甲状腺 C 细胞的内分泌和钙三醇

甲状旁腺分泌的甲状旁腺激素(parathyroid hormone,PTH)、甲状腺 C 细胞分泌的降钙素,以及以维生素 D 为前体合成的钙三醇是 3 种调节血钙、血磷及骨代谢稳态的基础激素,此外,生长激素、甲状腺激素等也参与其调节。这些激素主要通过骨、肾和肠道来实现其调节作用。

一、甲状旁腺的内分泌

甲状旁腺主细胞合成和分泌甲状旁腺激素过程如下。首先合成 PTH 的第一前身物质——含 110 个氨基酸的前甲状旁腺激素原,然后它在细胞内裂解成为第二前身物质——含 90 个氨基酸的甲状旁腺激素原,最后在细胞内裂解成为含 84 个氨基酸的多肽,即 PTH。其氨基端 34 个氨基酸片段具有 PTH 的全部生物活性。PTH 相对分子质量为 9500,血浆 PTH 浓度为 $10\sim50$ ng/L,呈昼夜节律,清晨 6 时最高,午后 4 时最低。$PTH_{1\sim84}$ 半衰期约为 4 min,主要在肝中裂解,经肾排出。

(一) 甲状旁腺激素的生物作用

甲状旁腺激素是调节血钙和血磷水平的最重要的激素,其主要作用是升高血钙和降低血磷。摘除甲状旁腺的动物,会出现血钙浓度逐渐降低,而血磷浓度则逐渐升高,导致动物死亡。临床上如果外科手术时不慎将甲状旁腺摘除,可引起严重低血钙性手足搐搦,严重时可引起喉部肌肉痉挛,窒息而死。

PTH 与靶细胞的 PTH 受体结合后,经 AC-cAMP 和 PLC-IP$_3$/DG 信号转导通路而产生调节作用。

1. 对肾的作用　PTH 主要促进远曲小管和集合管对钙的重吸收,使尿钙排出减少而升高血钙,同时还抑制近端小管和远端小管对磷的重吸收,使尿磷排出增多而降低血磷。PTH 对肾的另一重要作用是激活肾的 1α-羟化酶,将 25-羟维生素 D_3(25-OH-D_3)转变为高活性的钙三醇,间接促进肠道对钙、镁及无机磷的吸收。

2. 对骨的作用　人体内 99% 的钙沉积在骨中,血钙浓度约为 2.5 mmol/L,一般变化幅度不超过 10%,骨钙和血浆钙可相互转换。PTH 可通过快速效应与延迟效应两个时相,促进骨钙入血。快速效应是在 PTH 作用后数分钟即可出现,甲状旁腺激素可迅速提高骨细胞膜对 Ca^{2+} 的通透性,又可增强骨细胞膜上的钙泵活动,从而快速升高血钙。延迟效应则在 PTH 作用后 $12\sim14$ h 出现,一般需几天后才到达高峰,PTH 可直接或间接作用于各种骨细胞,既可促进骨形成,又可促进骨吸收,小剂量、间歇应用 PTH,以骨形成为主;过量分泌则以增强溶骨为主。

(二) 甲状旁腺激素分泌的调节

1. 血钙水平　甲状旁腺主细胞对低血钙极为敏感,血钙浓度轻微下降,在 1 min 内即可引起 PTH 分泌增加,促进骨钙释放和肾小管对钙的重吸收,从而使血钙浓度迅速回升。因而血钙水平是调节甲状旁腺分泌的最主要的因素。持续的低血钙可导致甲状旁腺增生;反之,可使甲状旁腺萎缩。

2. 其他因素　当血磷升高时,既可通过促进 PTH mRNA 表达、又可通过降低血钙,间接刺激 PTH 的分泌。儿茶酚胺与主细胞膜上的 β 肾上腺素能受体结合后,通过 cAMP 介导促进 PTH 的分泌。

二、甲状腺 C 细胞的内分泌

甲状腺 C 细胞分泌的降钙素(CT),在支气管、前列腺和脑内等组织中也有分布。CT 相对分子质量为 3400,是含有一个二硫键的 32 肽。正常人血清中降钙素浓度为 10~20 ng/L,血浆半衰期小于 15 min,主要经肾降解后排出。

(一) 降钙素的生物作用

降钙素与其受体结合后,经 AC-cAMP 信号转导通路(出现较早)和 PLC-IP$_3$/DG 信号转导通路(出现较迟),产生降低血钙和血磷的效应,其主要靶器官是骨和肾。

1. 对肾的作用　降钙素抑制肾小管对钙、磷、钠和氯的重吸收,从而使尿钙、尿磷排出增加,导致血钙、血磷降低。

2. 对骨的作用　降钙素受体在成骨细胞和破骨细胞均有分布,可直接迅速抑制破骨细胞的活性而抑制溶骨,使骨组织释放的钙、磷减少;又可增强成骨细胞的活性,增强成骨,因而血钙与血磷水平下降。降钙素还可以提高碱性磷酸酶的活性,促进骨的形成和矿化过程。

当降钙素引起的血钙浓度降低,可刺激 PTH 释放,PTH 的作用完全可以抵消 CT 的降钙效应。因成人的破骨细胞向细胞外液提供钙很少,每天仅 0.8 g。而儿童的骨更新速度快,破骨细胞活动每天可向细胞外液提供 5 g 以上的钙,相当于细胞外液总钙量的 5~10 倍。由此可见,降钙素对儿童血钙的调节作用更为显著,而对成人血钙的调节作用较小。

(二) 降钙素分泌的调节

1. 血钙水平　降钙素的分泌主要受血钙水平的调节。血钙浓度升高时,降钙素分泌增多,在 1 h 内即可达到高峰,此后其作用很快被 PTH 作用所抵消,后者对血钙浓度发挥长期调节作用,CT 和 PTH 共同维持血钙浓度的稳态。因降钙素的作用快而短暂,故对高钙饮食引起的血钙升高后的恢复有显著作用。

2. 其他因素　进食刺激降钙素分泌与某些胃肠激素(如促胃液素、促胰液素和缩胆囊素等)的分泌有关,尤以促胃液素的作用最强。血中 Mg^{2+} 浓度升高也可以刺激降钙素分泌。

三、钙 三 醇

(一) 钙三醇的生成

维生素 D$_3$ 也称胆钙化醇,是胆固醇的衍生物,既可从乳、肝、鱼肝油等含量丰富的食物中摄取,也可在体内由皮肤合成。在紫外线照射下,皮肤中的 7-脱氢胆固醇迅速转化为维生素 D$_3$。此后,维生素 D$_3$ 先在肝内 25-羟化酶的作用下形成 25-羟维生素 D$_3$,又在肾近端小管上皮细胞内 1α-羟化酶的催化下,形成活性更高的 1,25-二羟维生素 D$_3$,即钙三醇。钙三醇也可由胎盘和巨噬细胞等组织细胞合成。血液中钙三醇浓度为 100 pmol/L,半衰期为

12~15 h,其灭活性的主要方式是靶细胞内发生侧链氧化或羟化,形成钙化酸等代谢产物。

钙三醇的生成受 PTH、血钙、血磷水平、肾 1α-羟化酶活性,以及雌激素、生长激素等因素的影响。当血钙、血磷降低时,1α-羟化酶活性升高,钙三醇的生成增加,使血钙、血磷水平得以纠正。

(二) 钙三醇的生物作用

1. 对肾的作用 钙三醇与 PTH 有协同作用,可促进肾小管对钙和磷的重吸收,使尿钙、尿磷排出减少。

2. 对骨的作用 钙三醇对骨钙入血和骨盐沉积均有作用,一方面可通过增加破骨细胞的数量,增强骨基质溶解,使骨钙、骨磷释放入血,从而升高血钙和血磷。另一方面又能刺激成骨细胞的活动,促进骨钙沉积和骨的形成。总的效应是血钙浓度升高。另外,钙三醇能增强 PTH 对骨的作用,在缺乏钙三醇时,PTH 的作用明显减弱。

3. 对小肠的作用 钙三醇进入小肠黏膜细胞内,通过促进钙吸收蛋白的生成,如钙结合蛋白(calcium-binding protein,CaBP)、钙通道和钙泵等,直接参与小肠黏膜对钙的吸收,同时也促进磷的吸收。

在体内,血钙浓度的高低直接关系到可兴奋组织的兴奋性、腺细胞的分泌和骨代谢的平衡等生理过程。机体内参与调节钙和骨代谢的主要激素作用归纳于表9-5。

表 9-5 调节钙和骨代谢的主要激素及作用

激素	主要作用
甲状旁腺激素	升高血钙;降低血磷;1α-羟化酶活性增强
降钙素	降低血钙和血磷;促进骨形成
钙三醇	升高血钙和血磷;促进骨重建
生长激素/胰岛素样生长因子	促进骨形成;促进骨生长
性激素(雌激素/雄激素)	1α-羟化酶活性增强;骨量丢失减少;促进护骨素合成
糖皮质激素	促进骨吸收;减弱骨形成

(庄晓燕 郑 贺)

第五节 肾上腺的内分泌功能

肾上腺是人体重要的内分泌腺,在维持机体的内环境稳态、完成各器官正常生理功能等方面发挥关键性的作用。肾上腺分泌的激素主要有两种:肾上腺皮质激素和肾上腺髓质激素。

一、肾上腺皮质激素

肾上腺皮质激素(adrenal cortical hormone,adrenocorticoid)简称皮质激素(corticoid),包括盐皮质激素(mineralocorticoid,MC)、糖皮质激素(glucocorticoid,GC)和性激素(gonadal hormone)3 类。肾上腺皮质的球状带细胞分泌盐皮质激素,主要为醛固酮(aldosterone);束状带和网状带细胞分泌糖皮质激素,主要有皮质醇(氢化可的松,cortisol),以及少量的性激素,主要为脱氢表雄酮(dehydroepiandrosterone,DHEA)和雄烯二酮(androstendione)。

(一) 肾上腺皮质激素的合成与代谢

肾上腺皮质激素为甾体类激素。在酶的催化下,肾上腺皮质以胆固醇为原料,合成肾上腺皮质激素,因此被统称为类固醇类激素,其基本结构是 17 个碳原子组成的环戊烷多氢菲(图 9-6)。正常成年人肾上腺每天约合成 20 mg 皮质醇,其血浆浓度为 375 nmol/L。在生理状态下,血液中游离的皮质醇只占其总量的 5%~10%,90% 以上的皮质醇与血浆蛋白结合,其中 75%~80% 与血中的皮质醇结合球蛋白(corticosteroid binding globulin,CBG) 或称皮质激素运载蛋白(transcortin) 结合,CBG 在肝中合成,相对分子质量为 52 000,血浆中 CBG 浓度为 30~50 mg/L。CBG 具高亲和力和低结合容量特性,其结合具有饱和性。在能与 CBG 结合的类固醇激素中,以皮质醇与 CBG 的亲和力最高,但只有游离的糖皮质激素才具有生物活性。若血液中皮质醇超出 CBG 的结合容量,就转而与血浆中的白蛋白结合。醛固酮的日分泌量仅约 100 μg,血浆浓度在 0.06 μg/L(0.17 nmol/L) 以下。醛固酮与 CBG 的结合能力很弱,主要与血浆白蛋白结合。血液中结合型醛固酮约占 60%,其余约 40% 以游离状态存在。

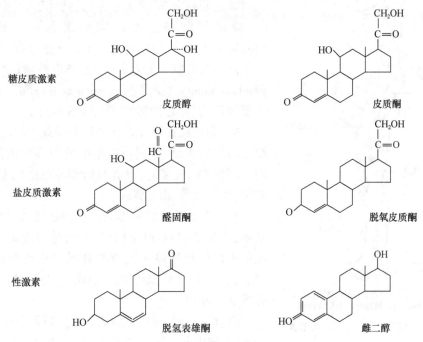

图 9-6 几种主要皮质激素的化学结构

血液中皮质激素的半衰期不同,皮质醇半衰期为 60~90 min,醛固酮为 15~20 min。其降解代谢主要在肝中进行。皮质激素代谢产物 90% 以上经尿液途径排泄,其次是粪便途径,仅微量经汗液和唾液排出。代谢物的排泄以水溶性较大的葡萄糖醛酸苷形式为主,其次是硫酸酯形式。

动物实验发现,摘除双侧肾上腺后,动物很快就会衰竭死亡,若能及时补充皮质激素则能维持生命,说明肾上腺皮质分泌的激素是维持生命所必需的。

(二) 糖皮质激素

糖皮质激素是亲脂性激素,主要经细胞质内的高亲和力糖皮质激素受体(glucocorticoid

receptor,GR)介导而发挥作用。由于人体内大多数组织都存在糖皮质激素受体,因此 GC 的作用非常广泛且复杂,在物质代谢、免疫反应、应激反应及机体功能的全面调节方面都极其重要。

1. 糖皮质激素的生理作用

(1) 对物质代谢的影响

1) 糖代谢:GC 是调节糖代谢的重要激素之一,因能显著升高血糖而得名。GC 具有抗胰岛素样的作用,抑制周围组织对葡萄糖的摄取和利用,但心脏和脑组织除外,这保证了应激情况下心脏、脑组织对葡萄糖的需要。因此糖皮质激素过多时血糖升高,甚至出现糖尿。此外,GC 还促进糖异生和糖原的合成。

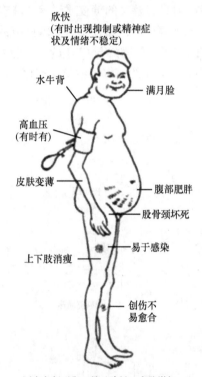

图 9-7　皮质醇增多症患者的典型体征

2) 脂肪代谢:GC 促进脂肪的水解、增强脂肪酸在肝内的氧化过程,有利于糖异生。GC 对脂肪代谢也有慢而持久的影响,其中最明显的是长期应用超生理剂量的 GC 后出现人体脂肪的重新分布,表现为四肢脂肪相对缺乏而颈项部、锁骨上区的脂肪沉积特别突出,躯干、前纵隔和肠系膜的脂肪沉积也增多。库欣(Cushing)综合征的患者由于 GC 分泌过多,导致脂肪组织由四肢向躯干的重新分配,产生特殊的“水牛背”(buffalo hump)、“满月脸”(moon facies)和四肢消瘦为主要特征的“向心性肥胖”体征(图 9-7)。

3) 蛋白质代谢:GC 促进肝外组织,特别是肌肉组织蛋白质的水解,以提供氨基酸给肝作为糖异生的原料。因此 GC 过多时,患者肌肉和淋巴组织萎缩、骨质疏松、皮肤菲薄、出现紫纹。

(2) 对血液系统的影响:GC 通过增强骨髓的造血功能,增加红细胞、血小板数目,通过促进附着在血管壁的中性粒细胞进入血液循环增加中性粒细胞的数目。当 GC 增多时,患者红细胞增多,加上皮肤菲薄,常有多血质外貌。

GC 通过抑制淋巴细胞的有丝分裂和促进淋巴细胞的凋亡,减少淋巴细胞的数目;GC 通过增加肺和脾对嗜酸粒细胞的潴留,减少血液中嗜酸粒细胞的数目。GC 还减少血液中嗜碱粒细胞的数目。

(3) 允许作用:一些激素只有在少量 GC 存在的条件下才产生某些作用,而 GC 本身并不具有这些作用,称 GC 的这一效应为允许作用。胰高血糖素和儿茶酚胺类激素只有 GC 存在时才能够影响能量代谢。GC 还加强儿茶酚胺类激素促脂肪水解、舒张支气管和收缩血管等作用。

(4) 对循环系统的影响:GC 对循环系统的影响包括:①减少前列腺素的合成,降低毛细血管的通透性,维持循环血量;②对儿茶酚胺类激素发挥允许作用,增加血管平滑肌细胞肾上腺素能受体的数量,提高受体与儿茶酚胺类激素的亲和力,增强心肌收缩力和血管紧张度,维持正常血压的稳定。

(5) 对胃肠道的影响:GC 可促进胃腺分泌盐酸和胃蛋白酶原,也可增高胃腺细胞对迷走神经与促胃液素的反应性,因此,长期大量使用 GC 易诱发或加重消化性溃疡。

(6) 对水盐代谢的作用:GC 有较弱的盐皮质激素活性,其影响水盐代谢的强度约为醛固酮的 1/3,具有一定的保钠、排钾作用。GC 可抑制抗利尿激素的分泌,同时增加肾小球的滤过率,以利于水的排出。肾上腺功能低下时,抗利尿激素分泌增加,肾小球的滤过率降低,水排泄发生障碍,甚至可以发生水中毒。另外,大量服用 GC 可减少小肠黏膜吸收钙,还能抑制肾近端小管对钙、磷的重吸收,增加其排泄量。

(7) 参与应激反应:机体在受到伤害性刺激后,血液中的 ACTH 和 GC 迅速增高,这种非特异性的全身反应被称为应激(stress),切除肾上腺皮质而保留髓质的动物,极易因受到伤害性刺激而死亡。因此,肾上腺皮质激素又被称为"保命激素"(life-surving hormone)。在应激反应中,其他激素如阿片肽、加压素、生长激素、催乳素等的分泌也增加,因此应激是有害刺激引起的机体一系列非特异性反应。

应激反应中,机体分泌的 GC 通过减少缓激肽、前列腺素和蛋白水解酶等有害介质的产生,同时维持血糖水平的稳定以供脑和心脏对糖的利用,以及增加心肌收缩力、升高血压等多方面作用来增加机体的适应力和抵抗力。

(8) 其他作用:GC 的作用广泛而复杂,除了以上阐述的主要作用外,还影响神经系统、细胞发育、骨形成等。此外,GC 能促进胃酸和胃蛋白酶的分泌,大剂量使用 GC 或长时间应激可能诱发胃溃疡。GC 能通过抑制细胞由血管内向血管外移动的局部炎症反应,减轻对组织的损伤和炎症局部的渗出,抑制浆细胞抗体的生成,而具有抗炎、抗过敏作用。

2. 糖皮质激素分泌的调节 皮质醇的分泌可分为"基础分泌"与应激状态下的"增量分泌"(应激分泌)两种情况。基础分泌是指机体日常活动时的一般性皮质醇分泌,而应激分泌是机体根据应激的需要而增加的皮质醇分泌。两者均受下丘脑-垂体-肾上腺轴的调控。

(1) CRH 和 ACTH 的调节:下丘脑-垂体-肾上腺轴(HPA 轴)轴的主要生理功能是调节机体对各种应激的反应。中枢神经的 CRH 分泌细胞主要分布于室旁核和杏仁核,合成和释放的 CRH 经垂体-门脉系统作用于垂体的 ACTH 细胞,刺激 ACTH 分泌,进而刺激肾上腺皮质 GC 的合成和分泌,以及刺激束状带与网状带细胞的增生。

ACTH 为垂体前叶分泌的 39 肽,作用广泛,正常情况下垂体中储存的 ACTH 很少,它在血浆中的浓度为 1~50 ng/L,半衰期约为 10 min。肾上腺皮质存在与腺苷酸环化酶偶联的 ACTH 受体,与 ACTH 结合后,激活腺苷酸环化酶,细胞内 cAMP 浓度升高,产生相应的生物效应。ACTH 不但刺激 GC 的分泌,大剂量的 ACTH 也促进醛固酮的分泌。

(2) GC 的反馈调节:GC 可通过长反馈作用于下丘脑和垂体,抑制下丘脑 CRH 和垂体 ACTH 的分泌,以维持肾上腺 GC 分泌的平衡。腺垂体分泌的 ACTH 也可通过短反馈抑制下丘脑 CRH 的分泌。另外,CRH 还可以通过超短反馈对 CRH 本身的分泌产生负反馈作用(图 9-8)。

当长期大量应用外源性 GC 时,通过长反馈抑制 ACTH 的合成分泌,患者往往出现肾上腺皮质萎缩,故在停药时应逐渐减量,使肾上腺皮质逐渐恢复功能,或用药期间间断给予 ACTH,防止肾上腺皮质萎缩。

(3) 糖皮质激素分泌的昼夜节律:受下丘脑视交叉上核生物钟的控制,下丘脑 CRH 呈昼夜节律性释放,垂体 ACTH 和肾上腺 GC 的分泌也呈现相应的节律性。晨醒前血液中 GC 的浓度最高,午夜时血液中 GC 的浓度最低。ACTH 的昼夜节律性分泌不受 GC 的反馈调节,在肾上腺功能低下和切除肾上腺的大鼠,ACTH 的分泌节律依然存在。ACTH 和皮质醇的昼夜节律性分泌来源于下丘脑的 CRH 周期性分泌,后者主要与生物钟和黑暗-光照(睡眠-觉醒)的周期性变化有关(图9-9)。

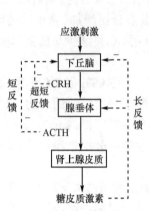

图 9-8　下丘脑-垂体-肾上腺轴

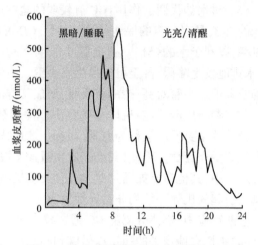

图 9-9　糖皮质激素分泌的昼夜节律调节

(三) 盐皮质激素

1. 盐皮质激素的生理作用　醛固酮是人体内最主要的盐皮质激素,主要作用于肾远曲小管和肾皮质集合管,增加钠的重吸收和促进钾的排泄,即"保钠、保水、排钾",从而调节机体的水盐代谢。醛固酮的作用是通过与远曲小管和集合管上的盐皮质激素受体结合,促进肾小管上皮细胞管腔面细胞膜钠离子通道的表达和基底外侧膜 Na^+,K^+-ATP 酶的表达,使钠和水的重吸收增多,钾重吸收减少。醛固酮作用的靶器官包括肾、唾液腺、汗腺和胃肠道的外分泌腺等。

2. 盐皮质激素功能的调节　醛固酮的分泌主要受肾素-血管紧张素-醛固酮系统和血 Na^+、血 K^+ 浓度的调节。

(1) 肾素-血管紧张素-醛固酮系统:肾素-血管紧张素-醛固酮系统(renin-angiotensin-aldosterone system)是醛固酮合成调控的最重要因素。肾素是由肾近球细胞分泌的一种蛋白酶,能催化血管紧张素原水解,形成血管紧张素 I (angiotensin I, Ang I),后者在血管紧张素转换酶(angiotensin convertinge-nzyme,ACE)的作用下,形成血管紧张素Ⅱ(Ang Ⅱ)和血管紧张素Ⅲ(Ang Ⅲ),血管紧张素Ⅱ和血管紧张素Ⅲ可促进肾上腺皮质球状带细胞合成和分泌醛固酮。

当血容量降低、肾动脉压下降、交感神经兴奋、致密斑的钠负荷减少及前列腺素增加时均可刺激肾近球细胞,使肾素分泌增加,而血管紧张素Ⅱ通过短环负反馈直接抑制肾素分泌;醛固酮则通过增加水、钠重吸收,增加血容量,间接抑制肾素的分泌。心房钠尿肽通过抑制肾素的分泌抑制血管紧张素的转化。

(2) 血钠和血钾:血钠降低和血钾升高都促进醛固酮的分泌,但肾上腺皮质对血钾更为敏感,因此 K^+ 是调控醛固酮合成的另一重要因素。K^+ 可直接作用于球状带,增加醛固酮合成,醛固酮也可通过刺激肾排泄 K^+ 来调节血钾浓度。而 Na^+ 主要是通过调节肾小球旁器细胞合成肾素来影响醛固酮的合成。

此外,ACTH 可刺激醛固酮分泌,但作用短暂。心房钠尿肽可直接抑制醛固酮的分泌。

(四) 肾上腺雄激素

肾上腺雄激素由肾上腺皮质束状带和网状带合成分泌,量极少,主要包括脱氢表雄酮和雄烯二酮。肾上腺皮质可终生合成雄激素,而性腺仅能在发育后才具有内分泌功能。肾上腺雄激素生物学活性很弱,主要在外周组织转化为活性更强的形式而发挥生物学效应。肾上腺雄激素对于性腺功能正常的男性,其作用甚微,即使分泌过多也不表现出临床体征,但对男童能引起性早熟性阴茎增大和第二性征过早出现。对于女性,肾上腺雄激素是体内雄激素主要来源,其作用始终存在,可促进女性腋毛和阴毛生长,维持性欲和性行为。肾上腺皮质雄激素分泌过多(如库欣综合征)的女性患者可出现痤疮、多毛和一些男性化变化。

二、肾上腺髓质激素

肾上腺髓质细胞又称嗜铬细胞,分泌儿茶酚胺(catecholamine)类激素,以肾上腺素(epinephrine)、去甲肾上腺素(norepinephrine,NE)为主,另外还有少量的多巴胺(dopamine,DA)。血液中的肾上腺素主要来自肾上腺髓质,而去甲肾上腺素可以来自肾上腺髓质和肾上腺素能神经纤维末梢。

人体内主要有两种途径使儿茶酚胺迅速灭活:①被交感神经末梢再摄取;②通过单胺氧化酶(monoamine oxidase,MAO)与儿茶酚-O-甲基转移酶(catechol-O-methyltransferase,COMT)的作用转化为香草扁桃酸(vanillylmandelic acid,VMA),并由肾排泄。

(一)肾上腺髓质激素的生理作用

儿茶酚胺类激素能影响体内几乎所有组织的多种功能。在绝大多数情况下,儿茶酚胺与其他内分泌腺和神经系统共同调节机体的多种生理过程。

肾上腺素能受体有 α 和 β 两型受体,α 受体通过磷脂酰肌醇系统发挥作用,β 受体通过cAMP 发挥作用。α 受体存在于血管平滑肌,介导缩血管作用;β 受体可分为 $β_1$、$β_2$ 两个亚型,$β_1$ 受体存在于心肌,介导对心肌的正性变力和正性变时作用,$β_2$ 受体存在于气管和血管平滑肌,介导对气管和血管平滑肌的舒张作用。去甲肾上腺素对 α 受体的作用强于 $β_1$ 受体,而对 $β_2$ 受体的作用很小;肾上腺素对 α、$β_1$、$β_2$ 受体都有较强的亲和力。

1. 对代谢的影响 去甲肾上腺素和肾上腺素均可以促进肝糖原分解、脂肪分解和氧化,还可以使能量代谢增强。GC 对儿茶酚胺的代谢作用具有允许作用。

2. 对心血管的影响 去甲肾上腺素对心脏的直接作用是兴奋 $β_1$ 受体,加快心率,增加心肌收缩力和加速兴奋传导,最终使心输出量增加。通过 α 受体使血管收缩而增加静脉血回流,也加强心房肌收缩,但儿茶酚胺导致的心脏兴奋也增加了心肌的耗氧量。在整体动物,去甲肾上腺素引起的血压升高可使颈动脉压力感受器兴奋,通过压力反射的调节作用导致心率减慢,并超过去甲肾上腺素其本身的正性变时效应,结果心输出量减少。另外,肾上腺素通过 $β_2$ 受体扩张骨骼肌和肝的血管,此扩张血管作用超过了肾上腺素对其他部位的缩血管作用,因此总的外周阻力下降。

3. 参与应急反应 肾上腺髓质与交感神经系统组成交感-肾上腺髓质系统,所以,髓质激素的作用与交感神经紧密联系,难以分开。美国生理学家 Cannon 最早全面研究了交感-肾上腺髓质系统的作用,并提出了应急学说(emergency reaction hypothesis),他认为机体遭遇特殊情况时,包括畏惧、愤怒、剧痛、失血、脱水、乏氧、低血糖、低血压、暴冷暴热及剧烈运动等,这一系统将立即被调动起来,儿茶酚胺(去肾上腺素、肾上腺素)的分泌量大大增加。儿茶酚胺作用于中枢神经系统,提高其兴奋性,使机体处于警觉状态,反应灵敏;呼吸加强加快,肺通气量增加;心跳加快,心缩力增强,心输出量增加。血压升高,血液循环加快,内脏血管收缩,骨骼肌血管舒张,同时血流量增多,全身血液重新分配,以利于应急时重要器官得到更多的血液供应;肝糖原分解增加,血糖升高,脂肪分解加强,血中游离脂肪酸增多,葡萄糖与脂肪酸氧化过程增强,以适应在应急情况下对能量的需要。总之,上述一切变化都是在紧急情况下,通过交感-肾上腺髓质系统发生的适应性反应,称为应急反应。实际上,引起应急反应的各种刺激,也是引起应激反应的刺激,当机体受到应激刺激时,同时引起应急反应与应激反应,两者相辅相成,共同维持机体的适应能力。

(二) 肾上腺髓质激素分泌的调节

1. 神经调节　肾上腺髓质受交感神经胆碱能节前纤维支配,交感神经兴奋时,节前纤维末梢释放乙酰胆碱,作用于髓质嗜铬细胞上的 N 型受体,引起肾上腺素与去甲肾上腺素的释放。若交感神经兴奋时间较长,则合成儿茶酚胺所需要的酪氨酸羟化酶、多巴胺 β-羟化酶及苯乙醇胺-N-甲基转移酶(phenylethanolamine-N-methyl-transferase,PNMT)的活性均增强,从而促进儿茶酚胺的合成。

2. ACTH 和 GC 的作用　动物摘除垂体后,髓质中酪氨酸羟化酶、多巴胺 β-羟化酶与 PNMT 的活性降低,而补充 ACTH 则能使这 3 种酶的活性恢复,如给予糖皮质激素可使多巴胺 β-羟化酶与 PNMT 活性恢复,而对酪氨酸羟化酶未见明显影响,提示 ACTH 可间接通过糖皮质激素或者直接作用于肾上腺髓质促进儿茶酚胺的合成与分泌。

3. 自身调节　去甲肾上腺素或多巴胺在髓质细胞内的量增加到一定水平时,可负反馈抑制酪氨酸羟化酶的活性;同样,肾上腺素合成增多时,也可通过负反馈抑制 PNMT 的活性。当肾上腺素与去甲肾上腺素从细胞内释放入血液后,胞质内含量减少,解除了上述的负反馈抑制,儿茶酚胺的合成随即增加(图 9-10)。

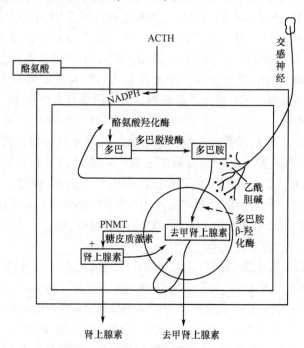

图 9-10　肾上腺髓质激素分泌的调节示意图

第六节 胰腺的内分泌功能

胰腺是人体重要的消化腺,可根据细胞组成及其功能的不同分为外分泌腺和内分泌腺两部分。外分泌腺占据胰腺的大部,分泌胰液,内含消化酶,如胰蛋白酶原、胰淀粉酶和胰脂肪酶,还有电解质等。胰液通过胰管排入十二指肠,消化食物。内分泌腺由多种内分泌细胞组成,这些细胞按其形态及所分泌的激素主要分为 A(α)细胞、B(β)细胞、D(δ)细胞及 PP 细胞,它们分别产生胰高血糖素(glucagon)、胰岛素(insulin)、生长抑素(somatostatin,SS)和胰多肽(pancreatic polypeptide,PP)。

一、胰 岛 素

(一) 胰岛素的结构和作用机制

1. 胰岛素的结构　胰岛素是由胰岛 B 细胞分泌的由 51 个氨基酸组成的小分子蛋白质,分子质量约为 5.8 kDa。胰岛素由 A 和 B 两条多肽链组成,A 链有 21 个氨基酸,B 链有 30 个氨基酸,两链之间以两个二硫键连接(图 9-11)。胰岛素的合成与其他蛋白质的合成过程相似。B 细胞首先在内质网合成前胰岛素原(preproinsulin),然后除去前面由 24 个氨基酸组成的信号肽成为胰岛素原(proinsulin)。在高尔基体内,胰岛素原被进一步加工,经酶水解成为胰岛素及 C 肽。胰岛 B 细胞分泌胰岛素时,C 肽与之一起释放。C 肽无胰岛素活性,但临床或科研上通过测定血中 C 肽的含量,可间接反映 B 细胞的分泌功能。

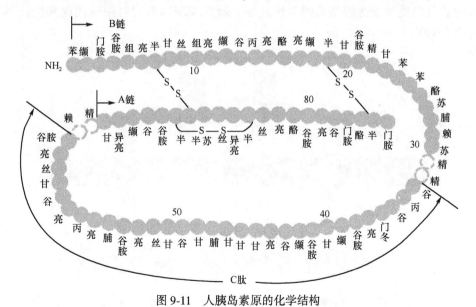

图 9-11　人胰岛素原的化学结构

胰岛素的分泌率为 1~2 mg/d,在血浆中半衰期为 5 min。胰岛素主要在肝中灭活,少量在肌肉和肾中灭活。现已能够人工合成具有高度生物活性的胰岛素。

2. 胰岛素受体及作用机制　目前已基本阐明,胰岛素对靶细胞的作用是通过细胞膜上的胰岛素受体(insulin receptor,IR)实现的,胰岛素受体是一种受体型酪氨酸激酶(receptor tyrosine kinase），本身具有酪氨酸蛋白激酶活性，胰岛素与受体结合可激活该酶，使受体内的酪氨酸残基发生磷酸化，这对跨膜信息传递、调节细胞的功能起着十分重要的作用。人体内几乎所有细胞膜上都有胰岛素受体，但是不同细胞 IR 的数量差异显著，因此对胰岛素的敏感性也各不相同。红细胞中 IR 仅有 40 个左右，因此对胰岛素的敏感性极差。而肝和脂肪细胞膜中 IR 的分布则超过 $2×10^5$ 个，故而对胰岛素的敏感性极高。IR 是由两个 α 亚单位和两个 β 亚单位构成的四聚体，α 亚单位由 719 个氨基酸组成，完全裸露在细胞膜外，是受体结合胰岛素的主要部位。两个 α 亚单位之间、α 与 β 亚单位之间靠二硫键结合（图 9-12）。β 亚单位由 620 个氨基酸残基组成，分为 3 个结构域：N 端 194 个氨基酸残基伸出膜外；中间是含有 23 个氨基酸残基的跨膜构域；C 端伸向膜内侧为蛋白激酶结构域。研究发现，去除 α 亚单位可使 β 亚单位处于持续激活状态，说明 α 亚单位对 β 亚单位酪氨酸激酶有抑制作用。

　　胰岛素受体介导的细胞内信号转导机制相当复杂。目前研究发现，在胰岛素敏感组织细胞的胞质中存在几种胰岛素受体底物（insulin receptor substrate，IRS），是转导胰岛素生物作用的共同信号蛋白。目前已发现人体细胞内含有多种 IRS，IRS-1 主要分布于肌肉，IRS-2 主要表达于脂肪和胰岛的 B 细胞，IRS-3 存在于脑和脂肪组织，IRS-4 存在于垂体和脑组织。胰岛素与其受体结合后，β 亚单位的酪氨酸蛋白激酶被激活，使 β 亚单位活化并与 IRS-1 结合，引起 IRS 的多个酪氨酸残基磷酸化。IRS 的磷酸化成为多种蛋白激酶、蛋白磷酸酶的锚定部位和激活部位，以及连接蛋白、磷脂酶和离子通道的易化因子，从而中介下游出现系列反应。IRS 通过生成的 IP_3 促进葡糖转运蛋白（glucose transporter，GLUT）合成并从胞质转位到细胞膜，增强葡萄糖摄取；同时糖、脂肪和蛋白合成酶系活化，加强糖原、脂肪和蛋白质的合成；多种胰岛素活化的转录蛋白调控相关酶的活性和基因转录，可改变物质代谢的方向、功能蛋白质的表达和细胞的生长发育。最终实现胰岛素对细胞代谢和生长等调节效应（图 9-12）。

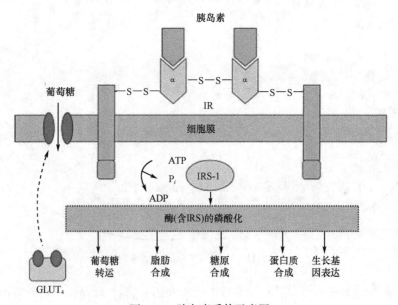

图 9-12　胰岛素受体示意图

　　胰岛素受体介导的信号转导中的某些环节障碍即可引起胰岛素抵抗，目前研究认为，胰岛素抵抗是导致糖尿病、高血脂等疾病发生发展的最根本原因。

（二）胰岛素的生物学作用

胰岛素是促进合成代谢、维持血糖浓度稳定的主要激素。

1. 对糖代谢的调节 胰岛素促进细胞对葡萄糖的摄取和利用，促进肝和肌肉糖原的合成及储存，促进葡萄糖转化为脂肪酸储存于脂肪中，从而增加血糖的去路；抑制糖异生，减少糖的来源。因此，胰岛素能使血糖水平下降。胰岛素是体内唯一降低血糖浓度的激素，一旦某种原因引起胰岛素缺乏，由于没有代偿机制，血糖浓度将升高，超过肾糖阈时尿中将出现糖，引起糖尿病。

2. 对蛋白质代谢的调节 胰岛素促进蛋白质合成过程，其作用可在蛋白质合成的各个环节上：①促进氨基酸通过膜的转运进入细胞，为蛋白质的合成提供原料；②使基因的复制和转录过程加快，增加 DNA 和 RNA 的生成；③作用于核糖体，加速翻译过程，促进蛋白质合成；另外，胰岛素还可抑制蛋白质的分解和肝糖异生。

3. 对脂肪代谢的调节 胰岛素促进肝细胞利用葡萄糖合成脂肪酸并将其转运到脂肪细胞储存。另外胰岛素可通过抑制脂肪细胞脂肪酶的活性减少脂肪的分解。此外，胰岛素可促进机体大多数组织对葡萄糖的利用，而减少对脂肪的利用。因此，胰岛素促进脂肪合成，抑制脂肪分解。胰岛素缺乏时，出现脂肪代谢紊乱，脂肪分解增强，血脂升高，并加速脂肪酸在肝内的氧化，产生大量的乙酰辅酶 A，过量的乙酰辅酶 A 不能进入三羧酸循环，转而生成大量酮体，导致酮血症和酸中毒。

4. 对生长的作用 由于胰岛素能增强蛋白质的合成过程，因此，它对机体的生长也有促进作用，但胰岛素单独作用时对生长的促进作用并不很强，只有与 GH 共同作用时，才能发挥明显的效应。

5. 对电解质代谢的作用 胰岛素可促进 K^+、Mg^{2+} 及磷酸盐进入细胞，参与细胞物质代谢活动。

（三）胰岛素分泌的调节

调控胰岛素分泌的主要生理因素是血糖浓度的变化。许多其他因素，如代谢性、内分泌性、神经性因素及药物都可影响胰岛素的分泌。

1. 血糖的作用 血糖水平是胰岛素分泌调节中最重要的因素。空腹时，血糖浓度较低（正常为 4.4~5 mmol/L），胰岛素分泌维持在基础水平。进食后，血糖浓度升高，胰岛素分泌明显增加，以加强细胞对葡萄糖摄取和利用，从而降低血糖浓度。B 细胞对细胞外葡萄糖浓度在狭窄的生理范围变化非常敏感。血糖持续升高，致使胰岛素分泌增多，可大致分为两个峰（图 9-13）。首先在细胞外葡萄糖升高后 5 min 内，胰岛素释放迅速增加，可达基础水平的 10 倍以上，其主要来源为邻近 B 细胞膜内侧的成熟分泌颗粒（囊泡）内的胰岛素。由于该类分泌颗粒数量有限，故持续 5~10 min 后便下降 50%。若血糖维持在高水平，胰岛素分泌随即出现第二次高峰，并持续较长时间。此高峰是在葡萄糖的作用下，B 细胞动员新合成的及远离细胞膜的胰岛素分泌颗粒，转运至近细胞膜内侧并释放到细胞外。此外，长期的高血糖还可刺激 B 细胞的增生。

葡萄糖刺激 B 细胞分泌胰岛素的机制，目前认为是 ATP 介导的。细胞外葡萄糖进入 B 细胞内，经酵解及氧化磷酸化而生成 ATP，ATP 能特异性抑制细胞膜上的 ATP 敏感钾通道，导致细胞膜去极化，进而激活电压依赖的钙离子通道，钙离子内流增多，介导胰岛素分泌颗

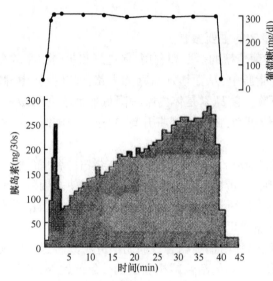

图 9-13 高血糖对胰岛素分泌的影响

高血糖钳制试验(离体)引起胰岛素分泌的时相特征

粒同细胞膜融合,从而分泌激素至细胞外。

2. 氨基酸和脂肪酸的作用 血液中氨基酸浓度过高可刺激胰岛素的分泌。氨基酸刺激胰岛素的分泌与葡萄糖的刺激有协同作用。在血糖浓度较低时,血中氨基酸浓度增加,只能对胰岛素的分泌产生轻微的刺激作用,但如果血糖同时升高,氨基酸的刺激作用大大增强。血中游离脂肪酸和酮体大量增加时也可促进胰岛素的分泌。

3. 激素的作用 许多激素、神经递质和调节肽等都可影响胰岛素的释放。促进胰岛素分泌的物质包括胃肠激素中的促胃液素、促胰液素、缩胆囊素、血管活性肠肽、胰高血糖素样肽 1(glucagon-like peptide-1)和抑胃肽等。这些物质的刺激作用有赖于细胞外葡萄糖的存在。对胰岛素分泌起抑制作用的物质有肾上腺素、去甲肾上腺素、生长抑素、胰抑素等。

生长激素、糖皮质激素、甲状腺激素和胰高血糖素等通过升高血糖浓度间接刺激胰岛素的分泌,因此长期大剂量应用这些激素,有可能引起 B 细胞衰竭而导致糖尿病。胰高血糖素也能直接刺激胰岛素的分泌。

4. 神经调节 胰岛有丰富的自主神经支配,对促进胰岛素的释放也具有非常重要的作用。迷走神经兴奋后,其神经末梢释放的乙酰胆碱作用于胰岛 B 细胞膜上的 M 型胆碱能受体,直接刺激胰岛素的释放;迷走神经兴奋还可通过刺激胃肠激素的释放,间接调节胰岛素的分泌。交感神经兴奋时,去甲肾上腺素释放,作用于 B 细胞上的 α_2 肾上腺素能受体,抑制胰岛素的分泌;也可以作用于 β_2 受体促进胰岛素的分泌(α_2 受体被阻断时),并且以前者为主。

二、胰高血糖素

胰高血糖素(glucagon)是由胰岛 A 细胞分泌,由 29 个氨基酸构成的直链多肽,相对分子质量为 3485,其靶细胞主要为肝细胞。胰高血糖素在血清中的浓度为 50~100 ng/L,半衰期为 5~10 min,主要在肝内降解失活。

(一) 胰高血糖素的主要作用

胰高血糖素具有很强的促糖原分解和糖异生的作用,使血糖明显升高,与胰岛素的作用相反。胰高血糖素通过 cAMP-PKA 系统,激活肝细胞糖原磷酸化酶和糖异生有关的酶,加速糖原分解,促进糖异生。胰高血糖素还可激活脂肪酶,促进脂肪分解,同时又能加强脂肪酸氧化,使酮体生成增多。

在胰岛内,胰高血糖素可通过旁分泌及内分泌方式促进胰岛素和生长抑素的分泌,而胰岛素和生长抑素又可抑制胰高血糖素的分泌。

(二) 胰高血糖素分泌的调节

1. 血糖和氨基酸的作用　血糖浓度是调节胰高血糖素分泌最重要的因素。葡萄糖抑制胰高血糖素的基础分泌,并抑制由氨基酸刺激引起的胰高血糖素分泌;相反,低血糖可使血浆胰高血糖素水平迅速升高。当血液中氨基酸增加,一方面促进胰岛素的释放,可使血糖降低;另一方面刺激胰高血糖素的释放,可防止血糖下降而导致低血糖。

2. 激素的调节　GH、糖皮质激素等可间接影响胰高血糖素的分泌,SS、抑胃肽(GIP)等胃肠胰激素能直接影响胰高血糖素的分泌。肾上腺素、NE 及 DA 等儿茶酚胺类激素对胰岛 α 细胞有很强的刺激作用,可促进胰高血糖素的分泌。体育锻炼、应激状态如休克、感染、精神紧张等均可使胰高血糖素分泌增多。

3. 神经调节　自主神经对胰岛 A 细胞亦有调节作用,中枢神经系统能通过副交感神经作用于 A 细胞,通过其细胞膜上的 M 受体抑制胰高血糖素的分泌。交感神经兴奋时,则可通过 β 受体促进胰高血糖素的分泌。

(邱　阳)

第七节　其他腺体及组织分泌的激素

体内其他一些器官或组织也具有内分泌功能,如胃肠道分泌胃肠激素及肾分泌促红细胞生成素等。本节只概括介绍体内其他器官(详见第一篇第三章第一节)及组织分泌的几种激素。

一、褪黑素

褪黑素(melatonin,MT)是松果体合成和分泌的主要激素,属于吲哚类化合物。松果体为一灰红色椭圆形腺体,位于上丘脑的后上方,以柄附于第三脑室顶的后部。在高等脊椎动物和人类,松果体(pineal body)具有内分泌功能。褪黑素在体内含量极小,以皮克水平存在。褪黑素的结构为 5-甲氧-N-乙酰色胺,是色氨酸的衍生物。此外松果体还能合成和分泌多肽类激素(如 8-精缩宫素)。

(一) 褪黑素的生物学作用

研究发现,中枢神经系统内存在褪黑素受体,表明褪黑素对中枢神经系统的影响非常广泛,具有镇静、镇痛、抗惊厥和抗抑郁等作用;褪黑素对下丘脑-垂体-靶腺轴也具有调节作用,尤其对性腺轴,可抑制下丘脑促性腺激素释放激素的分泌,进而抑制性腺的活动。松果体病变引起功能低下时,可出现性早熟或生殖器官过度发育。褪黑素作为一种内源性因子还可直接作用于下丘脑的视交叉上核的褪黑素受体,调节生物节律。许多研究还表明,褪黑素对动物和人均有促进睡眠作用,此外,褪黑素也具有清除自由基、增强机体免疫等多项生理功能。

(二) 褪黑素分泌的调节

褪黑素的分泌具有明显的昼夜节律变化,白天分泌较少,夜间分泌增加。调节褪黑素分泌的重要外部因素是光照。视交叉上核是控制褪黑素昼夜节律分泌的中枢。颈上交感神经节节后纤维释放的去甲肾上腺素是促进褪黑素合成和分泌的重要因素。在黑暗环境下,视交叉上核发出冲动传至颈上交感神经节,其节后纤维末梢释放的去甲肾上腺素与松果体细胞膜上的β-肾上腺素能受体结合后,激活腺苷酸环化酶,通过 cAMP-PKA 信号转导途径,增强褪黑素合成酶系的活性,从而使褪黑素的合成和分泌增加;而在光刺激下,视网膜的传入冲动可抑制交感神经的活动,使褪黑素合成减少。

二、前 列 腺 素

前列腺素(prostaglandin,PG)是一簇广泛存在于动物和人体内的重要激素,具有极高的生物活性,因其最先在精液中发现,误认为由前列腺分泌而得名。

前列腺素是由一个五碳环和两条侧链构成的二十碳不饱和脂肪酸,根据其分子结构的不同,可将前列腺素分为 A、B、D、E、F、H、I 等类型,每一类型又可分成多种亚型。前列腺素是由环加氧酶催化花生四烯酸转化而成,体内多种组织均可合成。各组织合成的前列腺素,除 PGA_2 和 PGI_2 可入血经血液循环产生作用外,其余大部分前列腺素不进入血液,所以血液中前列腺素浓度很低。前列腺素在局部产生和释放,并多数在局部发挥调节作用,属于局部激素。前列腺素在体内代谢极快,在血浆中的半衰期为 $1\sim2$ min。

前列腺素的作用极为广泛而复杂,几乎对机体各个系统的功能均有影响。各类型的前列腺素通过作用于不同的前列腺素受体而发挥不同的生物学作用,且常表现为相互拮抗作用。例如,PGA_2、PGD_2 和 PGB 等能产生收缩血管作用,而 PGA_1 和 PGE_2 具有舒张血管作用。血管内膜产生的前列环素(PGI_2)有抑制血小板聚集和扩张血管作用,而在血小板血栓烷合成酶作用下产生的血栓烷 A_2(TXA_2)具有促进血小板聚集和收缩血管作用;PGE_2 可使支气管平滑肌舒张,降低通气阻力,而 $PGF_{2\alpha}$ 却使支气管平滑肌收缩。此外,前列腺素对体温、消化系统、神经系统、内分泌及生殖系统的功能均有调节作用。

三、瘦 素

瘦素(leptin,LP)是由肥胖基因表达的蛋白质,主要由白色脂肪组织合成和分泌。人类血液中的瘦素由 146 个氨基酸残基构成,其相对分子质量为 16 000,其他组织器官也可少量合成分泌瘦素。瘦素主要在肾中降解后从尿中排出。

瘦素与其他激素一样,需要与特异的受体结合才能发挥其生物学作用。瘦素受体在中枢和外周的多个部位均有表达,瘦素通过与多种组织或多种形式的瘦素受体结合后,作用于中枢和外周的多个位点,对机体的能量代谢、生长发育和生殖等功能均产生影响,并与心血管系统疾病关系密切。

(一) 瘦素的生物学作用

瘦素的主要作用是调节体内脂肪的储存量并维持能量平衡。瘦素可抑制脂肪的合成,降低体内脂肪的储存量,并加强储存脂肪的动员,转变成热量释放,以避免肥胖发生。瘦素也作用于下丘脑弓状核,抑制摄食。当外周脂肪增多或进食时,血浆中瘦素含量升高,引起食欲下降,机体能量消耗增加,体重减轻;而禁食时,血浆中瘦素水平降低。瘦素能直接或间接地影响下丘脑-腺垂体-性腺轴的功能,通过调节性腺激素的释放实现对生殖功能的调节。同时,瘦素也可直接作用于卵巢或睾丸,调节生殖器官的生长发育及性激素的释放。此外,瘦素还可作用于其他外周组织器官,影响机体多种生理功能和代谢通路。

(二) 瘦素分泌的调节

瘦素的分泌具有昼夜节律性,夜间分泌水平较高。体内脂肪储存量是影响瘦素分泌的主要因素。此外,胰岛素、性别、年龄及睡眠等多种因素均可影响瘦素的分泌。

四、胸 腺 素

胸腺素(thymosin)是由胸腺分泌的含 28 个氨基酸、具有生理活性的多肽激素。其主要作用是诱导造血干细胞发育为 T 淋巴细胞,增强细胞免疫功能和调节免疫平衡等。

胸腺(thymus)位于胸骨柄后方,胸腔上纵隔的前部,分左、右两叶,呈长扁条状。新生儿和幼儿胸腺生长很快,两岁时重可达 10~15 g,青春期胸腺发育达最高峰,重为 25~40 g。随后胸腺逐渐退化萎缩,多被结缔组织所代替。胸腺既是一个淋巴免疫器官,又兼有内分泌功能,主要分泌胸腺素。临床上常用的胸腺素是从小牛胸腺发现并提纯的有非特异性免疫效应的小分子多肽,用于治疗细胞免疫缺损性疾病。

(郑 贺)

第十章 内分泌系统疾病的病理

内分泌系统的组织或细胞发生增生、肿瘤、炎症、血液循环障碍、遗传及其他病变均可引起激素分泌增多或减少,从而导致其功能的亢进或减退,使相应靶组织或器官增生、肥大或萎缩等相应的病理变化。本章主要介绍部分常见病、多发病。

第一节 垂 体 疾 病

一、下丘脑及垂体后叶疾病

下丘脑-垂体后叶轴的功能性或器质性病变,均可引起其内分泌功能异常而出现各种综合征,如尿崩症和性早熟症等。

(一) 尿崩症

尿崩症(diabetes insipidus)是由于抗利尿激素(ADH)缺乏或减少而出现多尿、低比重尿、烦渴和多饮等临床综合征。其病因和分类:①因垂体后叶释放 ADH 不足引起,称为垂体性尿崩症;②因下丘脑-垂体后叶轴的肿瘤、外伤、感染等引起,则称为继发性尿崩症;③因肾小管对血液内正常 ADH 水平缺乏反应,则称为肾性尿崩症;④原因不明者,则称为特发性或原发性尿崩症等。其中以继发性尿崩症较为多见。

(二) 性早熟症

性早熟(precocious puberty)是因中枢神经系统疾病(如脑肿瘤、脑积水等)或遗传异常而使下丘脑-垂体过早分泌释放促性腺激素所致,表现为女孩 6~8 岁、男孩 8~10 岁前出现性发育。

二、垂体前叶功能亢进与低下

垂体前叶功能亢进(hyperpituitarism)是前叶的某一种或多种激素分泌增加。一般是由前叶功能性肿瘤引起,少数由下丘脑作用或其靶器官的反馈抑制作用消失所致,最常见的如垂体性巨人症(pituitary gigantism)及肢端肥大症(acromegaly)、高催乳素血症(hyperprolactinemia)和垂体性库欣(Cushing)综合征。

任何原因造成垂体前叶 75% 以上组织的破坏都能引起垂体功能低下,偶可因下丘脑病变引起,主要病因是肿瘤、外科手术或外伤和血液循环障碍等,使垂体前叶激素分泌减少,较常见的临床表现如希恩(Sheehan)综合征(sheehan syndrome)、西蒙综合征(Simmond syndrome)和垂体性侏儒症(pituitary dwarfism)等。

(一) 垂体性巨人症及肢端肥大症

本病多由垂体生长激素细胞腺瘤分泌过多的生长激素所致。如果在青春期以前发生,骨骺未闭合时,各组织、器官、骨骼和人体按比例的过度生长,身材异常高大(但生殖器官发育不全),称为垂体性巨人症;如果在青春期后发生,骨骺已闭合,表现为头颅骨增厚,下颌骨、眶上嵴及颧骨弓增大突出,鼻、唇、舌增厚肥大,皮肤增厚粗糙,面容特异,四肢手足宽而粗厚,手(足)指(趾)粗钝,称为肢端肥大症。

(二)高催乳素血症

高催乳素血症一部分是由于垂体催乳素细胞腺瘤分泌过多的催乳素(PRL)引起,一部分由下丘脑病变或药物所致,表现为溢乳-闭经综合征(galactorrhea-amenorrhea syndrome),女性闭经、不育和溢乳,男性性功能下降,少数也可溢乳。

(三)垂体性侏儒症

垂体性侏儒症是指因垂体前叶分泌生长激素(GH)部分或完全缺乏(常伴促性腺激素缺乏)所致儿童期生长发育障碍性疾病,表现为骨骼、躯体生长发育迟缓,体型停滞于儿童期,身材矮小,皮肤和颜面可有皱纹,常伴性器官发育障碍,但智力发育正常。

(四)Simmond 综合征

Simmond 综合征是由于炎症、肿瘤、血液循环障碍、损伤等原因使垂体前叶各种激素分泌障碍的一种综合征。其导致相应的靶器官如甲状腺、肾上腺、性腺等的萎缩,病程呈慢性经过,以出现恶病质、过早衰老及各种激素分泌低下和产生相应临床症状为特征。

(五)Sheehan 综合征

Sheehan 综合征是垂体缺血性萎缩、坏死,导致前叶各种激素分泌减少的一种综合征。多由于分娩时大出血或休克引起,典型病例于分娩后乳腺萎缩、乳汁分泌停止,相继出现生殖器官的萎缩,闭经,甲状腺、肾上腺萎缩,功能低下,进而全身萎缩和老化(aging)。

三、垂体肿瘤

垂体部位发生的肿瘤比较多,如垂体腺瘤、垂体腺癌、颅咽管瘤、脑膜瘤、胶质瘤、纤维和血管肿瘤、生殖细胞瘤、畸胎瘤、颗粒细胞瘤、脊索瘤等,其中最常见的是垂体腺瘤。

(一)垂体腺瘤

垂体腺瘤(pituitary adenoma)是垂体前叶上皮细胞发生的良性肿瘤,是鞍内最常见的肿瘤,占颅内肿瘤 10%~20%,临床上主要表现为:①功能性垂体腺瘤分泌过多的某种激素,表现为相应的功能亢进;②肿瘤浸润、破坏、压迫正常垂体组织使其激素分泌障碍,表现为功能低下;③当直径超过 1 cm 时,将使蝶鞍扩大,直径超过 2 cm 时常向鞍上、蝶窦伸展,压迫视交叉及视神经,表现为视野缺失、视力下降或失明等。

肉眼观:垂体腺瘤生长缓慢,大小不一,小者直径仅数毫米,大者可达 10 cm,直径小于 1 cm 者为小腺瘤,大于 1 cm 者为大腺瘤(图 10-1、彩图-51);功能性腺瘤一般较小,无功能性的一般较大,由于 CT 及磁共振等影像诊断技术的应用,一般都能早期诊断治疗,巨大腺瘤已十分罕见。肿瘤多数有包膜,境界清楚,约 30% 无包膜,不易与局灶性增生区别(当肿瘤侵入周围脑组织时,称为侵袭性垂体腺瘤)。肿瘤一般柔软,灰白或粉红,有时可见灶状出血、坏死、囊性变、纤维化和钙化等。

光镜下:肿瘤失去了正常组织结构,瘤细胞与正常的垂体前叶细胞相似,呈圆形或卵圆形,在同一肿瘤内大小比较均匀,有的瘤细胞可有异型性或核分裂;细胞排列成团状、条索状、片状、腺样或乳头状,其间仅有少量血管丰富的间质。

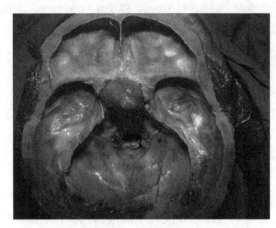

图 10-1 垂体腺瘤

肿瘤多数有包膜,表面光滑,境界清楚

分类:根据瘤细胞染色不同,过去将垂体腺瘤分为以下 3 种:①嫌色性腺瘤(chromophobic adenoma),约占垂体腺瘤的 50%(图 10-2、彩图-52);②嗜酸性细胞腺瘤(acidophilic adenoma),约占 40%;③嗜碱性细胞腺瘤(basophile adenoma);④混合细胞腺瘤(mixed cell adenoma)。又有根据垂体腺瘤有无分泌功能将其分为功能性和无功能性两大类。近年来根据内分泌激素检测、免疫组织化学(免疫组化)、电镜等技术,结合形态和功能特点分类如下。

1. 催乳素细胞腺瘤(lactotroph adenoma) 为垂体腺瘤中最多的一种,约占 30%,电镜下胞质中多为稀疏的小神经内分泌颗粒,血液中催乳素(PRL)水平增高,在女性早期能出现溢乳-闭经综合征,故发现时肿瘤较小。在男性及老年妇女,症状不明显,因而发现时肿瘤较大。免疫组化染色:PRL(+)(图 10-3、彩图-53)。

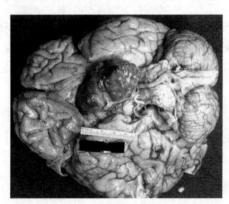

图 10-2 嫌色性细胞腺瘤

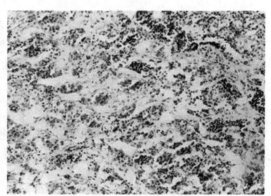

图 10-3 催乳素细胞腺瘤(ABC 法,×200)

瘤细胞多由嫌色性或略嗜酸性细胞构成,弥漫排列,
PRL 阳性,阳性物质多集中在细胞核一侧

2. 生长激素细胞腺瘤(somatotroph adenoma) 约占垂体腺瘤的 25%,由于发现常较晚,因而体积较大,在电镜下胞质中可见直径平均为 500 nm 的神经内分泌颗粒,血中 GH 水平增高,HE 切片中胞质嗜酸性,免疫组化染色:GH(+)(图 10-4、彩图-54)。临床表现为巨人症或肢端肥大症;也有的因正常垂体组织受其压迫,临床表现为垂体前叶功能低下。

3. 促肾上腺皮质激素细胞腺瘤(corticotroph adenoma) 约占垂体腺瘤的 15%,瘤细胞常呈嗜碱性。电镜下分泌颗粒多少不一,大小不等,平均直径约为 300 nm。免疫组化染色:ACTH(+)(图 10-5、彩图-55)。临床有一半患者表现 Cushing 综合征和维尔逊(Nelson)综合征。

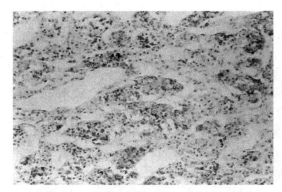

图 10-4　生长激素细胞腺瘤　GH 呈阳性

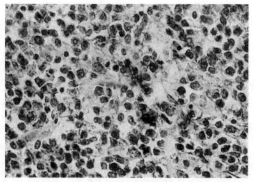

图 10-5　促肾上腺皮质激素细胞腺瘤

瘤细胞主要由嗜碱性细胞构成,呈小梁状或窦状排列,

ACTH 阳性(ABC×200)

4. 促性腺激素细胞腺瘤(gonadotroph adenoma)　占 5%~15%,光镜下多为嫌色性腺瘤,瘤细胞分泌促卵泡激素(FSH)及黄体生成素(LH),临床性激素功能障碍的症状不明显,多半由于压迫症状才引起注意。免疫组化染色:FSH(+)或 LH(+),或两者均为阳性。

5. 促甲状腺细胞腺瘤(thyrotroph adenoma)　仅占 1%。大多数患者有甲状腺功能低下,仅少数患者伴"甲状腺功能亢进"及血液中 TSH 升高。瘤细胞为嫌色性和嗜碱性。免疫组化染色:TSH(+)。

6. 多种激素细胞腺瘤(plurihormonal cell adenoma)　约占 10%,多数为 GH 细胞及 PRL 细胞混合腺瘤,光镜下细胞染色呈多样化。

7. 无功能性细胞腺瘤(nonfunctional cell adenoma)　约占 15%,光镜下为嫌色细胞瘤,免疫组化显示多数细胞激素为阴性。

(二) 垂体腺癌

垂体腺癌(pituitary carcinoma)少见,目前尚没有统一的诊断标准。一般单纯从瘤细胞形态上很难区别腺瘤和腺癌。有人认为有明显侵犯脑组织或通过脑脊液在脑内播散转移,或通过血道转移到颅外者,不论其形态如何都是恶性表现;如果核多形性明显,核分裂象显著增多,且向周围组织侵犯,甚至骨质缺损,可考虑诊断恶性。

垂体腺癌可有或无分泌激素功能。有的垂体腺癌有可能是由侵袭性腺瘤转变而来。

(三) 颅咽管瘤

颅咽管瘤(craniopharyngioma)占颅内肿瘤的 1%~6%,是胚胎期颅咽囊残留上皮发生的肿瘤,大多数肿瘤位于蝶鞍内,也可位于蝶鞍外沿颅咽管的各部位。肉眼观:肿瘤大小不一,一般直径 3~5 cm,瘤体为实性或囊性(单囊或多囊),囊内含有暗褐色液体。光镜下:瘤组织与成釉细胞瘤相似,瘤细胞排列成巢状,细胞巢的周边有 1 或 2 层柱状细胞,向内为棘细胞,中心部逐渐变成星状细胞,常有坏死、液化成囊腔,有胆固醇结晶及钙盐沉着,囊性肿瘤的囊壁由鳞状上皮构成。肿瘤如压迫垂体或下丘脑可引起垂体功能低下;压迫第三脑室可引起脑积水;压迫视神经可引起视野缺失。

第二节 甲状腺疾病

一、弥漫性非毒性甲状腺肿

弥漫性非毒性甲状腺肿(diffuse nontoxic goiter)亦称单纯性甲状腺肿(simple goiter),是由于缺碘使甲状腺激素分泌不足,促甲状腺素(TSH)分泌增多,甲状腺滤泡上皮增生,滤泡内胶质堆积而使甲状腺肿大。一般不伴甲状腺功能亢进。本型甲状腺肿常常呈地域性分布,故又称地方性甲状腺肿(endemic goiter),也可为散发性。据报道,目前全世界约有 10 亿人生活在碘缺乏地区,我国病区人口超过 3 亿,大多位于内陆山区及半山区,全国各地均有散发。本病主要表现为甲状腺肿大,一般无临床症状,部分患者后期可引起压迫、窒息、吞咽和呼吸困难等;少数患者可伴甲状腺功能亢进或低下等症状,极少数可癌变。

(一) 病因及发病机制

1. 缺碘 地方性水、土、食物中缺碘及机体处于青春期、妊娠期和哺乳期对碘需求量增加而相对缺碘,甲状腺素合成减少,通过反馈刺激垂体 TSH 分泌增多,甲状腺滤泡上皮增生,摄碘功能增强,使血液中甲状腺素水平恢复正常。如果持续长期缺碘,一方面滤泡上皮增生,另一方面所合成的甲状腺球蛋白没有碘化而不能被上皮细胞吸收利用,则致滤泡腔内充满胶质,使甲状腺肿大。用碘化食盐和其他富含碘的食品可治疗和预防本病。

2. 致甲状腺肿因子的作用 ①水中含有大量钙和氟可引起甲状腺肿,因其不仅影响肠道碘的吸收,而且使滤泡上皮细胞质内钙离子增多,从而抑制甲状腺素分泌;②某些食物(如卷心菜、木薯、菜花、大头菜等)可致甲状腺肿。例如,木薯内含氰化物,抑制碘化物在甲状腺内运送;③硫氰酸盐及过氯酸盐妨碍碘向甲状腺聚集;④药物如硫脲类药、磺胺药、锂、钴及高氯酸盐等,可抑制碘离子的浓集或碘离子有机化。

3. 高碘 常年饮用含高碘的水,因碘摄食过高,过氧化物酶的功能基团过多地被占用,影响了酪氨酸氧化,因而碘的有机化过程受阻,甲状腺呈代偿性肿大。

4. 遗传与免疫 家族性甲状腺肿的原因是激素合成中有关酶的遗传性缺乏,如过氧化物酶、去卤化酶的缺陷及碘酪氨酸偶联缺陷等。也有学者认为甲状腺肿的发生与自身免疫机制有关。

(二) 病理变化

根据非毒性甲状腺肿的发生、发展过程和病变特点,一般分为 3 个时期。

1. 增生期 肉眼观:甲状腺呈弥漫性对称性肿大,一般不超过 150 g(正常 20~40 g),表面光滑(图 10-6、彩图-56)。光镜下:滤泡上皮增生肥大,呈立方形或矮柱状,伴小滤泡和小假乳头形成,胶质含量少,间质充血。此期又称为弥漫性增生性甲状腺肿(diffuse hyperplastic goiter)。

2. 胶质贮积期 肉眼观:甲状腺呈弥漫性对称性显著肿大,可达 200~300 g,表面光滑,质地较软,切面呈淡褐色,半透明胶冻状。长期缺碘使滤泡上皮反复增生、复旧,少数滤泡上皮仍呈现增生肥大,伴小滤泡和小假乳头形成,但大部分滤泡腔显著扩大,内积大量浓厚的胶质,上皮细胞变扁平(图 10-7、彩图-57)。此期又称为弥漫性胶样甲状腺肿(diffuse colloid goiter)。

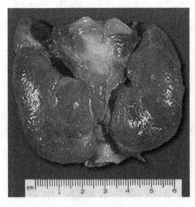 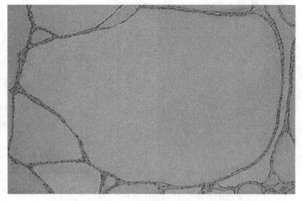

图 10-6　弥漫性增生性甲状腺肿　　　　　　　图 10-7　弥漫性胶样甲状腺肿
甲状腺弥漫性对称性中度增大,表面光滑,暗红色,无结节　　滤泡腔显著扩大,内积大量浓厚的胶质,上皮细胞变扁平

3. 结节期　　随着病程的发展,由于甲状腺内不同部分滤泡上皮增生与复旧变化不一致,形成不规则的结节。肉眼观:甲状腺呈不对称性结节状肿大,结节大小不等,数量不一,结节境界清楚,但多无完整的包膜(图 10-8、彩图-58),这是和腺瘤明显不同之处。切面常发生出血、坏死、囊性变、钙化和纤维化。光镜下:部分滤泡上皮呈柱状或乳头状增生,小滤泡形成;部分上皮复旧或萎缩,胶质贮积;间质纤维组织增生,包绕形成大小不一的结节状病灶(图 10-9、彩图-59)。此期又称为结节性甲状腺肿(nodule goiter)。

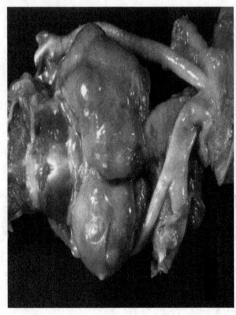 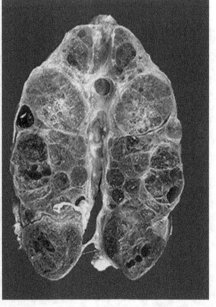

图 10-8　结节性甲状腺肿
甲状腺不规则性肿大,表面和切面显示许多大小不等的结节。结节的境界清楚,但包膜不完整

二、弥漫性毒性甲状腺肿

弥漫性毒性甲状腺肿(diffuse toxic goiter)是指血液中甲状腺素过多,作用于全身各组

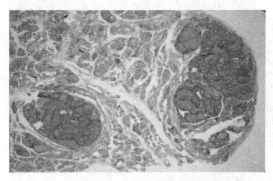

图 10-9　结节性甲状腺肿
滤泡上皮增生,小滤泡形成;间质纤维组织增生,包绕形成大小不一的结节状病灶

织所引起的临床综合征,临床上统称为甲状腺功能亢进症(hyperthyroidism),简称"甲亢",由于约有 1/3 患者有眼球突出,故又称为突眼性甲状腺肿(exophthalmic goiter),也有人将毒性甲状腺肿称为 Graves 病或 Basedow 病。临床上主要表现为甲状腺肿,基础代谢率和神经兴奋性升高,T_3、T_4高,吸碘率高,如心悸、多汗、烦热、脉搏快、手震颤、多食、消瘦、乏力、突眼等。本病多见于女性,男女之比为 1∶(4~6),以 20~40 岁最多见。

(一) 病因及发病机制

目前一般认为本病与下列因素有关:①是一种自身免疫性疾病,其根据一是血液中球蛋白增高,并有多种抗甲状腺的自身抗体,且常与一些自身免疫性疾病并存,二是血液中存在与 TSH 受体结合的抗体,具有类似 TSH 的作用;②遗传因素,发现某些患者亲属中也患有此病或其他自身免疫性疾病;③精神创伤,可能有的精神创伤干扰了免疫系统而促进自身免疫疾病的发生。

(二) 病理变化

肉眼观:甲状腺呈弥漫性对称性肿大,一般为正常的 2~4 倍,表面光滑,质地较软,切面灰红,胶质含量少(图 10-10、彩图-60)。光镜下:以滤泡增生为主,滤泡大小不等,以小滤泡为主。小滤泡上皮呈立方形,大滤泡上皮呈高柱状,常向腔内形成乳头状突起;滤泡腔内胶质少而稀薄,胶质的周边出现大小不等的吸收空泡;间质血管丰富,显著充血,有多量淋巴细胞浸润并有淋巴滤泡形成(图 10-11、彩图-61)。经碘治疗的病例,治疗后甲状腺病变有所减轻,甲状腺体积缩小、质变实。胶质增多变浓,上皮增生受抑制,间质充血减轻,淋巴细胞也减少。与此相反,经硫脲嘧啶治疗者,滤泡增生更明显,上皮呈高柱状,胶质更稀少,甚至消失。

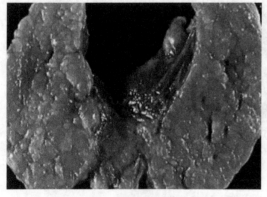

图 10-10　弥漫性毒性甲状腺肿
甲状腺呈弥漫性对称性肿大,表面光滑,切面灰红,胶质含量少

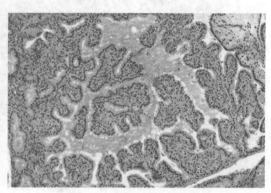

图 10-11　弥漫性毒性甲状腺肿
以滤泡增生为主,腔内形成乳头状突起;滤泡腔内胶质少而稀薄,胶质的周边出现大小不等的吸收空泡

除甲状腺病变外,全身淋巴组织增生,胸腺和脾大;心脏肥大、扩张,心肌可有灶状坏死及纤维化。部分病例眼球突出,其原因是眼球外肌水肿及球后脂肪纤维组织增生,淋巴细胞浸润及黏液水肿。

三、甲状腺功能低下

甲状腺功能低下(hypothyroidism)是甲状腺激素合成和释放减少或缺乏而出现的综合征,根据年龄不同可表现为克汀病或黏液水肿。

甲状腺功能低下的主要原因为:①甲状腺肿瘤、炎症、外伤、放射等实质性损伤;②甲状腺发育异常;③缺碘、药物及先天或后天性甲状腺素合成障碍;④自身免疫性疾病;⑤垂体或下丘脑病变。

(一) 克汀病

克汀病(cretinism)又称呆小症,主要由于地方性缺碘,在胎儿和婴儿期从母体获得或合成甲状腺激素不足或缺乏,导致生长发育障碍,表现为大脑发育不全、智力低下、表情痴呆、愚钝颜貌,骨形成及成熟障碍,四肢短小,形成侏儒。

(二) 黏液水肿

黏液水肿(myxoedema)见于少年及成人,由于甲状腺功能低下,组织间质内出现大量类黏液(氨基多糖)积聚。病理特征为PAS染色阳性的透明质酸和硫酸软骨素B在结缔组织和皮肤堆积,引起黏液水肿。光镜下可见间质胶原纤维分解、断裂变疏松,充以HE染色为蓝色的胶状液体。临床上可出现怕冷、嗜睡、月经周期不规律,动作、说话及思维减慢,皮肤发凉、粗糙及非凹陷性水肿。氨基多糖沉积的组织和器官可出现相应的功能障碍或症状。

四、甲状腺炎

甲状腺炎一般分为急性、亚急性和慢性3种。急性甲状腺炎是由细菌感染引起的化脓性炎症,较少见;亚急性甲状腺炎一般认为是与病毒感染有关的炎症;慢性淋巴细胞性甲状腺炎是一种自身免疫性疾病;慢性纤维性甲状腺炎目前病因不明。

(一) 亚急性甲状腺炎

肉眼观:甲状腺呈不均匀结节状轻、中度肿大,质硬韧,常与周围组织粘连,切面呈灰白或淡黄色,可见坏死或纤维化。光镜下:病变呈灶性分布,部分滤泡被破坏,胶质外溢,形成类似结核结节的肉芽肿(图10-12、彩图-62),并有多量的中性粒细胞及不等量的嗜酸粒细胞、淋巴细胞和浆细胞浸润,肉芽肿中心为不规则的胶质碎块伴有异物巨细胞反应,周围有巨噬细胞及淋巴细胞,但无干酪样坏死。愈复期巨

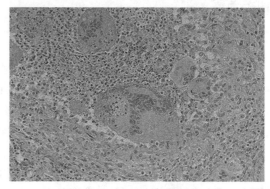

图10-12　亚急性甲状腺炎
部分滤泡被破坏,胶质外溢,形成类似结核结节的肉芽肿。
伴有多量中性粒细胞浸润

噬细胞消失,滤泡上皮细胞再生、间质纤维化、瘢痕形成。

(二) 慢性甲状腺炎

1. 慢性淋巴细胞性甲状腺炎(chronic lymphocytic thyroiditis) 肉眼观:甲状腺弥漫性对称性肿大,略呈结节状,质硬韧,重一般为 60~200 g,被膜轻度增厚,但与周围组织无粘连,切面呈分叶状,色灰白或灰黄。光镜下:甲状腺实质组织广泛破坏、萎缩,大量淋巴细胞及不等量的嗜酸性细胞浸润、淋巴滤泡形成、纤维组织增生,有时可见多核巨细胞(图 10-13、彩图-63)。

2. 慢性纤维性甲状腺炎(chronic fibrous thyroiditis) 肉眼观:甲状腺中度肿大,病变范围和程度不一,病变呈结节状,与周围组织明显粘连,切面灰白,质硬如木样(图 10-14、彩图-64)。光镜下:甲状腺滤泡明显萎缩,小叶结构消失,纤维组织明显增生、玻璃样变,有淋巴细胞浸润。

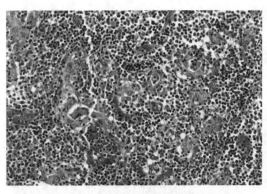

图 10-13 慢性淋巴细胞性甲状腺炎
甲状腺实质组织广泛破坏、萎缩,大量淋巴细胞及不等量的嗜酸性细胞浸润

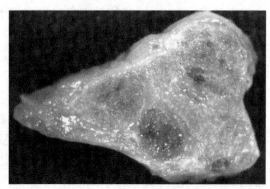

图 10-14 慢性纤维性甲状腺炎
甲状腺中度肿大,病变呈结节状,切面灰白,质硬如木样

五、甲状腺肿瘤

甲状腺发生的肿瘤和瘤样病变种类较多,组织学分类也不一致,现就常见的甲状腺肿瘤进行简要介绍。

(一) 甲状腺腺瘤

甲状腺腺瘤(thyroid adenoma)是常见的甲状腺良性肿瘤。肉眼观:肿瘤绝大多数为单发,圆形或类圆形,有完整的包膜,常压迫周围组织,大小不等,直径一般为 3~5 cm,切面多为实性,色暗红或棕黄。肿瘤中心有时可见出血、囊性变、纤维化或钙化(图 10-15、彩图-65)。借助以下特点可与结节性胶样甲状腺肿中的结节相区别:有完整的包膜,压迫周围组织,瘤内组织结构比较一致,其形态与周围甲状腺组织不同。病理组织学上可分为以下几种类型。

1. 单纯型腺瘤(simple adenoma) 又称正常大小滤泡型腺瘤(normal follicular adenoma),肿瘤组织由与成人正常甲状腺相似的滤泡构成,滤泡大小较一致、排列拥挤、内含胶质(图 10-16、彩图-66)。

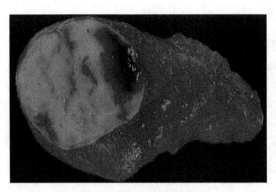

图 10-15　甲状腺腺瘤

肿瘤为单发,圆形,有完整的包膜,切面为实性,瘤体
中心可见出血、囊性变等

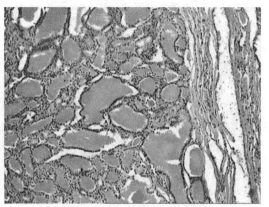

图 10-16　甲状腺腺瘤(单纯型)

肿瘤由大小较一致,分化好,类似正常成人的成熟甲状
腺滤泡样结构组成。右侧为纤维性包膜

2. 胶样型腺瘤(colloid adenoma)　又称巨滤泡型腺瘤(macrofollicular adenoma),肿瘤
组织由大滤泡或大小不一的滤泡构成,滤泡内充满胶质,肿瘤间质少。

3. 胎儿型腺瘤(fetal adenoma)　又称
小滤泡型腺瘤(microfollicular adenoma),肿
瘤组织由小而一致、仅含少量胶质的小滤泡
构成,上皮细胞为立方形,与胎儿甲状腺组
织相似(图 10-17、彩图-67),间质呈水肿、黏
液样变性,此型易发生出血和囊性变。

4. 胚胎型腺瘤(embryonal adenoma)
又称梁状和实性腺瘤(trabecular and
solid adenoma),瘤细胞小,大小较一致,分
化好,呈条索状或片状排列,偶见不完整的
小滤泡,无胶质,间质疏松、水肿。

5. 嗜酸细胞型腺瘤(acidophilic cell
type adenoma)　又称 Hürthle(许特莱)细

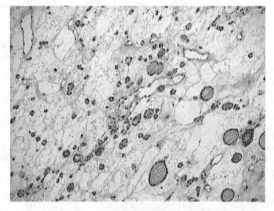

图 10-17　甲状腺腺瘤(胎儿型)

滤泡小,滤泡内含有少量胶质或没有胶质,间质明显水肿

胞腺瘤。较少见,瘤细胞呈大多角形,细胞核小,胞质丰富,内含嗜酸性颗粒。瘤细胞排列
成索状或巢状,很少形成滤泡。

6. 非典型腺瘤(atypical adenoma)　瘤细胞丰富,生长较活跃,有轻度非典型增生,可见
核分裂象。瘤细胞排列成索状或巢状,很少形成完整滤泡,间质少,但无包膜和血管侵犯
(图 10-18、彩图-68)。

结节性甲状腺肿和甲状腺腺瘤的诊断及鉴别要点:①前者常为多发结节,无完整包膜;后
者一般单发,有完整包膜。②前者滤泡大小不一致,一般比正常的大;后者则相反。③前者周
围甲状腺组织无压迫现象,邻近的甲状腺内与结节内有相似病变;后者周围甲状腺有压迫现
象,周围和邻近处甲状腺组织均正常。

(二) 甲状腺癌

甲状腺癌(carcinoma of thyroid)在不同地区发病率有很大差别,虽然本病恶性程度不

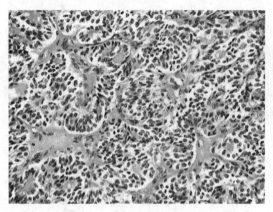

图 10-18　甲状腺腺瘤(非典型)

瘤细胞呈梭形,排列呈弥漫或片块状,很少形成完整滤泡

同,与其他器官癌相比,发展较缓慢。但值得注意的是,有的原发灶虽然很小,临床上常首先发现转移病灶。主要有以下 4 种类型。

1. 乳头状腺癌(papillary adenocarci-noma) 是甲状腺癌中最常见的类型,约占 60%,年轻女性多见,约为男性的 3 倍,肿瘤生长慢,恶性程度较低,预后较好,10年存活率达 80% 以上,肿瘤大小和是否有远处转移与生存率有关,而是否有局部淋巴结转移与生存率无关。但局部淋巴结转移较早。

肉眼观:多为 2~3 cm 的圆形肿块,无包膜,少数有不完整的包膜,以后逐渐向周围组织浸润。切面灰白,质地较硬。部分病例有囊形成,囊内可见乳头状结构,故称为乳头状囊腺癌(papillary cystadenocarcinoma)(图 10-19、彩图-69),肿瘤常伴有出血、坏死、纤维化和钙化。光镜下:癌细胞围绕一纤维血管中心轴呈乳头状排列,乳头分支较多(图 10-20、彩图-70)。乳头上皮可呈单层或多层,癌细胞呈立方形或矮柱状,其特点是核染色质少,呈透明或毛玻璃样,无核仁。间质中常有砂粒体出现。此癌恶性程度低,5 年存活率达 90% 以上。

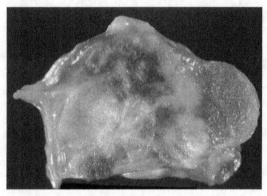

图 10-19　甲状腺乳头状腺癌

肿瘤无包膜,切面灰白,质地较硬,伴有出血、坏死、纤维化和钙化等

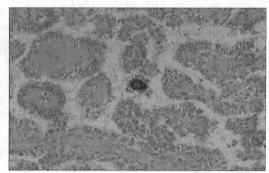

图 10-20　甲状腺乳头状腺癌

癌细胞围绕一纤维血管中心轴呈乳头状排列,间质中有砂粒体出现

2. 滤泡性腺癌(follicular adenocarcinoma) 一般比乳头状癌恶性程度高、预后差,较常见,仅次于乳头状癌而居第二位。多发于 40 岁以上女性,早期易血道转移,癌组织侵犯周围组织或器官时可引起相应的症状。

肉眼观:肿瘤灰白色,有的为结节状,有不完整包膜,境界较清楚;有的广泛浸润于甲状腺内,进而侵犯气管壁、颈部血管、肌肉及喉返神经。光镜下:可见不同分化程度的滤泡,分化良好者,滤泡结构较规整,细胞异型性不明显,不易与腺瘤区别(图 10-21、彩图-71),注意是否有瘤细胞浸润包膜或血管来加以鉴别。分化不良者,滤泡少而形态不整,多呈实性细胞巢,细胞异型性较明显,核分裂象多见。

3. 髓样癌(medullary carcinoma) 又称 C 细胞癌(C-cell carcinoma)是由滤泡旁细胞

（即 C 细胞）发生的恶性肿瘤,属于 APUD 瘤,占甲状腺癌的 5% ~ 10%,40 ~ 60 岁为高发年龄,部分为家族性常染色体显性遗传,90%的肿瘤分泌降钙素,产生严重腹泻和低钙血症,有的还同时分泌其他多种激素和物质。

肉眼观:散发病例多为单个肿块,而家族性病例常为多中心性。肿瘤境界清晰,可有假包膜,直径 1~11 cm,切面呈黄褐色,较软。光镜下:瘤细胞为圆形、多角形或梭形,细胞核圆形或卵圆形,核仁不明显。癌细胞排列成实体片巢状或乳头状,偶见小滤泡形

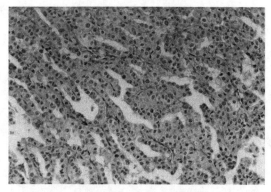

图 10-21　甲状腺滤泡性癌
癌性滤泡较正常滤泡小,含类胶质少,并有背靠背
和共壁现象,有异型性

成。间质比较丰富,常有淀粉样物质和钙盐沉着。电镜下:癌细胞胞质内有直径 100 ~ 250 mm 的神经内分泌颗粒。

免疫组织化学染色:降钙素(calcitonin)阳性,甲状腺球蛋白(thyroglobulin)阴性;滤泡性腺癌、乳头状腺癌和未分化癌 thyroglobulin 均为阳性,而 calcitonin 均为阴性。

4. 未分化癌(undifferentiated carcinoma)　又称间变性癌(anaplastic carcinoma)或肉瘤样癌(sarcomatoid carcinoma),较少见,多发生在 50 岁以上,女性较多见,生长快,早期即可发生浸润和转移,恶性程度高,预后差。

肉眼观:肿块较大,形状不规则,没有包膜,广泛浸润、破坏,切面灰白色,常有出血、坏死。光镜下:癌细胞大小、形态、染色深浅不一,核分裂象多见。根据组织形态可分为小细胞型、巨细胞型、梭形细胞型和混合细胞型。

第三节　肾上腺疾病

一、肾上腺皮质功能亢进

肾上腺皮质分泌三大类激素,即盐皮质激素(mineralocorticoid)、糖皮质激素(glucocorticoid)和肾上腺雄激素(androgen)或雌激素(estrogen)。每种激素分泌过多时均可引起相应的临床综合征,但常见的有两种:①皮质醇增多症(hypercortisolism),又称 Cushing 综合征;②醛固酮增多症(hyperaldosteronism)。

（一）Cushing 综合征

由于长期分泌过多的糖皮质激素,促进蛋白质异化、脂肪沉积,表现为满月脸、向心性肥胖、高血压、皮肤紫纹、多毛、糖耐量降低、月经失调、性欲减退、骨质疏松、肌肉乏力等。本症成人多于儿童,常见于 20~40 岁,女性多于男性,约 2.5 : 1。其病因及病变如下。

1. 垂体性　由于垂体肿瘤或下丘脑功能紊乱,分泌过多的 ACTH 或下丘脑分泌皮质激素释放因子(corticotropin releasing factor, CRF)过多,血清中 ACTH 增高。双肾上腺弥漫性中度肥大,重可达 20 g(正常约 8 g),切面皮质厚度可超过 2 mm。光镜下主要为网状带和束状带细胞增生,又称为垂体性 Cushing 综合征。

2. 肾上腺性 由于肾上腺功能性肿瘤或增生,分泌大量皮质醇,血液中 ACTH 降低。双肾上腺显著增生、肥大,可超过 50 g。光镜下:主要为网状带及束状带细胞弥漫增生,而结节状增生者多为束状带细胞。

3. 异位性 为异位分泌的 ACTH 引起。最常见的原因为小细胞性肺癌,其他有恶性胸腺瘤、胰岛细胞瘤等,血液内 ACTH 增高。

4. 医源性 长期大量使用糖皮质激素引起,患者垂体-肾上腺皮质轴受抑制可致肾上腺萎缩。

(二) 醛固酮增多症

醛固酮增多症分为原发性和继发性两种。①原发性醛固酮增多症(primary aldosteronism)大多数由功能性肾上腺肿瘤引起,少数为肾上腺皮质增生所致,临床主要表现为高钠血症、低钾血症及高血压,血清中肾素降低,这是因为钠潴留使血容量增多,抑制肾素的释放。光镜下:主要为球状带细胞增生,少数也可杂有束状带细胞;②继发性醛固酮增多症(secondary aldosteronism)是指各种疾病(或肾上腺皮质以外的因素)引起肾素-血管紧张素分泌过多,刺激球状带细胞增生而引起继发性醛固酮分泌增多的疾病。

二、肾上腺皮质功能低下

肾上腺皮质功能低下分为急性和慢性两类:①急性肾上腺皮质功能低下(acute adrenocortical insufficiency):主要原因是皮质大片出血或坏死、血栓形成或栓塞、重症感染或应急反应及长期使用皮质激素治疗后突然停药等。临床表现为血压下降、休克、昏迷等症状,少数严重者可致死。②慢性肾上腺皮质功能低下(chronic adrenocortical insufficiency)又称 Addison 病:少见,主要病因为双肾上腺结核和特发性肾上腺萎缩,极少数为肿瘤转移和其他原因,双肾上腺皮质严重破坏(约 90% 以上),主要临床表现为皮肤、黏膜及瘢痕处黑色素沉着增多、低血糖、低血压、食欲缺乏、肌力低下、易疲劳、体重减轻等。黑色素沉着增多是由于肾上腺皮质激素减少,促使垂体分泌具有黑色素细胞刺激活性的 ACTH 及 β-LPH 增加,促进黑色素细胞合成过多的黑色素。

特发性肾上腺萎缩(idiopathic adrenal atrophy)又称自身免疫性肾上腺炎(autoimmune adrenalitis),是一种自身免疫性疾病,多见于青年女性,患者血液中常有抗肾上腺皮质细胞线粒体和微粒体抗体,往往和其他自身免疫性疾病并存。双肾上腺高度萎缩、皮质菲薄,内有大量淋巴细胞和浆细胞浸润。

三、肾上腺肿瘤

(一) 肾上腺皮质腺瘤

肾上腺皮质腺瘤(adrenocortical adenoma)是肾上腺皮质细胞发生的一种良性肿瘤,分为无功能性和功能性两种,女性多于男性,约为 2∶1,且儿童多见。肉眼观:肿瘤一般较小,直径为 1~5 cm,重 5~10 g,大者可达 1000 g,多有完整包膜,切面实性,金黄色或棕黄色(图 10-22、彩图-72),可见出血或小囊变区,偶有钙化;光镜下:主要由富含类脂质的透明细胞构成(少数瘤细胞胞质含类脂质少,可为嗜酸性),瘤细胞与正常皮质细胞相似,细胞核较小,瘤细胞排列成团,由富含毛细血管的少量间质分隔(图10-23、彩图-73)。大多数皮质腺瘤是非功能性的,少数为功能性,可引起醛固酮增多症或 Cushing 综合征。

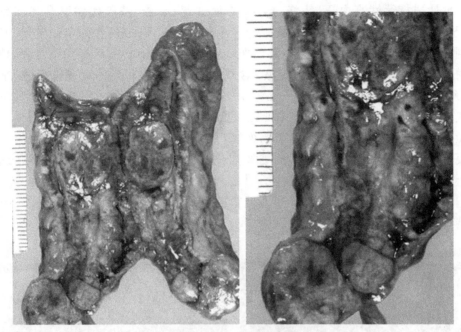

图 10-22　肾上腺皮质腺瘤
瘤体一般较小,呈圆形或椭圆形,有完整包膜

皮质腺瘤与灶性结节状皮质增生的区别:前者常为单侧单发有包膜,对周围组织有压迫现象;后者常为双侧多发,直径一般在 1 cm 以下,多见于高血压患者。有时二者很难区别,有人将直径超过 1 cm 以上者归入腺瘤。

(二) 肾上腺皮质腺癌

皮质腺癌多为功能性,常表现女性男性化及肾上腺功能亢进,且易发生局部浸润和转移,如果有淋巴道和血道播散,一般平均存活期为 2 年。

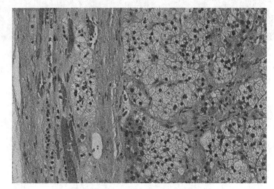

图 10-23　肾上腺皮质腺瘤
瘤细胞与正常皮质细胞相似,细胞核较小

功能性和无功能性肾上腺皮质肿瘤的鉴别主要依靠临床表现、生化和激素测定。

(三) 肾上腺髓质肿瘤

肾上腺髓质来自神经嵴,可发生神经母细胞瘤、神经节细胞瘤和嗜铬细胞瘤。现仅以临床病理联系较为密切的嗜铬细胞瘤为例介绍如下。

嗜铬细胞瘤(phenochromocytoma)是由肾上腺髓质嗜铬细胞(chromaffin cell)发生的一种少见的肿瘤,又称肾上腺内副神经节瘤(intra adrenal paraganglioma),90% 来自肾上腺髓质,余下 10% 左右发生在肾上腺髓质以外的器官或组织内。本瘤多见于 20~50 岁,性别无差异。嗜铬细胞瘤临床上均可伴儿茶酚胺的异常分泌,并可产生相应的症状,表现为间歇性或持续性高血压、头痛、出汗、心动过速、心悸、基础代谢率升高和高血糖等,甚至可出现心力衰竭、肾衰竭、脑血管意外和猝死。肉眼观:常为单侧单发,右侧多于左侧,肿瘤大小不一,但一般大小为 2~6 cm,平均重约 100 g,可有完整包膜,切面灰白或粉红色,经 Zenker 或 Helly 固定液(含重铬酸盐)固定后显棕黄或棕黑色,常有出血、坏死、钙化及囊性变(图 10-24、彩图-74);光镜下:瘤细胞为大多角形细胞,少数为梭形或柱状细胞,并有一定程度的多形性,可出现瘤巨细胞,瘤细胞胞质内可见大量嗜铬颗粒,瘤细胞呈索、团状排列,间质为血窦(图 10-25、彩图-75);电镜下,胞质内含有被界膜包绕的、具有一定电子密度的神经内分泌颗粒。良、恶性嗜铬细胞瘤在细胞形态学上很难鉴别,有时恶性者异型性不明显,而良性者可出现明显的异型性或多核瘤巨细胞,甚至包膜浸润或侵入血管亦不能诊断恶性。只有广泛浸润邻近脏器、组织或发生转移才能确诊为恶性。

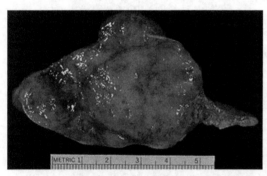

图 10-24　嗜铬细胞瘤
常为单侧单发,可有完整包膜,切面灰白或粉红色,常有出血、坏死、钙化及囊性变

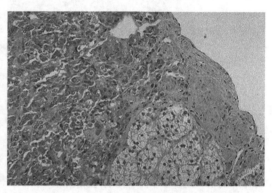

图 10-25　嗜铬细胞瘤
瘤细胞呈大多角形,并有一定程度的多形性,染色较深,呈索、巢状排列(右下正常组织)

免疫组织化学标记:对嗜铬细胞瘤的诊断具有一定的价值,嗜铬蛋白 A(chromogranin proteins A)、神经微丝(neurofilament)蛋白表达阳性。

第四节　胰 岛 疾 病

胰腺的各种内分泌细胞可以增生或形成肿瘤,可引起有关激素的过多分泌和功能亢进;也可以变性、萎缩,引起有关激素(如胰岛素)分泌不足和功能低下。

一、糖　尿　病

糖尿病(diabetes mellitus)是一种体内胰岛素相对或绝对不足或靶细胞对胰岛素敏感性降低,或胰岛素本身存在结构上的缺陷而引起的糖类、脂肪和蛋白质代谢紊乱的一种慢性疾病。其主要特点是高血糖、糖尿。临床上表现为多饮、多食、多尿和体重减轻(即"三多一少"),可使一些组织或器官发生形态结构改变和功能障碍,并发酮症酸中毒、肢体坏疽、多发性神经炎、失明和肾衰竭等。本病发病率日益增高,已成为世界性的常见病、多发病。

（一）分类、病因及发病机制

糖尿病一般分为原发性糖尿病（primary diabetes mellitus）和继发性糖尿病（secondary diabetes mellitus）。原发性糖尿病又分为胰岛素依赖型糖尿病（insulin-dependent diabetes mellitus，IDDM）和非胰岛素依赖型糖尿病（non-insulin-dependent diabetes mellitus，NIDDM）两种。

1. 原发性糖尿病

（1）胰岛素依赖型：又称Ⅰ型或幼年型，约占糖尿病的10%。主要特点是青少年发病，起病急，病情重，发展快，胰岛B细胞严重受损，细胞数目明显减少，胰岛素分泌绝对不足，血液中胰岛素降低，引起糖尿病，易出现酮症，治疗依赖胰岛素。目前认为本型是在遗传易感性的基础上由病毒感染等诱发的针对B细胞的一种自身免疫性疾病。其根据是：①患者体内可测到胰岛细胞抗体和细胞表面抗体，而且本病常与其他自身免疫性疾病并存；②与HLA（组织相容性抗原）的关系受到重视，患者血清中HLA-DR3和HLA-DR4的检出率超过平均值，说明与遗传有关；③血清中抗病毒抗体滴度显著增高，提示与病毒感染有关。

（2）非胰岛素依赖型：又称Ⅱ型或成年型，约占糖尿病的90%，主要特点是成年发病，起病缓慢，病情较轻，发展较慢，胰岛数目正常或轻度减少，血液中胰岛素可正常、增多或降低，肥胖者多见，不易出现酮症，一般可以不依赖胰岛素治疗。本型病因、发病机制不清楚，多认为是与肥胖有关的胰岛素相对不足及组织对胰岛素不敏感所致。

2. 继发性糖尿病 继发性糖尿病是指已知原因造成胰岛内分泌功能不足所致的糖尿病，如炎症、肿瘤、手术或其他损伤和某些内分泌疾病（如肢端肥大症、Cushing综合征、甲状腺功能亢进、嗜铬细胞瘤和类癌综合征）等。

（二）病理变化

1. 胰岛病变 不同类型、不同时期病变不同。Ⅰ型糖尿病早期为非特异性胰岛炎，胰岛内及其周围有大量淋巴细胞浸润，继而胰岛B细胞颗粒脱失、空泡变性、坏死、消失，胰岛变小、数目也减少，纤维组织增生、玻璃样变；Ⅱ型糖尿病早期病变不明显，后期B细胞减少，常见胰岛淀粉样变性（图10-26，彩图-76）。

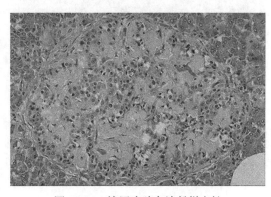

图10-26 糖尿病胰岛淀粉样变性

2. 血管病变 糖尿病患者从毛细血管到大中动脉均可有不同程度的病变，且病变发病率比一般人群高、发病较早且病变严重。毛细血管和细、小动脉内皮细胞增生，基底膜明显增厚，有的比正常厚几倍甚至十几倍，血管壁增厚、玻璃样变性、变硬，血压增高；有的血管壁发生脂肪变性和纤维素样坏死，血管壁通透性增强；有的可有血栓形成或管腔狭窄，导致血液供应障碍，引起相应组织或器官缺血、功能障碍和病变。

大、中动脉有动脉粥样硬化或中层钙化，粥样硬化病变程度重。临床表现为主动脉、冠状动脉、下肢动脉、脑动脉和其他脏器动脉粥样硬化，引起冠心病、心肌梗死、脑萎缩、肢体坏疽等。

3. 肾病变 ①肾体积增大：由于糖尿病早期肾血流量增加，肾小球滤过率增高，导致早期肾体积增大，治疗后可恢复正常。②结节性肾小球硬化：表现为肾小球系膜内有结节状玻璃样物质沉积,结节增大可使毛细血管腔闭塞。③弥漫性肾小球硬化:在肾小球内有玻璃样物质沉积,分布弥漫,肾小球基底膜普遍增厚,毛细血管腔变窄或完全闭塞,系膜细胞增生及基质增多,最终导致肾小球缺血和玻璃样变性。④肾小管-间质性损害:肾小管上皮细胞出现水样变性,晚期肾小管萎缩。肾间质病变包括纤维化、水肿和白细胞浸润。⑤血管损害:糖尿病累及所有的肾血管,特别是入球和出球小动脉硬化。至于肾动脉及其分支的动脉粥样硬化,糖尿病患者要比同龄的非糖尿病患者出现早且常见。⑥肾乳头坏死:常见于糖尿病患者患急性肾盂肾炎时,肾乳头坏死是缺血并化脓所致。

4. 视网膜病变　早期表现为微小动脉瘤形成和视网膜小静脉扩张,继而渗出、水肿、出血等非增生性视网膜病变;也可因血管病变引起缺氧,刺激纤维组织增生、新生血管形成等增生性视网膜性病变;视网膜病变可导致白内障或失明。

5. 神经系统病变　周围神经可因血管病变引起缺血性损伤,出现各种症状,如肢体疼痛、麻木、感觉丧失、肌肉麻痹等。

6. 其他组织或器官病变　可出现肝脂肪变和糖原沉积、皮肤黄色瘤、骨质疏松、糖尿病性外阴炎及感染等。

二、胰岛细胞瘤

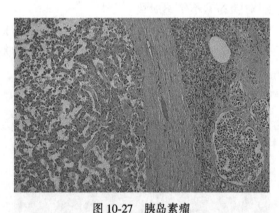

图 10-27　胰岛素瘤

瘤细胞呈小圆形、短梭形或多角形似胰岛细胞,核圆形或椭圆形,大小一致;可见多少不等的胶原纤维(右侧为正常的胰腺组织)

胰岛细胞瘤(islet cell tumor)又称胰岛细胞腺瘤(islet cell adenoma)。好发部位依次为胰尾、体、头部,异位胰腺也可发生,常见于20~50岁。肉眼观:肿瘤多为单个,体积较小,为1~5 cm或更大,可重达500 g,圆形或椭圆形,境界清楚,包膜完整或不完整,色浅灰红或暗红,质软、均质,可继发纤维组织增生、钙化、淀粉或黏液样变性和囊性变。光镜下:瘤细胞排列形式多样,有的呈岛片状排列(似巨大的胰岛)或团块状,有的呈脑回状、梁状、索带状、腺泡和腺管状或呈菊形团样结构,还可呈实性、弥漫、不规则排列

及各种结构混合或单独排列。其间为毛细血管,可见多少不等的胶原纤维分隔瘤组织,并可见黏液、淀粉样变性、钙化等继发改变。瘤细胞形似胰岛细胞,呈小圆形、短梭形或多角形,形态较一致,细胞核呈圆形或椭圆形、短梭形,染色质细颗粒状,可见小核仁,核分裂少见,偶见巨核细胞(图10-27、彩图-77)。胰岛细胞瘤多数具有分泌功能,已知的功能性胰岛细胞瘤有6种,即胰岛素瘤、胃泌素瘤、高血糖素瘤、生长抑素瘤、血管活性肠肽瘤和胰多肽瘤。胰岛细胞瘤在HE染色切片上不能区别细胞种类,常需特殊染色、电镜及免疫组织化学加以鉴别。

(薛占瑞　陈学军)

第十一章　内分泌系统的药物

第一节　抗甲状腺药物

抗甲状腺药物(antithyroid drug)是指能够抑制甲状腺激素合成、减少甲状腺激素分泌或降低组织对甲状腺激素反应性的药物。目前常用的抗甲状腺药物有硫脲类、碘和碘化物、放射性碘和 β 受体阻断药等 4 类。

一、硫　脲　类

硫脲类(thioureas)是最常用的抗甲状腺药。可分为两类:①硫氧嘧啶类,包括甲硫氧嘧啶(methylthiouracil,MTU)和丙硫氧嘧啶(propylthiouracil,PTU);②咪唑类,包括甲巯咪唑(methimazole,MMI)(又称他巴唑 tapazole)和卡比马唑(carbimazole)(又称甲亢平)。

(一)药理作用及机制

1. 抑制甲状腺激素的合成　硫脲类通过抑制甲状腺过氧化物酶,进而抑制该酶所介导的碘的活化、酪氨酸的碘化及碘化酪氨酸的偶联,减少甲状腺激素的合成。硫脲类作为过氧化物酶的底物本身被氧化,并非直接抑制酶的作用。它既不能抑制储存在腺泡细胞内的甲状腺激素的释放,也不能拮抗甲状腺激素的作用,故对已合成的甲状腺激素无效,须待体内已合成的激素被消耗到一定程度后方能生效。因此起效相对缓慢,用药至一般症状改善常需 2~3 周,基础代谢率恢复正常需 1~2 个月。

2. 抑制外周组织的 T_4 转化为 T_3　丙硫氧嘧啶(PTU)由于能抑制外周组织中的 T_4 转化为生物活性较强的 T_3,能迅速控制血清中的 T_3 水平,故在重症甲状腺功能亢进、甲亢甲状腺危象时,该药可列为首选。

3. 免疫抑制作用　目前公认弥漫性毒性甲状腺肿(Graves 病)引起的甲亢的发病与自身免疫机制异常有关,属于器官特异性自身免疫病,即与产生甲状腺刺激性免疫球蛋白(thyroid stimulating immunoglobulin,TSI)有关。该类药物除能控制高代谢症状外,还能降低血液循环中 TSI 浓度,对甲亢有一定的对因治疗作用。

(二)体内过程

硫氧嘧啶口服吸收迅速,生物利用度约 80%,2 h 血药浓度可达峰值;血浆蛋白结合率约 75%,可分布于全身各组织,以甲状腺浓集最多,主要在肝中代谢,部分与葡糖醛酸结合后排出,代谢较快,$t_{1/2}$ 约为 2 h,故作用维持时间短。该药开始剂量为 300~450 mg/d,维持量为 50~100 mg/d,可用 1~2 年甚至更长。硫脲类能通过胎盘屏障,乳汁中浓度亦较高,故妊娠期或哺乳期妇女应慎用或禁用。

甲巯咪唑的 $t_{1/2}$ 为 6~13 h,但在甲状腺组织中药物浓度可维持 16~24 h。其疗效与甲状腺内药物浓度有关,而甲状腺内药物的浓度与每日给药量呈正相关。卡比马唑为甲巯咪唑的衍生物,在体内转化成甲巯咪唑后发挥作用。

(三) 临床应用

1. 甲亢的内科治疗 适用于轻症和不宜手术或放射性碘治疗的患者,如儿童、青少年、术后复发、中重度患者而年老体弱或兼有心脏、肝、肾、出血性疾患等其他严重疾病的患者。

临床选药的顺序常为:丙硫氧嘧啶、甲巯咪唑、卡比马唑。如果选择 PTU,则 50~150 mg/d 分 3 次口服,随着症状改善、甲状腺功能正常,逐渐减至维持量(50 mg/d,分 2 或 3 次口服)。如果应用甲巯咪唑(MMI),建议开始治疗时用较大剂量(10~20 mg/d)来使甲状腺功能恢复正常,之后可逐渐减至维持量(5~10 mg/d)。因 MMI 半衰期较长,可每日一次服药。

由于 T_4 的血浆半衰期在 1 周左右,加之甲状腺内储存的甲状腺激素释放约需要两周时间,因此抗甲状腺药物开始发挥作用多在 4 周以上。通常维持用药 1~2 年,疗程过短易复发。如遇有感染或其他应激时酌加剂量。临床症状的缓解可能要滞后于激素水平的改善。开始治疗后 4 周复查甲状腺功能,根据结果调整药量,之后每 4~8 周复查,待甲状腺功能正常后每 2~3 个月复查。内科治疗可使 40%~70% 的患者不再复发。

2. 甲状腺手术前准备 为减少甲状腺次全切除手术患者在麻醉和手术后的并发症及甲状腺危象,在术前应先服用硫脲类药物,使甲状腺功能恢复或接近正常。由于用硫脲类后 TSH 分泌增多,使腺体代偿性增生,组织变脆而充血,不利于手术,故必须在手术前两周左右加服大剂量碘剂使腺体坚实,减少充血。

3. 甲状腺危象的辅助治疗 甲状腺危象(thyroid storm or thyroid crisis)是甲状腺功能亢进最严重的并发症,多发生在甲亢未治疗或控制不良患者。对此,除消除诱因、对症治疗外,主要应立即给予大剂量碘剂以抑制甲状腺激素释放,并立即同时应用硫脲类(常选用丙硫氧嘧啶)阻止甲状腺素合成,剂量约为治疗量的 2 倍。疗程一般不超过 1 周。

(四) 不良反应与注意事项

有 3%~12% 用药者发生不良反应,丙硫氧嘧啶和甲巯咪唑发生较少,甲硫氧嘧啶发生较多。

1. 过敏反应 最常见,皮肤反应概率可能为 5%,表现为皮肤瘙痒、药疹等,多为轻型,极少出现剥脱性皮炎等严重反应。应密切观察,轻症一般不需停药也可消失。一般药疹可给予抗组胺药物,如果不瘙痒,可继续用药。若出现严重荨麻疹可使用糖皮质类激素。

2. 消化道反应 有厌食、呕吐、腹痛、腹泻等消化道反应。

3. 粒细胞缺乏症(外周血中性粒细胞绝对计数 $<0.5 \times 10^9$/L) 为最严重不良反应,以甲硫氧嘧啶最多。发生率为 0.1%~0.5%,多发生在治疗开始后的 2~3 个月,或再次用药的 1~2 个月,但也可发生在服药的任何时间。因此,患者服药期间,每隔 1~2 周就应检查血液中白细胞的数量,尤其是较易发生此反应的老年人,外周血白细胞低于 3×10^9/L 或中性粒细胞低于 1.5×10^9/L 时应当停药,并给予升高粒细胞的相应治疗。粒细胞集落刺激因子(G-CSF)可以促进骨髓恢复,但是对骨髓造血功能损伤严重的病例效果不佳。注意与甲亢本身引起的白细胞数偏低相区别。主要临床表现是发热、咽痛、全身不适等,严重者出现败血症,死亡率较高。治疗中出现发热、咽痛均要立即检查白细胞,以便及时发现粒细胞缺乏的发生,立即停药后可恢复正常。PTU 和 MMI 都可以引起本症,二者有交叉反应,因此如果其中一种药物引起本症,不建议换用另一种药物继续治疗。发生咽痛、发热等反应时罕见血小板减少症。

4. 甲状腺肿及甲状腺功能减退　长期用药后,可使血清甲状腺激素水平呈显著下降,反馈性增加 TSH 分泌而引起腺体代偿性增生、腺体增大、充血。此外,还可诱导甲状腺功能减退。应及时发现并停药,常可自愈。

5. 肝损害　PTU 多在用药后 3 周发生,表现为变态反应性肝炎,转氨酶显著上升,可以引发致命性的暴发性肝坏死,需进行肝移植。如果转氨酶升高达正常上限值的 2~3 倍且在 1 周内未改善,应停药,并监测肝功能直至恢复正常,若不恢复则给予保肝治疗。PTU 可以引起 30% 的患者转氨酶升高。MMI 的肝毒性通常是由胆汁淤积引发的,主要发生在大剂量应用时和老年患者。

该类药物易通过胎盘和进入乳汁,应特别注意本类药对胎儿和乳儿的不良影响,妊娠期和哺乳期妇女应慎用或禁用;结节性甲状腺肿合并甲亢及甲状腺癌患者禁用。

(五) 药物相互作用

锂、磺胺类、对氨水杨酸、对氨苯甲酸、保泰松、巴比妥类、酚妥拉明、磺酰脲类、维生素 B_{12} 等药物都能不同程度地抑制甲状腺功能,如与硫脲类同用应慎重。碘剂可明显延缓硫脲类起效时间,一般情况不应合用。

二、碘及碘化物

碘(iodine)和碘化物(iodide)是最古老的治疗甲状腺病的药物,《神农本草经》记载用海带治“瘿瘤”,是最早用含碘食物治疗甲状腺病的文献。常用复方碘溶液又称卢戈液(Lugol's solution),含碘 5%,碘化钾 10%,也可单用碘化钾或碘化钠。

(一) 药理作用

不同剂量的碘化物对甲状腺功能可产生不同的作用。

1. 小剂量的碘　作为合成甲状腺激素的原料,可用于预防单纯性甲状腺肿。缺碘地区在食盐中加入碘化钾或碘化钠,对早期患者疗效显著。

2. 大剂量碘($>6mg/d$)　具有抗甲状腺作用。①主要抑制甲状腺激素的释放,因高浓度碘离子妨碍 TG 蛋白水解酶的作用,使 T_3、T_4 不能和甲状腺球蛋白解离所致;②能拮抗 TSH 促进激素释放作用;③还能抑制提纯的甲状腺过氧化物酶,影响酪氨酸碘化和碘化酪氨酸的偶联,减少甲状腺激素的合成;④具有拮抗 TSH 促进腺体增生的作用,使腺体缩小变韧、血管减少,利于手术。

大剂量碘的抗甲状腺作用起效快。一般用药 1~2 d 起效,10~15 d 达到最大效应。但是碘剂的抗甲状腺作用有自限性,腺泡细胞内碘离子浓度增高到一定程度后,细胞摄碘能力即自动降低,使腺泡细胞内碘离子浓度下降,从而失去抑制激素合成的效应,因而大剂量碘的抗甲状腺作用逐渐消失,甲亢症状可复发或加重。因此,碘化物不能单独用于甲亢的内科治疗。

(二) 临床应用

1. 甲亢的手术前准备　一般在术前 2 周左右给予复方碘溶液,以使甲状腺组织退化、血管减少、腺体缩小变韧,利于手术进行及减少出血。

2. 甲状腺危象的治疗　可将碘化物加到 10% 葡萄糖溶液中静脉滴注,也可服用复方碘溶液,其抗甲状腺作用发生迅速,并在 2 周内逐渐停服。需同时配合服用硫脲类药物。

（三）不良反应

1. 一般反应 咽喉不适、口内金属味、呼吸道刺激、鼻窦炎和眼结膜炎症状及唾液分泌增多、唾液腺肿大等，为慢性碘中毒表现，停药后可自行消退。

2. 过敏反应 也称急性反应，于用药后立即或几小时内发生。表现为发热、皮疹、皮炎，也可有血管神经性水肿，严重者有喉头水肿，可引起窒息。一般停药后可消退，加服食盐和增加饮水量可促进碘排泄。必要时需采取抗过敏措施。

3. 诱发甲状腺功能紊乱 长期或过量服用碘剂可诱发甲亢；已用硫脲类控制症状的甲亢患者也可因服用少量碘剂而复发。碘能进入乳汁和通过胎盘，可引起新生儿和婴儿甲状腺功能异常或甲状腺肿，严重者可压迫气管而致命，故孕妇和哺乳期妇女应慎用。

三、放射性碘

1942 年，放射性碘(^{131}I)被首次用于甲亢的治疗，它是一种有效的抗甲状腺药。临床应用的^{131}I 的 $t_{1/2}$ 为 8 d，用药后 1 个月可消除其放射性 90%，56 d 后可消除 99%以上。该方法治疗的耐受性较好，治疗后甲状腺危象的发生也很少见，该方法经济、简便、治愈率高。

（一）药理作用

甲状腺细胞对碘化物具有特殊的亲和力。口服或静脉注射碘(^{131}I)化钠溶液后，^{131}I 可被甲状腺摄取浓集，具有损害作用的放射^{131}I 在甲状腺组织中衰变为^{131}氙时，能放射出 β 射线（约占 99%），也可产生少量的 γ 射线（占 1%）。

β 射线在组织内的射程仅 0.5~2 mm，因此其辐射损伤只限于选择性地破坏甲状腺腺泡上皮，又因增生细胞对辐射作用较敏感，很少累积毗邻组织。甲状腺组织能受到长时间的集中照射，其腺体被破坏后逐渐坏死，代之以无功能的结缔组织，从而降低甲状腺的分泌功能，使甲亢得以治愈，可起到类似手术切除部分腺体的作用，故有人称^{131}I 治疗甲亢为"内科甲状腺手术"。

γ 射线射程长，可在体外测得，可用于测定甲状腺摄碘功能。

（二）临床应用

放射性碘适用于不宜手术或手术后复发及硫脲类过敏或无效的甲亢患者。如果患者和医生相互配合，有效率多在 90%以上。起效较缓慢，服药后，其效果在 3~4 周出现，随后症状逐月减轻，甲状腺缩小，体重增加，而在 3~4 个月绝大多数患者可达正常的甲状腺功能水平。因剂量过大易致甲状腺功能低下，应严格掌握剂量，通常按甲状腺质量和最高摄碘率估计值计算。用药后，一旦发现腺体功能低下症状，可补充甲状腺激素对抗。

由于儿童甲状腺组织处于生长期，对辐射效应较敏感；卵巢也可浓集放射性碘，可能影响遗传。因此，20 岁以下患者、妊娠期或哺乳期妇女及肾功能不佳者不宜使用。

此外，甲状腺危象、重症浸润性突眼症及甲状腺不能摄碘者禁用；不能遵守辐射安全规定，伴发甲状腺癌的患者也不宜行^{131}I 治疗。

^{131}I 是否有致癌和诱发白血病作用尚待确定。

四、β 受体阻断药

无内在拟交感活性的 β 受体阻断药，如普萘洛尔（propranolol）等是辅助治疗甲亢及甲状腺危象的常用药物。

（一）药理作用

1）通过阻断 β 受体而改善甲亢所致的心率加快、心收缩力增强等交感-肾上腺系统兴奋所致症状。

2）普萘洛尔能抑制 $5'$-脱碘酶而减少 T_3 生成，阿替洛尔与美多洛尔则同时抑制 5-脱碘酶和 $5'$-脱碘酶而减少 T_3 和 rT_3 生成（$5'$-脱碘酶催化 T_4 外环脱碘形成 T_3，5-脱碘酶催化 T_4 内环脱碘形成 rT_3）。

3）能适当减少甲状腺激素的分泌。

（二）临床应用

1）不宜手术、不宜用抗甲状腺药及放射性碘治疗的甲亢患者。

2）甲状腺危象时，静脉注射给药能帮助患者度过危险期。

3）甲状腺术前准备：应用大量 β 受体阻断药以控制临床症状，不会致腺体增大变脆，2周后即可进行手术。本类药物常与硫脲类合用于术前准备。

4）甲亢患者如因故需紧急手术（甲状腺或其他手术）时，也可用 β 受体阻断药保护患者。

目前最常用的是普萘洛尔（心得安），$20 \sim 80$ mg/d，$6 \sim 8$ h 一次。在合并支气管哮喘和慢性阻塞性肺疾病时应慎用 β 受体阻断药，可考虑应用选择性 β_1 受体阻断药；在不能耐受 β 受体阻断药的患者中，口服钙离子通道阻滞剂对控制心率可能有作用。

（三）不良反应

应用本类药物时较少影响常用甲状腺功能测定试验及硫脲类对甲状腺的作用。但应注意防止对心血管系统和气管平滑肌的作用可能引起的不良反应。

（刘晓健）

第二节　肾上腺皮质激素类药物

【构效关系】 肾上腺皮质激素的基本结构为甾核，由 A、B、C 3 个六元环及 D 环（五元环）构成（图 11-1）。这些激素的构效关系非常密切：①C_3 的酮基、$C_{4\sim5}$ 的双键及 C_{20} 的羰基是保持生理功能所必需的；②糖皮质激素的 C_{17} 上有 α-OH；C 环的 C_{11} 上有 $=O$（如可的松）或—OH（如氢化可的松），这些结果使其对水、盐代谢的作用较弱，而具有较强的影响糖代谢及抗炎等作用；③盐皮质激素在甾核 D 环的 C_{17} 上无—OH；C_{11} 上无 $=O$（如去氧皮质酮）或有 O 与 C_{18} 相连（如醛固酮）；④$C_{1\sim2}$ 为双键及 C_6 引入—CH_3 则使抗炎作用增强、水盐代谢作用减弱；⑤C_9 引入—F，C_{16} 引入—CH_3 或—OH 则使抗炎作用更强、水盐代谢作用更弱。

一、糖皮质激素

（一）体内过程

注射、口服均可吸收。口服可的松或氢化可的松均易于吸收，血药浓度在口服后 $1 \sim 2$ h

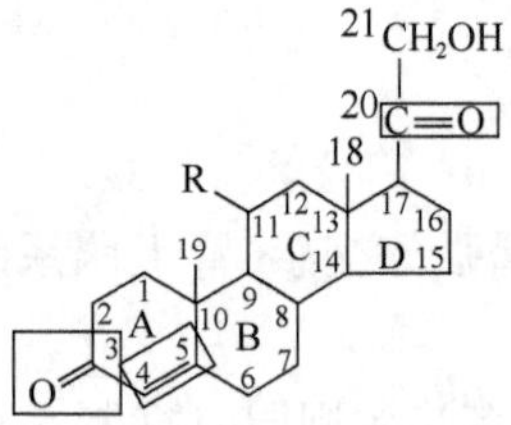

肾上腺皮质激素的基本结构

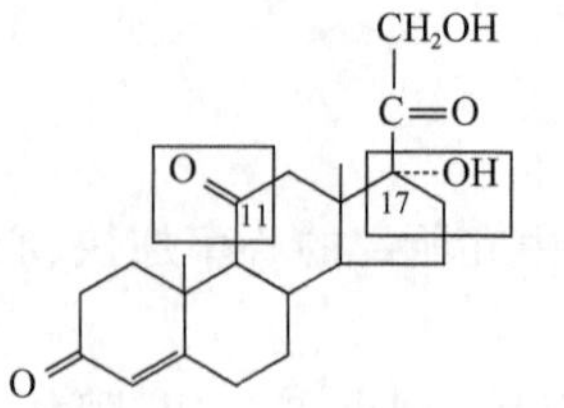

可的松

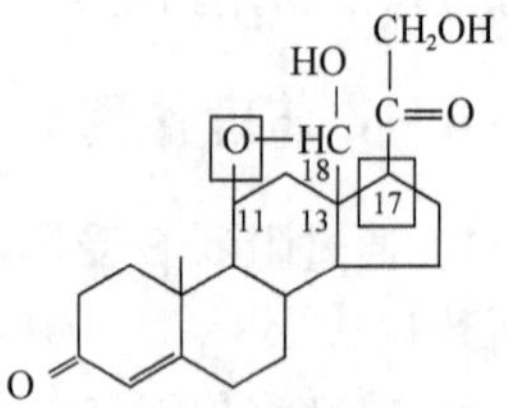

醛固酮

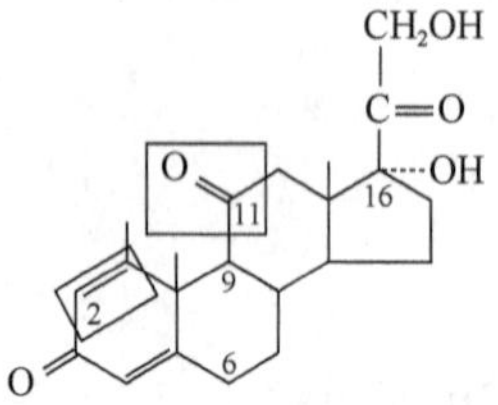

泼尼松

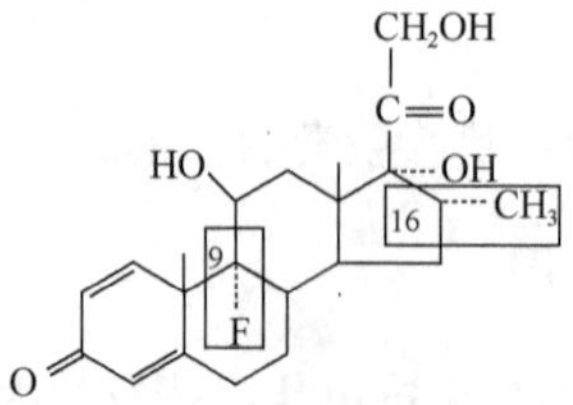

地塞米松

图 11-1　部分肾上腺皮质激素的结构

达高峰。氢化可的松进入血液后约 90% 或更多与血浆蛋白呈可逆性结合，其中约 80% 与皮质类固醇结合球蛋白（corticosteraid binding globulin，CBG）结合，10% 与白蛋白结合，与蛋白结合的药物不易进入细胞，因此无生物活性。具有活性的游离型药物约占 10%。CBG 在肝中合成。雌激素可促进 CBG 的合成，故妊娠过程中雌激素水平增加，血中 CBG 浓度增高 2~3 倍，可使游离型药物减少，作用减弱；而当肝、肾功能不良时，CBG 减少，游离型药物增多，使其作用增强，不良反应也会增多。

糖皮质激素在肝中代谢转化，由尿中排出，故肝、肾功能不全时，糖皮质激素药物的血浆半衰期可以延长。可的松与泼尼松第 11 位碳原子（C_{11}）上的氧，在肝中转化为羟基，生成氢化可的松和泼尼松龙才有活性。因此严重肝功能不全的患者只宜用氢化可的松或泼尼松龙。与肝药酶诱导剂如苯巴比妥、苯妥英钠和利福平等合用时，则因加快皮质激素分解代谢，必须增加皮质激素的用量。

氢化可的松的血浆 $t_{1/2}$ 为 80~144 min，但在 2~8 h 后仍具有生物活性，一次给药作用持续 8~12 h，即其生物学半衰期比血浆半衰期长。剂量大或肝、肾功能不全者可使 $t_{1/2}$ 延长；甲状腺功能亢进时，肝灭活皮质激素加速，可使 $t_{1/2}$ 缩短。泼尼松龙因不易被灭活，$t_{1/2}$ 可达 200 min。

常用糖皮质激素的比较见表 11-1。

表 11-1　常用糖皮质激素类药物的比较

药物	药理活性（比值）			等效剂量（mg）	血浆半衰期（min）	生物半衰期（h）
	抗炎作用	糖代谢	水盐代谢			
短效						
氢化可的松 hydrocortisone	1.0	1.0	1.0	20.00	90	8~12
可的松 cortisone	0.8	0.8	0.8	25.00	30	8~12
中效						
泼尼松 prednisone	3.5	4.0	0.8	5.00	60	12~36
泼尼松龙 prednisolone	4.0	4.0	0.8	5.00	200	12~36

续表

药物	药理活性(比值)			等效剂量(mg)	血浆半衰期(min)	生物半衰期(h)
	抗炎作用	糖代谢	水盐代谢			
甲泼尼龙 methylprednisolone	5.0	5.0	0.5	4.00	180	12~36
曲安西龙 triamcinolone	5.0	5.0	0	4.00	>200	12~36
长效						
倍他米松 betamethasone	25~35	20~30	0	0.75	100~300	36~54
地塞米松 dexamethasone	30	20~30	0	0.60	100~300	36~54

注:以氢化可的松为标准比较

(二)药理作用

糖皮质激素的作用广泛而复杂,并且随着剂量不同而变化。在生理情况下,机体所分泌的糖皮质激素主要影响正常物质代谢过程,维持机体正常的生理功能;缺乏时,将引起代谢失调以致死亡。在应激状态下,机体分泌大量的糖皮质激素,通过允许作用等,使机体能适应内外环境变化所产生的强烈刺激。如果超过生理剂量(药理剂量),糖皮质激素除了影响物质代谢外,还具有抗炎、抗过敏和抑制免疫反应等多种药理作用,其临床应用非常广泛,但是不适当的应用或长期大剂量使用可导致多种不良反应和并发症,甚至可能危及生命。

1. 抗炎作用 糖皮质激素具有强大的、非特异性的抗炎作用,能抑制多种原因(物理性、化学性、免疫性及病原生物性等)所引起的炎症反应。在急性炎症初期,能增强血管的紧张性、减少充血、降低毛细血管的通透性而减轻渗出和水肿,同时抑制白细胞浸润及其吞噬功能,减少各种炎症因子的释放,从而缓解急性炎症早期的红、肿、热、痛等症状;在炎症后期,糖皮质激素通过抑制毛细血管和成纤维细胞的增生,抑制胶原蛋白、黏多糖的合成及肉芽组织增生,防止粘连及瘢痕形成,减轻后遗症。但必须注意:炎症反应是机体的一种防御性反应,炎症后期的反应更是组织修复的重要过程,因此,糖皮质激素在抑制炎症、减轻症状、减少炎症后遗症的同时,若使用不当可导致感染扩散、创面愈合延迟。

糖皮质激素抗炎作用的主要机制是基因效应(也称基因组效应)。作为一种脂溶性分子,激素易于通过细胞膜,与胞质内的糖皮质激素受体(glucocorticoid receptor, GR)结合。GR 约由 800 个氨基酸构成,存在 GRα 和 GRβ 两种亚型,两者的主要区别在于羧基端激素结合域不同。GRα 活化后产生经典的激素效应,而 GRβ 不具备与激素结合的能力,作为 GRα 拮抗体而起作用。未活化的 GRα 在胞质内与热休克蛋白 90(heat shock protein 90, HSP_{90})等结合成一种复合体,防止 GRα 对 DNA 产生作用。这种复合体一旦与激素结合,构型就发生变化,HSP_{90} 等成分与 GRα 分离,随之激素-受体复合体易位进入细胞核,在细胞核内与特异性 DNA 位点即靶基因的启动子(promoter)序列的糖皮质激素反应元件(glucocorticoid response element, GRE)或负性糖皮质激素反应元件(negative glucocorticoid response element, nGRE)相结合,影响基因转录,引起相应的基因转录增加或减少,改变介质相关蛋白的合成,进而对介导炎症反应的炎症细胞和炎性因子产生影响而发挥抗炎作用。

糖皮质激素的抗炎作用具体表现如下。

(1)对炎症抑制蛋白及某些靶酶的影响:①诱导脂皮素-1(lipocortin 1)的生成,进而抑制磷脂酶 A_2,影响花生四烯酸代谢的连锁反应,从而减少炎症介质前列腺素类(PGE_2、PGI_2)和白三烯类(LTA_4、LTB_4、LTC_4 和 LTD_4)等的产生,发挥抗炎作用;②抑制诱导型 NO

合成酶和环氧化酶 2(COX-2)等的表达,阻断相关介质的产生,从而发挥抗炎作用。

(2) 对细胞因子及黏附分子的影响:多数炎性疾病均伴有细胞因子及黏附分子的异常改变。糖皮质激素不仅能抑制多种炎性细胞因子如 TNFα、IL-1、IL-2、IL-6、IL-8 等的产生,且可在转录水平上直接抑制黏附分子如 E-选择素及 ICAM-1(intercellular adhesion molecule 1)等的表达。此外,还影响细胞因子及黏附分子生物效应的发挥。

(3) 对炎症细胞凋亡的影响:糖皮质激素诱导的细胞凋亡是 GR 依赖性的,首先是由 GR 介导基因转录变化,最终激活 caspase 和特异性内切核酸酶而导致细胞凋亡。

(4) 快速效应(非基因效应):是糖皮质激素发挥作用的另一重要机制。其主要特点为起效迅速,对转录和蛋白质合成抑制剂不敏感。初步的研究表明,快速效应的可能机制是如下。①细胞膜类固醇受体:除了细胞核类固醇受体外,尚存在细胞膜类固醇受体,与类固醇的快速非基因效应相关。②非基因的生化效应:近年来研究证实了激素对细胞能量代谢的直接影响。例如,甲基泼尼龙溶解于细胞膜,并影响细胞膜的生化特性,其对线粒体内膜的直接影响将导致离子通透性增加,并继而导致氧化磷酸化偶联的解离。此外,激素还可以直接抑制阳离子循环而不通过减少细胞内 ATP 的产生。③细胞质受体的受体外成分介导的信号通路:有研究发现 HSP$_{90}$ 等受体外成分可激活某些信号通路(如非受体酪氨酸激酶家族 Src 蛋白)产生快速效应。

2. 免疫抑制与抗过敏作用

(1) 对免疫系统的抑制作用:糖皮质激素对免疫系统有多方面的抑制作用。糖皮质激素抑制组织巨噬细胞及其他抗原提呈细胞对抗原的吞噬和处理。小剂量的糖皮质激素主要抑制细胞免疫,而大剂量的激素在抑制细胞免疫时,也干扰体液免疫:通过抑制 B 淋巴细胞转化成浆细胞的过程,减少抗体生成而发挥作用。糖皮质激素不能使正常人淋巴细胞降解,也不能使免疫球蛋白合成或补体代谢明显下降,更不能抑制特异性抗体的合成。但糖皮质激素可干扰淋巴组织在抗原作用下的分裂与增殖,阻断致敏 T 淋巴细胞所诱发的单核细胞和巨噬细胞的聚集等,从而抑制组织器官的移植排异反应和皮肤迟发性过敏反应。对于自身免疫性疾病能发挥一定的近期疗效。

(2) 抗过敏作用:在免疫反应过程中,由于抗原-抗体反应引起肥大细胞脱颗粒而释放组胺、5-羟色胺、过敏性慢反应物质、缓激肽等过敏介质,从而引起一系列过敏性症状。糖皮质激素通过减少上述过敏介质的产生,抑制过敏反应的病理变化,可减轻过敏性症状。

3. 退热作用 糖皮质激素不能中和细胞内毒素,但可稳定溶酶体膜,减少内源性致热原的释放,并抑制体温中枢对内源性致热源的反应,在用于治疗严重的中毒性感染时,具有迅速而良好的退热作用。但是在发热诊断未明确前,不可滥用,以免掩盖症状不利于诊断。

4. 抗休克作用 大剂量糖皮质激素抗休克的作用机制可能是:①维持糖皮质激素对儿茶酚胺的"允许作用",起到维持血压、保持重要器官的血液灌注的作用;②抑制某些炎性因子的产生,减轻全身炎症反应综合征及组织损伤,恢复正常微循环血流动力学,改善休克状态;③稳定溶酶体膜(membrane of lysosome),减少心肌抑制因子(myocardialdepressant factor, MDF)的形成,避免或减轻了由 MDF 引起的心肌收缩力下降、内脏血管收缩和网状内皮细胞吞噬功能降低等病理变化,阻断了休克的恶性循环;④扩张痉挛收缩的血管和兴奋心脏、加强心肌收缩力;⑤提高机体对细菌内毒素的耐受力,但对外毒素则无防御作用。

5. 血液与造血系统 糖皮质激素能刺激骨髓造血功能,使红细胞与血红蛋白含量增加;可刺激骨髓中的中性粒细胞释放入血而使中性粒细胞数增多,但降低其游走、吞噬、消化及糖酵解等功能,因而减弱对炎症区的浸润与吞噬活动;大剂量可使血小板增多、提高纤维蛋白原浓度,并缩短凝血酶原时间;也可使血液中淋巴细胞、单核细胞、嗜酸粒细胞和嗜碱粒细胞减少。临床上可见,肾上腺皮质功能亢进者的淋巴细胞减少、淋巴组织萎缩;而肾上腺皮质功能减退者的淋巴组织增生、淋巴细胞增多。

6. 中枢神经系统 糖皮质激素可提高中枢的兴奋性。有些患者因大量长期应用,可引起欣快、不安、行动增多、激动、失眠、焦虑、抑郁及不同程度的躁狂等异常行为,甚至诱发癫痫发作或精神失常,故精神病患者和癫痫患者应慎用。大剂量用于儿童可能导致惊厥。

7. 骨骼 糖皮质激素可能通过抑制成骨细胞的活力,减少骨中胶原的合成,促进胶原和骨基质的分解,使骨盐不易沉着,导致骨质形成发生障碍,故长期大量应用本类药物时可出现骨质疏松,特别是脊椎骨,故可有腰背痛,甚至发生压缩性骨折、鱼骨样及楔形畸形。大量糖皮质激素还可促进钙随尿排泄,使骨盐进一步减少,这也是其导致骨质疏松的原因之一。骨质疏松是应用糖皮质激素必须停药的重要指征之一。

8. 心血管系统 糖皮质激素可增强血管对其他活性物质的反应性。用于糖皮质激素分泌过多的 Cushing 综合征和一小部分长期应用合成的糖皮质激素的患者,由于糖皮质激素对物质代谢的影响可导致钠、水潴留和血脂升高,可诱发高血压和动脉粥样硬化。

(三) 临床应用

除替代疗法外,糖皮质激素临床应用的药理学基础主要是抗炎、免疫抑制作用;因为糖皮质激素对许多疾病仅能缓解症状,不能根治,所以应慎用。

1. 替代疗法 用于急、慢性肾上腺皮质功能不全者,脑垂体前叶功能减退及肾上腺次全切除术后。对于这些自身糖皮质激素缺乏的患者,应选用氢化可的松。因为合成的糖皮质激素作用时间过长,不符合体内糖皮质激素分泌的生物钟,且一些合成的糖皮质激素缺乏盐皮质激素样效应。

2. 严重感染或炎症

(1) 严重急性感染:主要用于中毒性感染或同时伴有休克的急性感染的危重患者,如中毒性菌痢、暴发型流行性脑膜炎及败血症等。大剂量应用糖皮质激素因其能增加机体对有害刺激的耐受性,减轻中毒反应,常可迅速缓解症状,减轻炎症,保护心和脑等重要器官,减少组织损害,从而帮助患者度过危险期,有利于争取时间进行抢救。但必须注意:糖皮质激素没有抗菌作用,同时还降低机体的免疫功能,因此,应该在应用足量有效抗生素的基础上,可短期应用大剂量糖皮质激素辅助治疗。对病毒性感染一般不主张应用糖皮质激素,因为目前尚缺乏有效抗病毒药物,但当严重病毒感染(如严重的非典型肺炎、病毒性肝炎、流行性腮腺炎和乙型脑炎)所致病变和症状已对机体构成严重威胁时,必须用糖皮质激素迅速控制症状,防止或减轻并发症和后遗症。对于多种结核病的急性期,在早期应用抗结核药物的同时短程应用糖皮质激素辅助治疗,可迅速退热,减轻炎症渗出,使积液消退,减少愈合过程中发生的纤维增生及粘连,但宜小剂量使用。在有效抗结核药物的作用下,糖皮质激素的治疗并不引起结核病灶的恶化。

(2) 抗感染治疗及防止某些炎症的后遗症:对某些重要脏器或要害部位的炎症,感染虽不严重,但由于炎症损害或恢复时产生粘连和瘢痕,将引起严重功能障碍,早期应用糖皮质激素可减少炎性渗出,减轻愈合过程中纤维组织过度增生及粘连,防止后遗症的发生。例如,结核性脑膜炎、脑炎、心包炎、风湿性心瓣膜炎、损伤性关节炎、睾丸炎等,以及眼科疾病如虹膜炎、角膜炎、视网膜炎和视神经炎等非特异性眼炎,应用后也可迅速消炎止痛、防止角膜混浊和瘢痕粘连的发生,但有角膜溃疡者禁用。

3. 自身免疫性疾病,器官移植排斥反应和过敏性疾病

(1) 自身免疫性疾病:如严重风湿热、风湿性心肌炎、风湿性及类风湿关节炎、全身性红斑狼疮、结节性动脉周围炎、皮肌炎、自身免疫性贫血和肾病综合征等,应用糖皮质激素后可缓解症状。对多发性皮肌炎,糖皮质激素为首选药。但不宜单用,一般采用综合疗法,以免引起不良反应。

(2) 过敏性疾病:如荨麻疹、血清热、血管神经性水肿、支气管哮喘、过敏性鼻炎和过敏性休克等。此类疾病的治疗主要应用肾上腺素受体激动药或抗组胺药物,病情严重或其他药物无效时,可应用糖皮质激素作辅助治疗,目的是抑制抗原-抗体反应所引起的组织损害和炎症过程,均可缓解症状,但不能根治。支气管哮喘属于常见的慢性气道炎症性疾病,可常规选用倍氯米松等吸入制剂治疗。吸入治疗哮喘具有作用直接、起效快、用量小、不良反应极少的优点。严重急性哮喘发作时,可考虑静脉及时应用大剂量氢化可的松。糖皮质激素被认为是治疗哮喘的一线药物。

(3) 器官移植排斥反应:糖皮质激素也可预防异体器官移植手术后所产生的免疫性排斥反应。若与免疫抑制剂环孢素 A 等合用,疗效更好并可减少两药的剂量。

4. 抗休克治疗 超大剂量的糖皮质激素已广泛用于各种严重休克,特别是感染中毒性休克的治疗,在有效的抗菌药物治疗下,可及早、短时间突击使用大剂量糖皮质激素;待微循环改善、脱离休克状态时即可停用,且尽可能在应用抗菌药物之后使用,停药则在撤去抗菌药物之前。对过敏性休克,糖皮质激素为次选药,可与首选药肾上腺素合用;对心源性休克,须结合病因治疗;对低血容量性休克,在补液补电解质或输血后效果不佳者,可合用超大剂量的糖皮质激素。

5. 血液病 多用于治疗儿童急性淋巴细胞性白血病,目前采取与抗肿瘤药物联合应用的治疗方案。此外,还可用于治疗再生障碍性贫血、粒细胞减少症、血小板减少症和过敏性紫癜等疾病,能明显缓解症状,但需长期大剂量用药,且停药后易复发。

6. 局部应用 当关节或肌肉韧带劳损时,可将乙酸氢化可的松或乙酸氢化泼尼松混悬液加入 1% 普鲁卡因注射液,肌内注射,也可注入关节腔内或韧带压痛点以消炎止痛。对湿疹、肛门瘙痒、接触性皮炎、牛皮癣等均可缓解症状,多采用氢化可的松、氢化泼尼松或肤氢松等软膏、霜剂或洗剂局部用药。对天疱疮及剥脱性皮炎等严重病例仍需全身用药。

(四) 不良反应

在生理剂量用于替代治疗时,糖皮质激素无明显不良反应。应用药理剂量时可发生与疗程、剂量、用药种类及用药途径等密切相关的不良反应。不良反应可分为两类:长期大量应用导致的不良反应及停药反应。

1. 长期大剂量应用引起的不良反应

(1) 医源性肾上腺皮质功能亢进:又称类肾上腺皮质功能亢进综合征,是长期大剂量应用糖皮质激素引起脂质代谢和水盐代谢紊乱的结果。表现为:肌肉萎缩(长期氮负平衡造成)多发生于四肢的大肌肉群、向心性肥胖(满月脸、水牛背)、痤疮、体毛增多、皮肤变薄、水肿、低血钾(会与肌肉萎缩合并造成肌无力)、高血压、骨质疏松、糖尿病等,停药后症状可自行消失。必要时可加用抗高血压药、抗糖尿病药治疗,并采用低盐、低糖、高蛋白饮食及加用氯化钾等措施。

（2）诱发或加重感染：由于糖皮质激素只有抑制炎症反应的抗炎作用，对造成感染的病原体并不能产生抑制和杀灭作用，而且还会抑制免疫，降低肌体抵御病原微生物感染的能力，长期应用可诱发感染或使体内潜在病灶扩散，特别是在原有疾病已使抵抗力降低的白血病、再生障碍性贫血、肾病综合征等患者更易发生。

（3）消化系统并发症：因可刺激胃酸、胃蛋白酶的分泌，并抑制胃黏液分泌，降低胃肠黏膜的抵御能力，可诱发或加剧胃、十二指肠溃疡，称甾体激素溃疡，甚至造成消化道出血或穿孔，因而不宜与能引起胃出血的药物如阿司匹林合用。对少数患者还可诱发胰腺炎或脂肪肝。

（4）心血管系统并发症：长期应用后，由于水、钠潴留和血脂升高可引起高血压和动脉粥样硬化。

（5）骨质疏松、肌肉萎缩、伤口愈合迟缓等：与糖皮质激素促进蛋白质分解，抑制其合成及增加钙、磷排泄有关。骨质疏松多见于儿童、绝经妇女和老人，严重者可发生自发性骨折。由于抑制生长激素的分泌和造成负氮平衡，还可影响生长发育。因此，孕妇妊娠前3个月内使用可引起胎儿发育畸形，妊娠后期大剂量应用会抑制胎儿下丘脑-垂体前叶，造成肾上腺皮质萎缩，发生产后皮质功能不全的症状。此外，由于长期大量使用激素可引起高脂血症，造成血管栓塞，可能发生股骨头无菌性缺血坏死。

（6）对中枢神经系统的影响：可引起欣快、激动、失眠等，甚至诱发精神失常和癫痫。

2. 停药反应

（1）医源性肾上腺皮质功能不全：长期应用糖皮质激素的患者，如果减量过快或突然停药，特别是当遇到惊吓、感染、创伤、手术等严重应激情况时，可引起肾上腺皮质功能不全或危象，表现为恶心、呕吐、乏力、低血压和休克等，需要及时抢救。这是由于长期大剂量使用糖皮质激素，反馈性抑制下丘脑-垂体-肾上腺皮质轴，垂体前叶ACTH分泌减少，导致内源性肾上腺皮质分泌功能减退甚至萎缩。医源性肾上腺皮质功能不全者的肾上腺皮质功能的恢复时间与用药剂量、时间长短和个体差异等有关，通常需要6~9个月，甚至1~2年才能恢复。防治方法：停药须经缓慢的减量过程，不可骤然停药；在停用糖皮质激素后连续应用ACTH 7 d左右；在停药1年内如遇应激情况（如感染或手术等），应及时应用足量的糖皮质激素。

（2）反跳现象：可能是由于患者对激素产生了依赖性或病情尚未完全控制，突然停药或减量过快而致原病复发或恶化。常需加大剂量再行治疗，待症状缓解后再缓慢减量至停药。

（五）禁忌证

糖皮质激素的禁忌证可包括严重的精神病（过去或现在）和癫痫，活动性消化性溃疡病，新近胃肠吻合术，骨折，创伤修复期，角膜溃疡，肾上腺皮质功能亢进症，严重高血压，糖尿病，孕妇，抗菌药物不能控制的感染如水痘、麻疹、真菌感染等。但一般来说，病情危急的适应证，虽有禁忌证存在，仍不得不用，待危急情况过去后即尽早减量或停药。

（六）用法与疗程

1. 大剂量冲击疗法　常用氢化可的松静脉给药，首剂200~300 mg/d，以后逐渐减量，疗程3~5 d，适用于急性、重度、危及生命的疾病的抢救。大剂量应用时可同时用氢氧化铝凝胶等以防止急性消化道出血。

2. 一般剂量长期疗法　常用泼尼松口服，多用于结缔组织病和肾病综合征等。由于

ACTH 昼夜节律引起的糖皮质激素的分泌具有昼夜节律性,临床用药可随生理性节律进行,以减小对肾上腺皮质功能的影响。因此,目前维持量用法有两种。①每日晨给药法:即每晨 7~8 时给药 1 次,用短效的可的松、氢化可的松等。②隔晨给药法:即每隔一日,早晨 7~8 时给药 1 次。此法应当用中效的泼尼松、泼尼松龙,而不用长效的糖皮质激素,以免造成对抑制下丘脑-垂体-肾上腺轴的抑制。获得临床疗效后,可每 3~5 d 减量一次,每次按 20% 左右递减,直到最小有效维持量。

3. 小剂量替代疗法 适用于治疗急、慢性肾上腺皮质功能不全症(包括艾迪生病、肾上腺危象)、脑垂体前叶(腺垂体)功能减退及肾上腺次全切除术后。一般维持量:可的松每日 12.5~25 mg,或氢化可的松每日 10~20 mg。

二、促皮质激素

在生理情况下,下丘脑、垂体和肾上腺三者处于动态平衡,促皮质激素缺乏时,将引起肾上腺皮质萎缩、分泌功能减退。人工合成的 ACTH 只有 24 个氨基酸残基,免疫原性低,过敏反应少。ACTH 口服后在胃内可被胃蛋白酶破坏而失效,只能注射应用。一般在 ACTH 给药后 2 h,肾上腺皮质才开始分泌氢化可的松。临床上可应用此效应来诊断脑垂体前叶-肾上腺皮质功能状态及检测长期使用糖皮质激素的停药前后的皮质功能水平,以防止因停药而发生皮质功能不全。

三、皮质激素抑制药

抗醛固酮类药物如螺内酯等详见泌尿系统的利尿药。皮质激素抑制剂可代替外科的肾上腺皮质切除术,临床常用的有米托坦和美替拉酮等。

(一) 米托坦

米托坦(mitotane,又称双氯苯二氯乙烷)的结构与杀虫药滴滴涕(DDT)相似。它能选择性地作用于肾上腺皮质细胞,对正常细胞或瘤细胞都有损伤作用,尤其是选择性地作用于肾上腺皮质束状带及网状带细胞,使其萎缩、坏死。用药后血、尿中氢化可的松及其代谢物迅速减少。但不影响球状带,故醛固酮分泌不受影响。

口服约 40% 由胃肠道吸收,其余 60% 以原型随粪便排出,分布于全身各部,因脂溶性高,主要储存于脂肪中。主要用于肾上腺皮质增生、无法手术的、功能性和非功能性肾上腺皮质癌、皮质癌术后辅助治疗及肿瘤所致的皮质醇增多症。可有消化道不适、中枢抑制及运动失调等反应,减小剂量则这些症状可以消失。服药期间可能出现肾上腺皮质功能不全,需要时医生会为个别患者处方适当剂量的皮质激素作补充。

(二) 美替拉酮

美替拉酮(metyrapone,又称甲吡酮)为 11β-羟化酶抑制剂,抑制 11-去氧氢化可的松转化为氢化可的松,而降低它们的血浆水平;又能反馈性地促进 ACTH 分泌,导致 11-去氧皮质酮和 11-去氧氢化可的松代偿性增加,故尿中 17-羟类固醇排泄相应增加。可用于治疗肾上腺皮质肿瘤和产生 ACTH 的肿瘤所引起的氢化可的松过多症和皮质癌,还可用于垂体释放 ACTH 功能试验。不良反应较少,可有恶心、呕吐、眩晕等。

（三）酮康唑

酮康唑（ketoconazole）为一种抗真菌药，其作用机理是阻断真菌类固醇的合成。但由于哺乳类动物组织对其敏感性远较真菌低，因此它对人体类固醇合成的抑制作用仅在高剂量时才会出现。目前，酮康唑主要用于治疗肾上腺皮质功能亢进综合征（库欣综合征）和前列腺癌。

第三节　降糖药物

当体内胰岛素绝对或相对不足时，会引起持续高血糖，即发生一组以慢性血葡萄糖（简称血糖）水平增高为特征的代谢性疾病——糖尿病（diabetes mellitus）。糖尿病的发病率持续上升，已成为全世界发病率和死亡率最高的 5 种疾病之一。

糖尿病可分为胰岛素依赖性糖尿病（insulin dependent diabetes mellitus，IDDM，1 型）及非胰岛素依赖性糖尿病（non-insulin dependent diabetes mellitus，NIDDM，2 型）两型。在数量急剧增加的糖尿病患者中，2 型糖尿病至少占患者总数的 90% 以上。IDDM 的常规治疗是定期注射普通胰岛素；NIDDM 的常规治疗通常口服降糖药物。口服降糖药物主要有磺脲类、格列奈类、双胍类、噻唑烷二酮类、α-葡萄糖苷酶抑制剂和二肽基肽酶-IV 抑制剂（DPP-IV 抑制剂）。注射制剂有胰岛素及胰岛素类似物和胰高血糖素样肽-1 受体激动剂（GLP-1 受体激动剂）。在饮食和运动不能使血糖控制达标时应及时应用降糖药物治疗。

一、胰 岛 素

药用胰岛素多从猪、牛胰腺提取，但猪、牛胰腺提取的胰岛素属异体蛋白质，具有抗原性，可引起过敏反应。目前常应用 DNA 重组技术人工合成胰岛素，也可应用将猪胰岛素制成的半合成人胰岛素。

（一）体内过程

胰岛素作为一种蛋白质，普通制剂易被胃肠道的消化酶所破坏，故口服无效，常用注射给药。皮下注射吸收较快，尤以前臂外侧和腹壁明显，尽管半衰期为 5~15 min，但作用可持续数小时。主要在肝、肾灭活。因此，严重的肝肾功能不良可影响其灭活。为延长胰岛素的作用时间，用碱性蛋白质与之结合，使等电点提高到 7.3，接近体液 pH，再加入微量锌使之稳定，可制成中效及长效制剂。该类制剂经皮下及肌内注射后，在注射部位发生沉淀，再缓慢释放、吸收。按作用起效快慢和维持时间，胰岛素（包括人和动物）又可分为短效、中效、长效和预混胰岛素。胰岛素类似物分为速效、长效和预混胰岛素类似物。

已在国内上市的胰岛素和胰岛素类似物制剂的特点（皮下注射）见表 11-2。

表 11-2　已在国内上市的胰岛素和胰岛素类似物制剂的特点（皮下注射）

胰岛素制剂	起效时间	峰值时间	作用持续时间
胰岛素			
短效胰岛素（RI）	15~60 min	2~4 h	5~8 h
中效胰岛素（NPH）	2.5~3 h	6~10 h	18~24 h

胰岛素制剂	起效时间	峰值时间	作用持续时间
长效胰岛素(PZI)	3~4 h	10~15 h	长达24~36 h
预混胰岛素(HI 30R,Hl 70/30)	0.5 h	2~12 h	14~24 h
预混胰岛素(50R)	0.5 h	2~3 h	10~24 h
胰岛素类似物			
速效胰岛素类似物(门冬胰岛素)	10~15 min	1~2 h	4~6 h
速效胰岛素类似物(赖脯胰岛素)	10~15 min	1.0~1.5 h	4~5 h
长效胰岛素类似物(甘精胰岛素)	2~3 h	无峰	长达30 h

（二）药理作用

胰岛素能促进全身组织细胞对葡萄糖的摄取和利用,主要促进肝细胞、肌细胞、脂肪细胞及其他组织细胞合成糖原使血糖降低,促进脂肪合成与储存。

1）促进糖原的合成和储存,加速葡萄糖的有氧氧化和无氧酵解,并抑制糖原分解和异生而降低血糖。

2）促进脂肪合成,抑制脂肪分解,减少游离脂肪酸和酮体的生成,增加脂肪酸和葡萄糖的转运而增加其利用率。

3）促进氨基酸的转运和核酸、蛋白质的合成,抑制蛋白质的分解。与生长激素有协同促进生长作用。

4）促进钾离子穿过细胞膜进入细胞内,有降血 K^+ 作用。

5）加快心率,增强心肌收缩力和减少肾血流,在伴发相应疾病时应予充分注意。

（三）作用机制

目前认为胰岛素主要通过与靶细胞膜上的特异受体,进而通过一系列的信号转导来发挥其生物效应的。胰岛素受体是由 α、β 各两个亚单位组成的大分子糖蛋白复合物。α 亚单位在胞外,含胰岛素结合部位。β 亚单位为跨膜蛋白,其胞内部分含酪氨酸蛋白激酶。胰岛素与其受体的 α 亚基结合后,迅速激活 β 亚基上的酪氨酸蛋白激酶而引起其自身磷酸化,由此导致细胞内活性蛋白的连续磷酸化反应,进而产生降血糖等生物效应(图 11-2)。每种靶细胞与胰岛素结合的程度取决于受体数目与亲和力,这两个因素又受血浆胰岛素浓度调节。

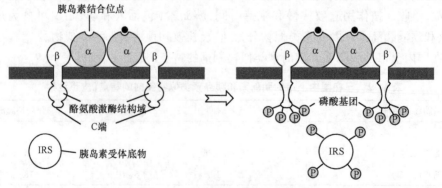

图 11-2 胰岛素的受体及作用

（四）临床应用

胰岛素治疗是控制高血糖的重要手段，可用于胰岛素缺乏的各种类型糖尿病的治疗。

1）胰岛素依赖性（1型）糖尿病：由于胰岛素分泌绝对不足，在发病时就需要终生胰岛素替代治疗以维持生命和生活。

2）胰岛素非依赖性（2型）糖尿病：初始治疗时需迅速降低血糖至正常水平者。

3）2型糖尿病经饮食与生活方式控制和口服降血糖药效果不良者。

4）发生各种急性或严重并发症的糖尿病，如酮症酸中毒及非酮症性高渗性昏迷的患者。酮症酸中毒时应立即给予足够的胰岛素，纠正失水、电解质紊乱等异常和去除诱因。糖尿病非酮症性高渗性昏迷时应纠正高血糖、高渗状态及酸中毒，适当补钾。但不宜贸然使用大剂量胰岛素，以免血糖下降太快，细胞外液中水分向高渗的细胞内转移，导致或加重脑水肿。

5）糖尿病合并重度感染、消耗性疾病、高热、妊娠、创伤及手术等特殊情况。

6）细胞内缺钾，将葡萄糖、胰岛素和氯化钾三者合用（通常称为GIK）促进钾内流，可减少缺血心肌中的游离脂肪酸，有利于防治心肌梗死时的心律失常。

（五）不良反应

1. 低血糖症 最重要，也最常见。多为胰岛素过量、未按时进餐或运动过度等诱因所致，是最重要的不良反应。轻者主要影响自主神经系统，表现为饥饿感、头晕、出汗、心跳加快，也可有颜面和四肢麻木、心前区不适、头痛、焦虑、震颤等症状，严重者可引起抽搐、状似癫痫，甚至昏迷、休克及脑损伤，以致死亡。为防止低血糖症的严重后果，治疗过程中应教会患者熟知此反应而随时提高警惕，随身携带糖类食品，以便自己尽早应对。轻者一般摄食糕饼糖食或饮用糖水即可缓解；严重者应立即静脉注射50%葡萄糖。必须在糖尿病患者中鉴别低血糖昏迷、酮症酸中毒性昏迷及非酮症性糖尿病昏迷。一些老年患者可能由于注射胰岛素时间过长或有自主神经病变，发生低血糖时可无典型症状，即刻表现为昏迷，称为"无警觉性低血糖昏迷"，应予以特别注意。

2. 过敏反应 较多见。一般反应轻微，少数可有荨麻疹、血管神经性水肿、紫癜，偶可引起过敏性休克，必要时进行抗过敏治疗，为制剂抗原性导致机体产生相应抗体的结果或制剂中有杂质所致。调换为高纯度制剂如单组分人胰岛素，可减少过敏反应的发生。

3. 胰岛素抵抗（抗药性） 临床是指每日胰岛素需要量超过200 U，历时48 h以上，同时无酮症酸中毒并发症及其他内分泌病引起的继发性糖尿病者称为胰岛素抵抗。常指慢性抵抗，其形成原因复杂，主要由于体内产生了胰岛素抗体、拮抗胰岛素物质增多、胰岛素受体数目和亲和力的改变等。而急性抵抗性是糖尿病患者处于应激状态如感染、创伤、手术等时，血中抗胰岛素物质增多，或因酮症酸中毒时，血中大量游离脂肪酸和酮体的存在，妨碍了葡萄糖的摄取和利用导致。故需有针对性地处理各种诱因，调整酸碱、水电解质平衡，加大胰岛素剂量，可获得良好疗效。无论何种原因引起的胰岛素抵抗，都会导致代谢综合征而恶化胰岛素分泌障碍。发生时可试用静脉注射胰岛素20 U并观察0.5~1 h，如仍无效，应给予静脉滴注，有时每日剂量可达1000 U以上，必要时联合应用糖皮质激素及口服降糖药治疗。由于胰岛素可从已形成的复合物中分离而使循环中游离胰岛素骤增，引起严重低血糖，故应严密监护，及早发现和处理。胰岛素抗药性经适当治疗后可消失。

4. 脂肪萎缩或增生（或称脂肪营养不良） 见于注射部位。脂肪萎缩多见于女性及小儿大腿、腹壁等注射部位。皮下组织增生成硬块,多见于男性臀部等注射部位,可影响吸收,为保证治疗须更换注射部位。提高制剂纯度可减少此不良反应。

此外,胰岛素治疗初期因钠潴留而发生轻度水肿,可自行缓解;部分患者出现视力模糊,为晶状体屈光改变,常于数周内自然恢复。

二、口服降糖药

口服降糖药是 2 型糖尿病早期治疗的主要手段。

(一) 磺酰脲类

磺酰脲类(sulfonylureas,SU)是临床应用最早、最广泛、品种最多的口服降糖药,属于促胰岛素分泌剂。根据上市时间的不同,将磺酰脲类分为第一代、第二代和第三代药物。第一代药物甲苯磺丁脲(tolbutamid,D_{860},甲糖宁)是在磺胺类药物基础上发展而来,还有氯磺丙脲(chlorpropamide);第二代药物主要有格列本脲(glyburide,glibenclamide,优降糖)、格列吡嗪(glipizide,吡磺环己脲)、格列齐特(gliclazipe,达美康)等;最新的第三代药物主要有格列美脲(glimepiride),具有用药剂量小、有一定的改善胰岛素抵抗作用、减少胰岛素用量的优势。

1. 体内过程 SU 口服吸收迅速而完全,与血浆蛋白结合率高,多数药物在肝中代谢,并迅速随尿液排出。磺酰脲类药物的药代动力学参数见表 11-3。

表 11-3 磺酰脲类药物的药代动力学参数比较

药物	效强	血浆蛋白结合	作用持续时间(h)	$t_{1/2}$(h)	排泄(经肝肾)
甲苯磺丁脲	+	约90%	6~12	4.5~6.5	95%
氯磺丙脲	+++	88%~96%	25~60	24~48	90%
格列本脲	++++	95%	24	10~16	各约50%
格列吡嗪	++++	>90%	24	4~7	90%

2. 药理作用

(1) 降血糖作用:SU 对正常人及胰岛功能尚存的糖尿病患者均有效,但对 1 型糖尿病患者和切除胰腺的动物则无作用。其机制是:①刺激胰岛 B 细胞释放胰岛素。当该类药物与胰岛 B 细胞膜上磺酰脲受体结合后,阻滞与受体相偶联的 ATP 敏感钾通道而抑制 K^+ 外流,致膜去极化,促进电压依赖性钙通道开放,细胞外 Ca^{2+} 内流,触发血糖非依赖性的内源性胰岛素的释放,从而降低血糖;②促进肝糖原合成,减少肝糖的产生,并能减缓肝中葡萄糖向血液中的释放速率,以及使周围组织对葡萄糖的摄取、利用增加;③可增加细胞膜上胰岛素受体的数量,进而增加机体的胰岛素敏感性。

(2) 对水排泄的影响:由于可促进 ADH 分泌和增强其作用,格列本脲、氯磺丙脲有抗利尿作用,但不降低肾小球滤过率,可用于尿崩症。可能产生稀释性低钠血症,对糖尿病患者不利。

(3) 对凝血功能的影响:第三代磺酰脲类能减弱血小板黏附力,刺激纤溶酶原的合成,降低微血管对血管活性胺类的敏感性。

3. 临床应用

(1) 用于胰岛功能尚存的胰岛素非依赖性(2 型)糖尿病且单用饮食控制和运动治疗无效者。

(2) 尿崩症:只能用氯磺丙脲。该药可使患者尿量明显减少。

4. 不良反应 常见不良反应为食欲减退、胃肠不适、恶心、腹痛、腹泻。大剂量氯磺丙脉还可引起中枢神经系统症状,如头痛、嗜睡、眩晕、感觉异常、精神错乱、耳鸣、视力减退、共济失调等。少数患者也可引起粒细胞减少和胆汁郁积性黄疸及肝损害,一般在服药后1~2个月发生,以第一代磺酰脲类药物更多见,故需定期检查血象和肝功能。较严重的不良反应为持久性的低血糖症,虽不多见,但仍予以重视。低血糖症常因药物过量或者应用作用时间长久的制剂或血糖下降后未及时减量、服药后未进食、联合应用降糖药所致;肝肾功能不良、大量饮酒及老年体弱糖尿病患者更易发生;中长效的磺酰脲类药物如优降糖,常会导致难以纠正的低血糖,且纠正后还会再次发生,因此监护时间应延长到72 h以上。

5. 药物相互作用 SU与血浆蛋白结合率高,因此在蛋白结合上可与其他药物(如保泰松、水杨酸钠、吲哚美辛、青霉素、双香豆素等)发生竞争置换,使游离药物浓度上升而可能引起低血糖反应。消耗性患者血浆蛋白水平低,黄疸患者血浆胆红素水平高,也能竞争血浆蛋白结合部位,更易发生低血糖。肝药酶诱导剂和抑制剂也可影响SU的作用。其他从肾小管分泌排泄的有机酸类通过与SU发生竞争,使排泄减慢而增强其作用。

(二)双胍类

本类药物国内临床常用的主要有甲福明(metformin,二甲双胍)、苯乙福明(phenformine,苯乙双胍)。甲福明作用时间短,在体内不与蛋白质结合,不被代谢,大部分以原型从尿中排出。应用本类药可明显降低糖尿病患者的血糖,但对正常人并无降血糖作用。与磺脲类联合使用可增强降血糖作用。此外,还具有降糖作用以外的心血管保护作用,如调脂、抗血小板凝集、使动脉壁平滑肌细胞和成纤维细胞生长受抑制等,被认为可能有助于改善或延缓糖尿病血管并发症。我国及许多国家和国际学术组织的糖尿病指南中均推荐二甲双胍作为2型糖尿病患者控制高血糖的一线用药和联合用药中的基础用药。

降糖作用机制可能是降低食物吸收及糖原异生、促进组织摄取葡萄糖等,目前认为可能与细胞内AMP浓度增加,进而激活AMP激酶有关。长期应用本类药还可抑制食欲、降低体重。

主要用于轻症糖尿病患者,尤适用于肥胖及单用饮食控制无效者,常选用甲福明。双胍类药物单用不会引起低血糖,其不良反应主要有食欲下降、恶心、腹部不适、腹泻等消化道反应,为减轻双胍类药物的胃肠不良反应,一般建议餐后服用。严重的不良反应为乳酸性酸血症(比较罕见),以苯乙福明的发生率高,心血管、肺、肝、肾有问题的糖尿病患者,由于体内缺氧、乳酸的生成增多,其代谢、清除发生障碍,容易发生乳酸性酸中毒,应严格控制其应用。

(三)胰岛素增敏剂

噻唑烷酮类化合物(thiazolidinediones,TZDs),又称格列酮类,是治疗2型糖尿病的一类新药,主要包括罗格列酮(rosiglitazone)、吡格列酮(pioglitazone)、曲格列酮(troglitazone)、恩格列酮(englitazone)、环格列酮(ciglitazone)等,是一类新型的胰岛素增敏剂,能改善胰岛B细胞功能,显著改善胰岛素抵抗及相关代谢紊乱。

1. 药理作用

(1)改善胰岛素抵抗、降低高血糖:吡格列酮能促进脂肪组织、骨骼肌对糖的摄取利用,改善胰岛素抵抗。可与磺脲类或二甲双胍联合使用,使胰岛B细胞功能改善,疗效比单用TZDs更明显。

(2)改善脂肪代谢紊乱:罗格列酮能显著降低2型糖尿病患者三酰甘油,增加总胆固醇和HDL-C的水平,但有易肥胖倾向。曲格列酮可降低致密的小颗粒LDL含量,增强LDL对氧化修饰的抵抗能力。

（3）对2型糖尿病血管并发症的防治作用：可抑制血小板聚集、炎症反应和内皮细胞的增生，抗动脉粥样硬化，延缓血管并发症的发生；还可延缓发生蛋白尿，明显减轻肾小球的病理改变。

（4）改善胰岛B细胞功能：TZDs可增加胰腺胰岛的面积、密度及胰岛中胰岛素含量，而不能促进胰岛素的分泌，通过减少细胞死亡来延缓胰岛B细胞的衰退，起到保护B细胞功能的作用。

2. 作用机制 该类药物特异性地作用于过氧化物酶增殖体受体γ(peroxisomal proliferators activated receptor γ,PPAR-γ)，竞争性激活PPAR-γ后通过下列途径改善胰岛素抵抗：①活化的PPAR-γ与几种核蛋白形成杂化二聚体复合物，导致脂肪细胞分化产生大量小脂肪细胞，增加了脂肪细胞总量，改善胰岛素的敏感性；②促进胰岛素受体底物-1的磷酸化，减弱高血糖对酪氨酸蛋白激酶的毒性作用，增强胰岛素信号传递。罗格列酮尚可增加胰岛素受体数量；③减少脂肪细胞瘦素(leptin)和肿瘤坏死因子α(TNF-α)的表达，减弱TNF-α参与的胰岛素抵抗；④促进外周组织葡萄糖转运体 $GLUT_1$ 及 $GLUT_4$ 等的转录与蛋白质合成，增加基础葡萄糖的摄取和转运；⑤改善胰岛B细胞功能。

3. 临床应用 主要用于治疗胰岛素抵抗和2型糖尿病。可与其他类的口服降糖药或胰岛素联合应用，通过机制互补起到更好的降糖效果。但治疗中需根据患者的实际血糖情况酌情调整合用药物的剂量。与胰岛素联合应用时，可逐步减少胰岛素的用量。

4. 不良反应 该类药物低血糖发生率低，具有良好的安全性和耐受性。通常单用时不导致低血糖，但与胰岛素或促胰岛素分泌剂联合使用时可增加低血糖发生的风险。其他不良反应主要有嗜睡、水肿、贫血、肌肉和骨骼痛、头痛、消化道症状等。与二甲双胍合用时贫血的发生率高于单用本品或与磺脲类药物合用。该类药物中的曲格列酮对极少数高敏感人群具有明显的肝毒性，可引起肝衰竭甚至死亡，应予以重视。使用噻唑烷二酮类药物前必须常规检测肝功能，对有肝病或肝功能损害者不宜使用。由于罗格列酮具有潜在的导致心血管事件的作用，故心功能1、2级的心衰患者慎用，心功能3、4级者禁用本类药物。

（四）α-葡萄糖苷酶抑制剂与餐时血糖调节剂

1. 阿卡波糖 阿卡波糖(acarbose)是一种新型口服降糖药。在肠道内竞争性抑制α-葡萄糖苷水解酶，阻止食物的多糖分解为单个葡萄糖，相应减缓糖的吸收，从而减少餐后高血糖，配合饮食治疗糖尿病。在长期使用后亦可降低空腹血糖，估计与提高胰岛素敏感性有关。在NIDDM(2型糖尿病)治疗中，可单用，也可与其他口服降糖药合用；对IDDM(1型糖尿病)患者也可与胰岛素合用，以有效控制血糖水平。其不良反应主要有腹胀、恶心、呕吐、食欲减退、胃肠痉挛性疼痛、顽固性便秘及腹泻等胃肠道反应，多由于糖类在小肠内分解减慢，在肠道内停留时间延长，经肠道细菌的酵解而产气增多。服药一段时间后，腹胀的不良反应可减轻。肠炎症性疾病患者禁用。乏力、头痛、眩晕、皮肤瘙痒或皮疹等不良反应较少见。

2. 瑞格列奈 瑞格列奈(repaglinide)是一种新型促胰岛素分泌剂，可明显促进糖尿病患者胰岛素生理性分泌曲线的恢复。其作用机制可能是通过与胰岛B细胞膜上的特异性受体结合，促进与受体偶联的ATP敏感性 K^+ 通道关闭，抑制胰岛B细胞内 K^+ 外流，使细胞膜去极化，进而使细胞外 Ca^{2+} 内流，促进胰岛素的分泌。作用机制与磺酰脲类相似，但磺酰脲类主要促进胰岛素的基础分泌，而瑞格列奈主要促进进食后的胰岛素追加分泌，其作用快于磺酰脲类,故餐后降血糖作用较快。它是第一个进餐时服用的葡萄糖调节药。最大的优点是可以模仿胰岛素的生理性分泌,由此有效控制餐后高血糖。主要适用于 2 型糖尿病患者。因其活性代谢产物肾排泄率较高,也适用于糖尿病肾病患者。

该类药物不良反应较少。低血糖的不良反应较磺酰脲类少见;其他不良反应有过敏、视觉异常、胃肠道反应、肝功能酶指标升高等,多数病例为轻度和暂时性。

(五) GLP-1 受体激动剂和 DPP-Ⅳ抑制剂

胰高血糖素样肽-1(glucagons like peptide 1,GLP-1)是由肠道 L 细胞分泌的一种肠促胰酶素,其主要药理作用包括:①以葡萄糖依赖的方式促进胰岛素基因转录,增加胰岛素合成和分泌;②作用于胰岛 B 细胞,通过刺激增殖分化、抑制凋亡,增加 B 细胞数量;③显著抑制胰岛 A 细胞分泌胰高血糖素;④促进胰岛 D 细胞分泌生长抑素,作为旁分泌影响而进一步抑制胰高血糖素分泌;⑤延缓胃内容物排空;⑥抑制食欲等。

现已开发出两类基于肠促胰素的降糖药物应用于临床。

1. 胰高血糖素样肽-1 受体激动剂 通过激动 GLP-1 受体而发挥降糖作用。均需皮下注射,目前国内上市的制剂有艾塞那肽(exenatide)和利拉鲁肽(liraglutide)。

(1) 临床应用:可单独或与其他降糖药物合用治疗 2 型糖尿病,尤其是肥胖、胰岛素抵抗明显者。①艾塞那肽起始剂量为 5 μg,每天 2 次,于早餐和晚餐前 60 min 内给药。治疗 1 个月后,可根据临床反应将剂量增至 10 μg,每天 2 次。②利拉鲁肽的起始剂量为每天 0.6 mg。至少 1 周后,剂量应增加至每天 1.2 mg,部分患者可能需要增加至每天 1.8 mg。每天注射 1 次,可在任意时间注射,推荐每天同一时间使用,无需根据进餐时间给药。

(2) 不良反应:常见胃肠道不良反应(如恶心,呕吐等)多为轻到中度,主要见于初始治疗时,多随治疗时间延长逐渐减轻。此类药物的长期安全性有待进一步观察。

(3) 禁忌证:有胰腺炎病史者禁用。不用于 1 型糖尿病或糖尿病酮症酸中毒的治疗。艾塞那肽禁用于肾小球滤过率(GFR)<30 ml/min 的患者,利拉鲁肽不用于既往有甲状腺髓样癌史或家族史患者。

2. 二肽基肽酶-Ⅳ(dipeptidyl peptidase,DPP-Ⅳ)**抑制剂** GLP-1 在体内会被 DDP-Ⅳ迅速降解而失去活性,该类药物可抑制 DPP-Ⅳ活性而保护 GLP-1 免受 DPP-Ⅳ的降解,提高内源性 GLP-1 的血清水平,导致葡萄糖刺激的胰岛素分泌增加,产生降血糖作用。单独使用不增加低血糖发生的风险,也不增加体重。

(1) 临床应用:单药使用,或与二甲双胍联合应用治疗 2 型糖尿病。目前在国内上市的有:①西格列汀(sitagliptin)100 mg,每日 1 次;②沙格列汀(saxagliptin)5 mg,每日 1 次;③维格列汀(vildagliptin)50 mg,每日 1 或 2 次。对于肾功能不全的患者,应注意按照药物说明书减少药物用量。

(2) 不良反应:可能出现头痛、超敏反应、肝转氨酶升高、上呼吸道感染、胰腺炎等不良反应,多可耐受;长期安全性未知。

(3) 禁忌证:禁用于孕妇、儿童和对 DPP-Ⅳ 抑制剂有超敏反应的患者。不推荐用于重度肝肾功能不全、1 型糖尿病或糖尿病酮症酸中毒患者的治疗。

(刘晓健)

参 考 文 献

柏树令. 2008. 系统解剖学. 北京：人民卫生出版社

陈杰, 李甘地. 2005. 病理学. 北京：人民卫生出版社

陈莉. 2005. 病理学（双语版）. 北京：科学出版社

成令忠. 2001. 组织学与胚胎学彩色图鉴. 北京：人民卫生出版社

宫恩聪. 2001. 大学病理学. 北京：高等教育出版社

李甘地. 2001. 病理学. 北京：人民卫生出版社

李玉林. 2003. 病理学. 6 版. 北京：人民卫生出版社

林志彬, 金有豫. 2008. 医用药理学基础. 6 版. 北京：世界图书出版公司

刘彤华. 1994. 诊断病理学. 北京：人民卫生出版社

刘执玉. 2006. 系统解剖学. 北京：科学出版社

邱雪杉. 2004. 病理学实习指导（中英文对照）. 北京：高等教育出版社

石玉秀. 2013. 组织学与胚胎学. 北京：高等教育出版社

宋继谒. 1999. 病理学. 北京：科学出版社

王恩华. 2003. 病理学. 北京：高等教育出版社

魏敏杰. 2010. 药理学. 上海：上海科学技术出版社

武忠弼, 杨光华. 2002. 中华外科病理学. 北京：人民卫生出版社

杨宝峰. 2013. 药理学. 8 版. 北京：人民卫生出版社

杨光华. 2001. 病理学. 5 版. 北京：人民卫生出版社

姚泰. 2003. 生理学. 6 版. 北京：人民卫生出版社

周庚寅, 姜叙诚. 2006. 病理学（双语版）. 北京：科学出版社

朱大年. 2013. 生理学. 8 版. 北京：人民卫生出版社

朱启文. 2012. 生理学. 2 版. 北京：科学出版社

Bertram G. 2000. Katzung. Basic & Clinical pharmacology. 7 th ed. 北京：人民卫生出版社

Feng ZH, Qu S. 2007. Biochemistry and Molecular Biology. Beijing：Pepole's Medical Publishing House

Kovacs K. 1993. The pathology of Cushing's disease. J Steroid Biochem Mol Biol, 45：179-182

Krebs JE, Goldstein ES, Kilpatrick ST. 2010. Lewins Genes X. Oxford：Oxford University Press

Lambers SWJ. 1993. Current tools in the diagnosis of pituitary tumors. Acta Endocrinol, 129(Suppl I)：6-12

Lehninger AL, Nelson DL, Cox MM. 2008. Lehninger Principles of Biochemistry. 5th ed. New York：W. H. Freeman

Liu TH. 1993. Thoracic ACTH-producing tumors with Cushing's sydrome. Zentralblatt fuer Pathologie, 131-139

Murray RK, Rodwell VW, Granner DK, et al. 2009. Harper's Illustrated Biochemistry. 28th ed. New York：McGraw-Hill company

Stevens A, Lowe JS. 2005. Human Histology. 3rd ed. St. Louis：Elsevier Mosby

Watson JD, Baker TA, Bell SP, et al. 2008. Molecular Biology of the Gene. 6th edition. Benjamin Cummings

彩　　图

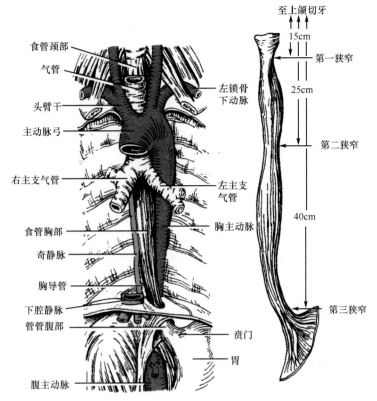

彩图 -1　食管位置及 3 个狭窄

食管颈部　气管　头臂干　主动脉弓　右主支气管　食管胸部　奇静脉　胸导管　下腔静脉　管管腹部　腹主动脉

左锁骨下动脉　左主支气管　胸主动脉　贲门　胃

至上颌切牙　15cm　第一狭窄　25cm　第二狭窄　40cm　第三狭窄

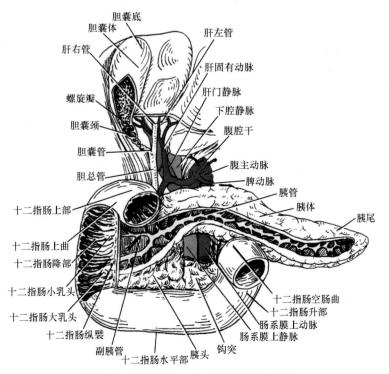

彩图 -2　肝外胆道、十二指肠和胰（前面）

胆囊底　胆囊体　肝右管　螺旋瓣　胆囊颈　胆囊管　胆总管　十二指肠上部　十二指肠上曲　十二指肠降部　十二指肠小乳头　十二指肠大乳头　十二指肠纵襞　副胰管　十二指肠水平部　胰头

肝左管　肝固有动脉　肝门静脉　下腔静脉　腹腔干　腹主动脉　脾动脉　胰管　胰体　胰尾　十二指肠空肠曲　十二指肠升部　肠系膜上动脉　肠系膜上静脉　钩突

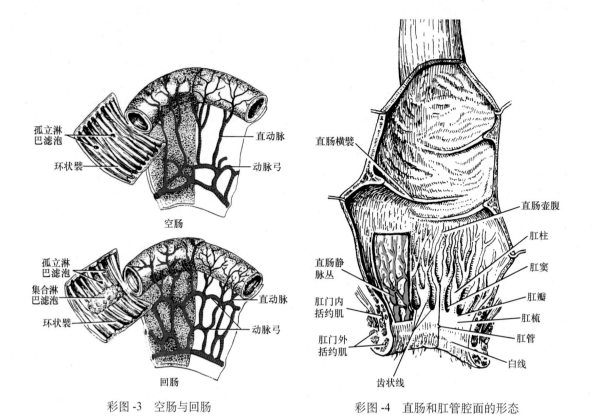

孤立淋巴滤泡
环状襞
直动脉
动脉弓

空肠

孤立淋巴滤泡
集合淋巴滤泡
环状襞
直动脉
动脉弓

回肠

彩图 -3　空肠与回肠

直肠横襞
直肠静脉丛
肛门内括约肌
肛门外括约肌
齿状线
直肠壶腹
肛柱
肛窦
肛瓣
肛梳
肛管
白线

彩图 -4　直肠和肛管腔面的形态

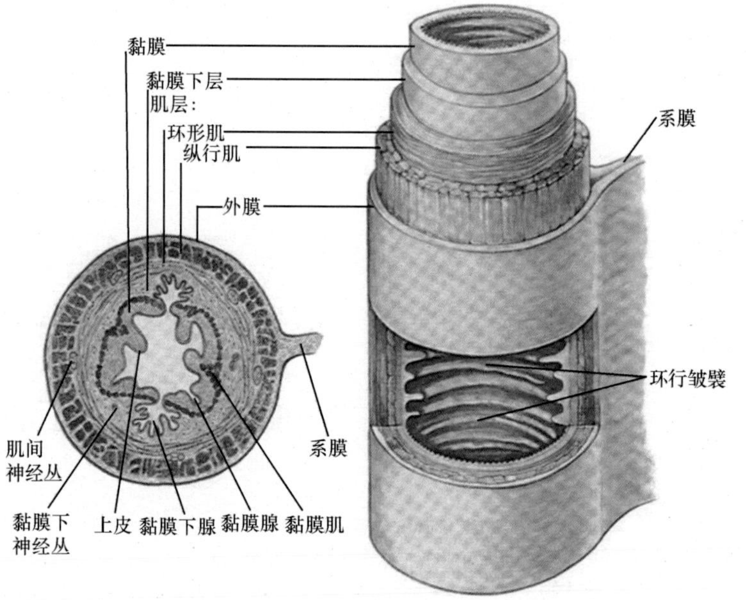

黏膜
黏膜下层
肌层：
环形肌
纵行肌
外膜
肌间神经丛
黏膜下神经丛
上皮
黏膜下腺
黏膜腺
黏膜肌
系膜
系膜
环行皱襞

彩图 -5　消化管管壁结构模式图

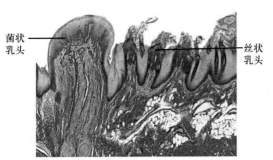

菌状乳头

丝状乳头

彩图 -6　丝状乳头和菌状乳头光镜图

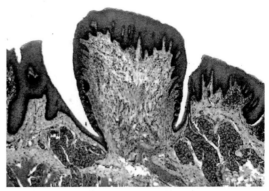

彩图 -7　轮廓乳头光镜图

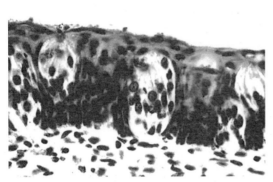

彩图 -8　味蕾光镜图（特殊染色）

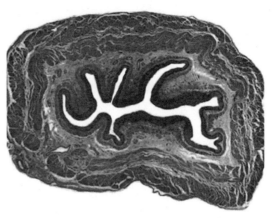

彩图 -9　食管横切面光镜图（低倍）

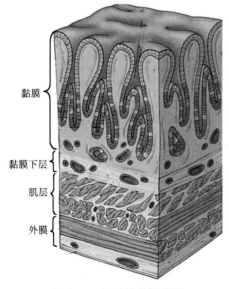

黏膜

黏膜下层

肌层

外膜

彩图 -10　胃壁结构模式图

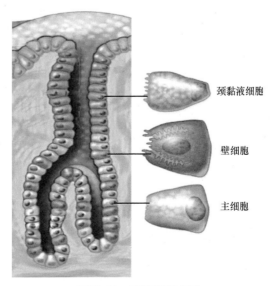

颈黏液细胞

壁细胞

主细胞

彩图 -11　胃底腺模式图

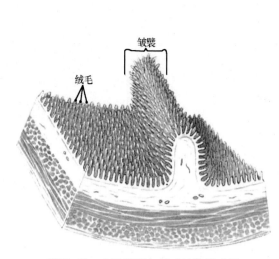

绒毛

皱襞

彩图 -12　小肠皱襞与绒毛结构模式图

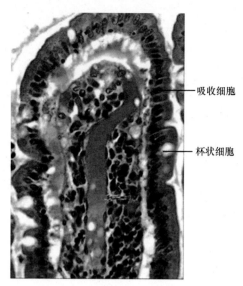

吸收细胞

杯状细胞

彩图 -13　小肠上皮光镜图（高倍）

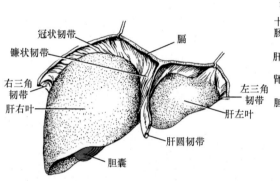

冠状韧带

镰状韧带

膈

右三角韧带

肝右叶

左三角韧带

肝左叶

肝圆韧带

胆囊

彩图 -14　肝（膈面）

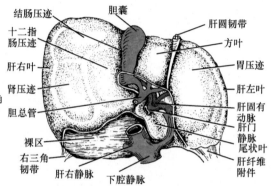

结肠压迹

胆囊

肝圆韧带

十二指肠压迹

方叶

肝右叶

胃压迹

肾压迹

肝左叶

胆总管

肝固有动脉

裸区

肝门静脉

右三角韧带

尾状叶

肝右静脉

肝纤维附件

下腔静脉

彩图 -15　肝（脏面）

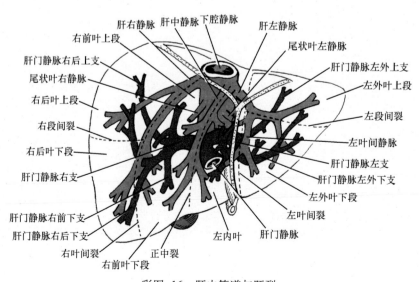

肝右静脉　肝中静脉　下腔静脉　肝左静脉

右前叶上段

尾状叶左静脉

肝门静脉右后上支

肝门静脉左外上支

尾状叶右静脉

左外叶上段

右后叶上段

左段间裂

右段间裂

左叶间静脉

右后叶下段

肝门静脉左支

肝门静脉右支

肝门静脉左外下支

左外叶下段

左叶间裂

肝门静脉右前下支

左内叶

肝门静脉

肝门静脉右后下支

右叶间裂

正中裂

右前叶下段

彩图 -16　肝内管道与肝裂

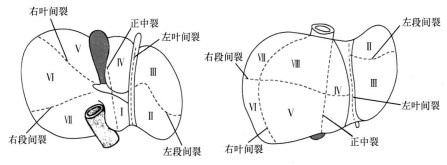

彩图 -17　肝叶与肝段

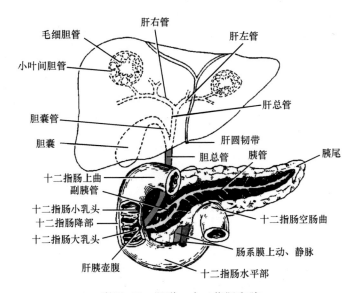

彩图 -18　胆道、十二指肠和胰

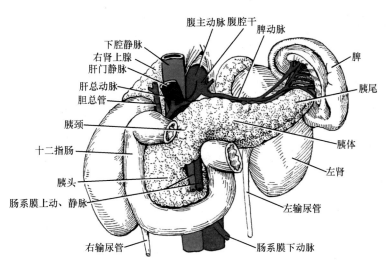

彩图 -19　胰的分部和毗邻

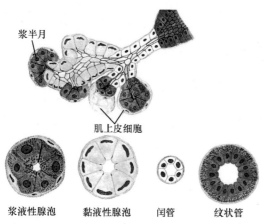

浆半月

肌上皮细胞

浆液性腺泡　　黏液性腺泡　　闰管　　纹状管

彩图 -20　唾液腺腺泡和导管模式图

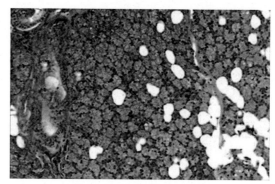

彩图 -21　腮腺光镜图

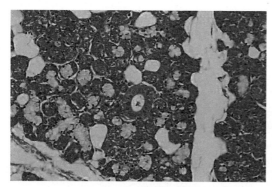

彩图 -22　下颌下腺光镜图

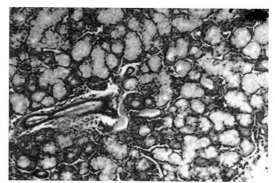

彩图 -23　舌下腺光镜图

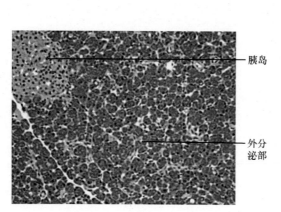

胰岛

外分泌部

彩图 -24　胰腺光镜图（低倍）

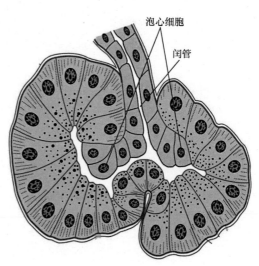

泡心细胞

闰管

彩图 -25　胰腺外分泌部结构模式图

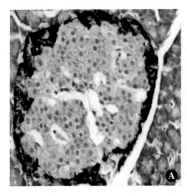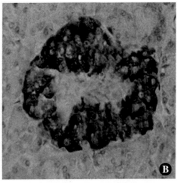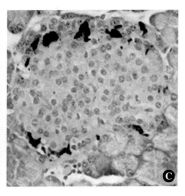

彩图 -26 胰岛细胞

A. 胰高血糖素免疫组织化学染色示 A 细胞；B. 胰岛素免疫组织化学染色示 B 细胞；C. 生长抑素免疫组织化学染色示 D 细胞

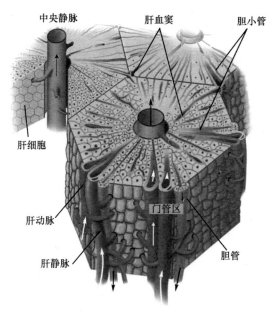

中央静脉
肝血窦
胆小管
肝细胞
肝动脉
门管区
肝静脉
胆管

彩图 -27 肝小叶模式图

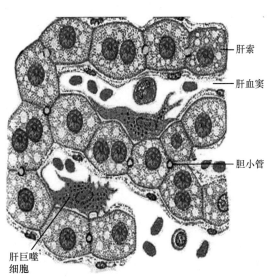

肝索
肝血窦
胆小管
肝巨噬细胞

彩图 -28 肝细胞结构模式图

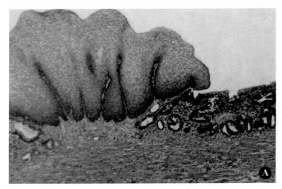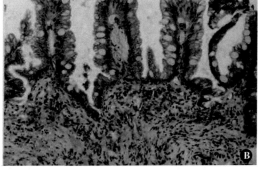

彩图 -29 Barrett 食管

A. 无序排列的腺体 (右) 与邻近增生的鳞状上皮 (左)；B. 由杯状细胞和柱状细胞构成的绒毛样结构，其下为慢性炎症性间质

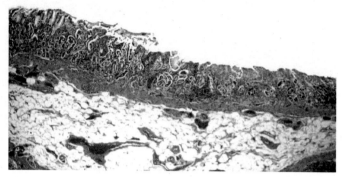

彩图 -30　慢性萎缩性胃炎

胃黏膜固有腺体萎缩伴肠上皮化生，黏膜下层见淋巴滤泡形成

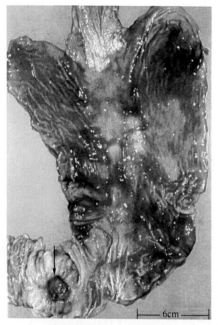

彩图 -31　胃消化性溃疡

胃小弯近幽门部见一椭圆形溃疡，直径约 2.0 cm

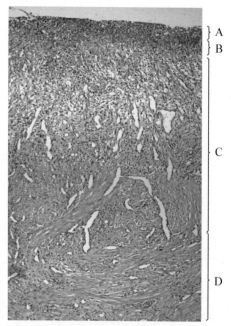

彩图 -32　胃消化性溃疡

A. 渗出层；B. 坏死层；C. 肉芽组织层；D. 瘢痕层

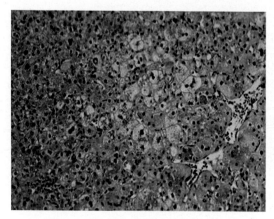

彩图 -33　病毒性肝炎（肝细胞水变性）

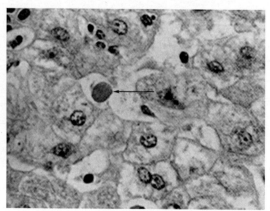

彩图 -34　病毒性肝炎嗜酸性小体形成

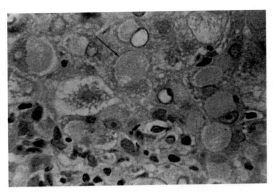

彩图-35　病毒性肝炎毛玻璃样肝细胞

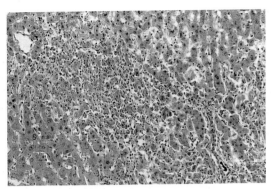

彩图-36　中度慢性肝炎

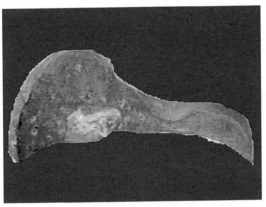

彩图-37　急性重型肝炎

肝体积明显缩小（右叶显著），切面呈黄色（黄色肝萎缩）

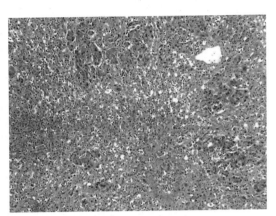

彩图-38　急性重型肝炎

肝细胞广泛坏死

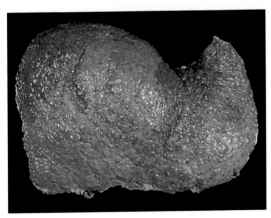

彩图-39　门脉性肝硬化

肝体积明显缩小，表面及切面见大小相对一致的结节

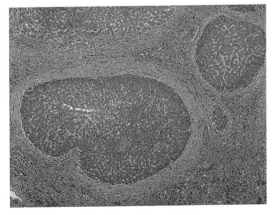

彩图-40　门脉性肝硬化

肝原有组织结构破坏，假小叶形成，假小叶间为纤维间隔

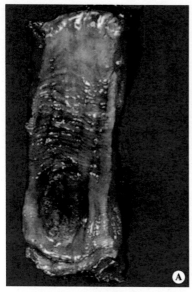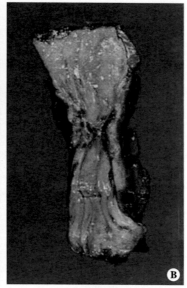

彩图 -41　食管癌
A. 溃疡型；B. 缩窄型

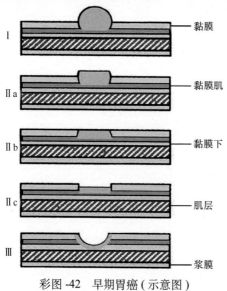

I
IIa
IIb
IIc
III

黏膜
黏膜肌
黏膜下
肌层
浆膜

彩图 -42　早期胃癌（示意图）

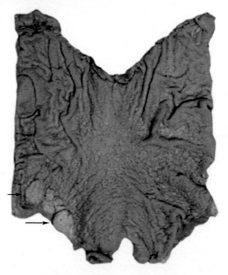

彩图 -43　早期胃癌（大体）
隆起型（箭头）

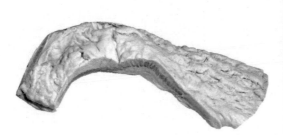

彩图 -44　进展期胃癌（弥漫浸润型）（大体）

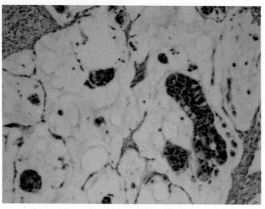

彩图 -45　黏液腺癌
肿瘤细胞形成的黏液形成黏液湖

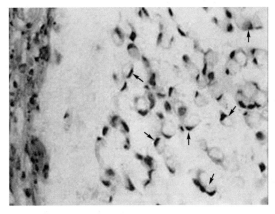

彩图 -46　印戒细胞癌

癌细胞胞质内有大量黏液，呈印戒样，其中漂浮肿瘤性腺体
或瘤细胞团

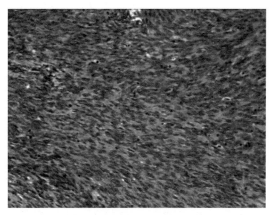

彩图 -47　胃间质瘤

梭形肿瘤细胞排列呈束状

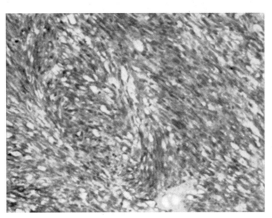

彩图 -48　胃间质瘤

CD117 免疫组织化学染色阳性

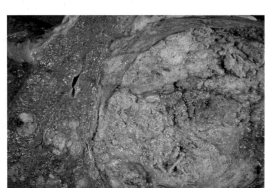

彩图 -49　肝细胞癌（巨块型）

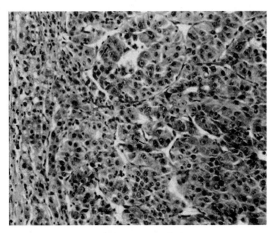

彩图 -50　肝细胞癌

癌细胞呈梁状排列，梁间为血窦

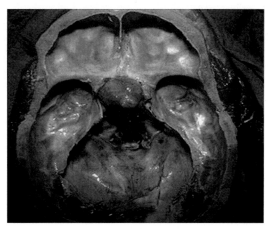

彩图 -51　垂体腺瘤

肿瘤多数有包膜，表面光滑，境界清楚

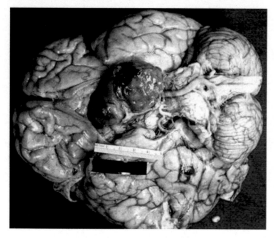

彩图 -52　嫌色性细胞腺瘤

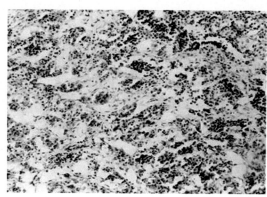

彩图 -53　催乳素细胞腺瘤 (ABC 法，×200)

瘤细胞多由嫌色性或略嗜酸性细胞构成，弥漫排列，PRL 阳性，

阳性物质多集中在细胞核一侧

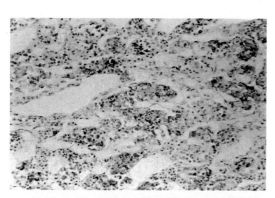

彩图 -54　生长激素细胞腺瘤　GH 呈阳性

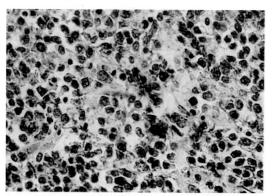

彩图 -55　促肾上腺皮质激素细胞腺瘤

瘤细胞主要由嗜碱性细胞构成，呈小梁状或窦状排列，

ACTH 阳性 (ABC×200)

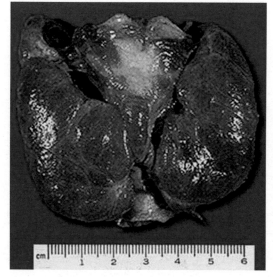

彩图 -56　弥漫性增生性甲状腺肿

甲状腺弥漫性对称性中度增大，表面光滑，暗红色，无结节

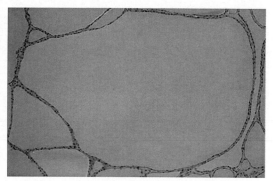

彩图 -57　弥漫性胶样甲状腺肿

滤泡腔显著扩大，内积大量浓厚的胶质，上皮细胞变扁平

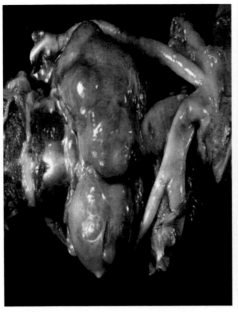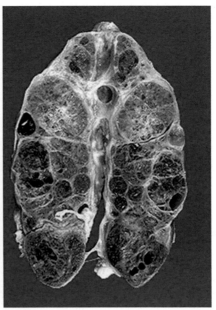

彩图 -58 结节性甲状腺肿

甲状腺不规则性肿大，表面和切面显示许多大小不等的结节。结节的境界清楚，但包膜不完整

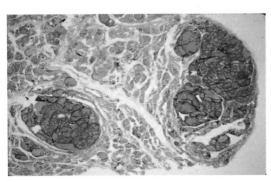

彩图 -59 结节性甲状腺肿

滤泡上皮增生，小滤泡形成；间质纤维组织增生，包绕形成大小不一的结节状病灶

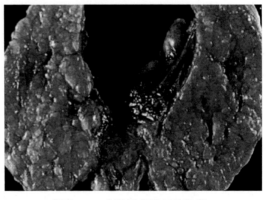

彩图 -60 弥漫性毒性甲状腺肿

甲状腺呈弥漫性对称性肿大，表面光滑，切面灰红，胶质含量少

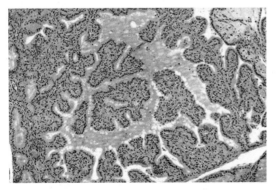

彩图 -61 弥漫性毒性甲状腺肿

以滤泡增生为主，腔内形成乳头状突起；滤泡腔内胶质少而稀薄，胶质的周边出现大小不等的吸收空泡

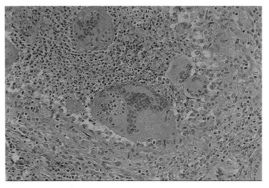

彩图 -62 亚急性甲状腺炎

部分滤泡被破坏，胶质外溢，形成类似结核结节的肉芽肿。伴有多量中性粒细胞浸润

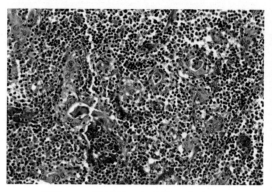

彩图 -63　慢性淋巴细胞性甲状腺炎
甲状腺实质组织广泛破坏、萎缩，大量淋巴细胞及不等量的
嗜酸性细胞浸润

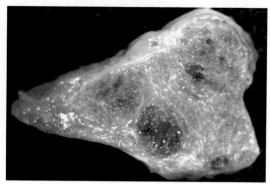

彩图 -64　慢性纤维性甲状腺炎
甲状腺中度肿大，病变呈结节状，切面灰白，质硬如木样

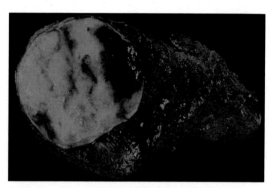

彩图 -65　甲状腺腺瘤
肿瘤为单发，圆形，有完整的包膜，切面为实性，瘤体中心
可见出血、囊性变等

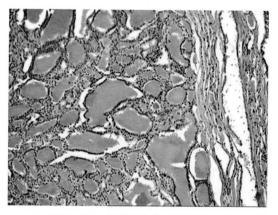

彩图 -66　甲状腺腺瘤（单纯型）
肿瘤由大小较一致，分化好，类似正常成人的成熟甲状腺滤
泡样结构组成。右侧为纤维性包膜

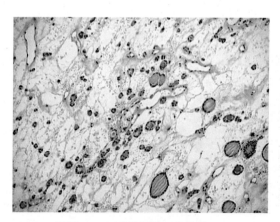

彩图 -67　甲状腺腺瘤（胎儿型）
滤泡小，滤泡内含有少量胶质或没有胶质，间质明显水肿

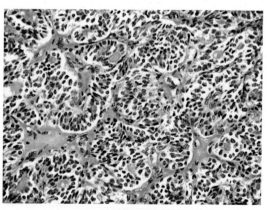

彩图 -68　甲状腺腺瘤（非典型）
瘤细胞呈梭形，排列呈弥漫或片块状，很少形成完整滤泡

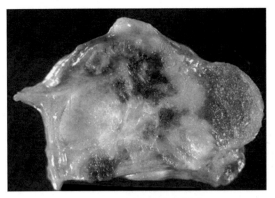

彩图 -69　甲状腺乳头状腺癌

肿瘤无包膜，切面灰白，质地较硬，伴有出血、坏死、纤维
化和钙化等

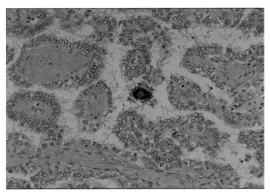

彩图 -70　甲状腺乳头状腺癌

癌细胞围绕一纤维血管中心轴呈乳头状排列，间质中有砂粒
体出现

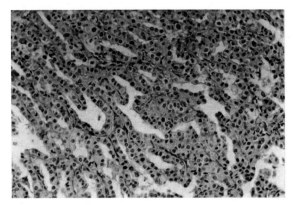

彩图 -71　甲状腺滤泡性癌

癌性滤泡较正常滤泡小，含类胶质少，并有背靠背和共壁现象，有异型性

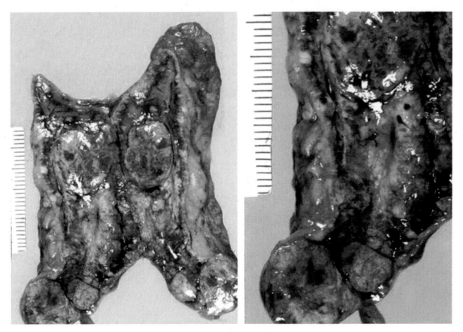

彩图 -72　肾上腺皮质腺瘤

瘤体一般较小，呈圆形或椭圆形，有完整包膜

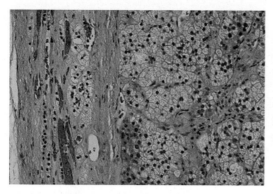

彩图 -73　肾上腺皮质腺瘤

瘤细胞与正常皮质细胞相似，细胞核较小

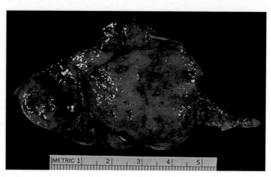

彩图 -74　嗜铬细胞瘤

常为单侧单发，可有完整包膜，切面灰白或粉红色，常有出血、
坏死、钙化及囊性变

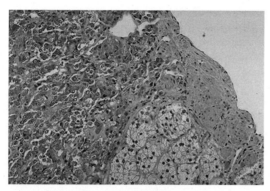

彩图 -75　嗜铬细胞瘤

瘤细胞呈大多角形，并有一定程度的多形性，染色较深，呈索、
巢状排列（右下正常组织）

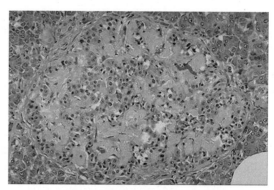

彩图 -76　糖尿病胰岛淀粉样变性

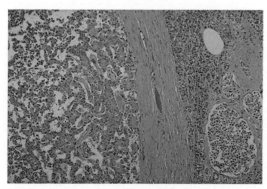

彩图 -77　胰岛素瘤

瘤细胞呈小圆形、短梭形或多角形似胰岛细胞，核圆形或椭
圆形，大小一致；可见多少不等的胶原纤维（右侧为正常的
胰腺组织）